安徽省高校优秀青年人才支持计划重点项目（编号：gxyqZD2016503）

护理情境教学实训教程

U0379834

主　审　　储成志

主　编　　李正姐　梅　莉　陈　林

副主编　　王祖惠　陈　芳　周　莹

　　　　　王　静　丁淑芳

编　委　　（按姓氏笔画排序）

丁淑芳　马玲玲　王祖惠　王　静

王　婷　王善萍　甘厚霞　吕　娟

吕　辉　朱　艺　孙　华　芦莹莹

巫媛媛　李　娟　李　婷　李文静

李世红　李正姐　陈　林　陈　芳

吴海志　何新英　汪　静　汪素芬

周　莹　高　旭　高　燕　郭叶敏

崔可欣　梅　莉　葛荣华

东南大学出版社
SOUTHEAST UNIVERSITY PRESS
·南京·

图书在版编目(CIP)数据

护理情境教学实训教程 / 李正姐,梅莉,陈林主编.
— 南京:东南大学出版社,2020.7
ISBN 978 - 7 - 5641 - 9019 - 4

Ⅰ. ①护… Ⅱ. ①李… ②梅… ③陈… Ⅲ. ①护理学
-教材 Ⅳ. ①R47

中国版本图书馆 CIP 数据核字(2020)第 136492 号

护理情境教学实训教程
Huli Qingjing Jiaoxue Shixun Jiaocheng

出版发行	东南大学出版社	
出 版 人	江建中	
责任编辑	胡中正	
社　　址	南京市四牌楼 2 号	
邮　　编	210096	
经　　销	全国各地新华书店	
印　　刷	兴化印刷有限责任公司	
开　　本	787 mm×1092 mm　1/16	
印　　张	23	
字　　数	450 千字	
书　　号	ISBN 978 - 7 - 5641 - 9019 - 4	
版　　次	2020 年 7 月第 1 版	
印　　次	2020 年 7 月第 1 次印刷	
定　　价	68.00 元	

* 本社图书若有印装质量问题,请直接与营销部联系,电话:025－83791830。

前　言

　　《护理情境教学实训教程》是安徽省高校优秀青年人才支持计划重点项目(编号：gxyqZD2016503)的预期成果。本教程是一部护理人员在为临床各科疾病患者实施护理的情境中，对患者从入院到出院以及延续护理的护患沟通全过程的工作记录，包括临床护理工作流程及专科护理操作流程的护理情境。临床护理工作流程以任务的形式呈现，便于学习者采用情境模拟完成。专科护理操作流程则根据不同年龄、不同疾病阶段患者的护理措施需要，融入对患者护理的过程中，分中西医两部分。中医护理操作参照了国家中医药管理局的操作规范和评分标准，西医护理操作主要参照安徽省的操作规范和评分标准。编写内容根据江苏、浙江等地方标准进行微调，便于推广使用。

　　《护理情境教学实训教程》是医学类高职高专特色教材，由学校和医院具有丰富教学及临床经验的老师和护理骨干共同编写。为了达成《国家十三五卫生事业发展规划》中提出的"充分发挥中医医疗预防保健特色优势""统筹用好中西医两方面资源，提升基层西医和中医两种手段综合服务能力"的目标，还吸纳了全国中医护理骨干培训和安徽省中医护理骨干培训基地的护理骨干参加编写。这是一部集护理专业教学、护理岗前培训、护理岗位分层次培训和护理职业技能培训于一体的教材。其创新点是基于临床工作过程，能充分体现工作场景，护理理论和实践零距离对接。因此，本教材适用于医学类高职高专院校在校学生的临床实践课程教学、岗前培训，也可以用于各级各类医院特别是中医医院新护士上岗培训、西学中培训、护士分层次培训使用，同时也适用于需要提高中医药服务能力的社区卫生服务机构、乡镇卫生院和村卫生室。

本教材采用能突出护理职业特点和教学规律的"项目引领，任务驱动"的编写模式，结合护理岗位分析和岗位需求的职业能力，模拟工作情境，提出工作任务，写出解决任务的方法和过程。编写栏目设置：每一项目都有任务导入，每个任务均设有任务导入、任务目标、任务实施（工作过程和操作流程）。另外，属于国家中医药管理局发布的52个优势病种的，增加中医护理方案或中医护理特色内容等。编写时兼顾学习者个性不同、学习能力差别、疾病护理特色差异等因素，采用临床护理情境教学的内容科学、规范统一和教学方式百花齐放相结合的方式。一切围绕满足新护士上岗培训为宗旨，内容实用，具有可操作性、可模仿性。以护患沟通中的语言和非语言形式为主要编写形式，不要求千篇一律，可以根据编写的病例特点、编写人员的经验以多样化形式呈现，灵活多样的教程更利于不同层次、不同个性的学习者学习。

本教材同时也参考了相关教材和著作等文献，在此对这些作者表示衷心感谢。

编者

2020 年 3 月

目　录

模块一 　 为门急诊患者实施护理

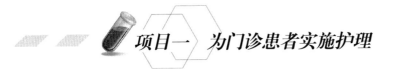 项目一 为门诊患者实施护理

一、任务导入

患者,王××,男,65岁,因"乙状结肠造口术后2周"于2019年4月20日09:00前往肛肠外科门诊就诊,医嘱予以静脉注射、造口护理。

二、任务目标

1. 通过问诊找出患者现存或潜在的健康问题,为明确护理诊断、制定护理计划提供依据。
2. 掌握静脉注射的操作流程、要点及注意事项。
3. 掌握造口护理技巧,让患者恢复正常生活,减少并发症。

三、任务实施

1. 工作过程

护理问诊的情境见表1-1-1。

表1-1-1　护理问诊

护理问诊情境
护理病史 （现病史、既往史、个人史、家族史、日常生活）
（患者在家属陪同下来到门诊。）
护士:您好,请问您有什么需要帮助的吗?
患者:我2周前在你们医院进行了乙状结肠造口手术,今天来门诊复诊。医生让我进行静脉注射药物和造口护理。
护士(接过门诊病历):好的。我叫××,是您今日的治疗护士,由我为您进行今天的护理,现在需要了解您的一些情况。
患者:好的。
护士:伯伯,您是哪里不舒服啊?

患者:我一个月前体检发现直肠肿瘤。2周前在你们医院做的手术。今天我是来复查的。

护士:好的,看了您的病历,您2周前进行了造口手术。既往没有其他疾病,家人也都很健康。

患者:是的。

护士:您平时爱吃什么?

患者:比较爱吃大鱼大肉。

护士:那您以后饮食习惯要调整,您这个疾病不适合吃脂肪含量高的食物,要多吃蔬菜等脂肪含量低的食物。

患者:好的。以前身体好的时候这些都没太注意。

护士:您最近休息和睡眠怎么样?

患者:都挺好的。

护士:大小便情况呢?

患者:小便都挺好。就是这大便(患者表现焦虑)不停从造口排放,我都不敢吃太多的食物,有时水都不敢多喝了。

护士:您放心,后面我会向您详细讲解这方面的护理要点。

体格检查

护士:伯伯,现在我要给您做一些身体检查,您能接受吗?(生命体征、身高、体重、一般情况、头颈—胸—肺—心—腹—脊柱—四肢、生殖系统—神经系统)

患者:好的。

(护士将患者安置好床位,拉上隔帘,做好隐私保护。)

护士:伯伯,您的检查都是正常的(左下腹乙状结肠造口)。

辅助检查

护士:(查看患者病历:三大常规、血生化、X线、B超、CT等)您近期的检查我都看了,您以后要按医生说的,做好定期复查,很快就能恢复健康了。

患者:好的,谢谢。

护理诊断

(1) 造口护理知识缺乏。
(2) 焦虑。

护理计划

(1) 进行造口护理指导,使患者及家属掌握造口护理技巧,让患者恢复正常生活,减少并发症。

(2) 与患者进行有效沟通,缓解患者焦虑。

护理措施

(1) 环境准备:安静,清除无关人员,必要时屏风遮挡保护患者隐私。

(2) 护士准备:仪表端庄、态度和蔼、亲切、耐心,取得患者信任。

(3) 问诊对象:患者或家属。

(4) 问诊的内容:简明扼要,便于患者理解回答。

(5) 明确护理诊断:制定护理计划。

注意事项

(1) 环境安静,房间内人员不要太多,保护患者隐私。

(2) 与患者保持1米左右距离为宜,保持目光交流,避免分散患者注意力的动作。

(3) 尽量询问患者本人,当病情严重不能回答时,应问家属。为危重患者问诊时应以不加重病情为原则,交谈时间尽量短,提问以封闭式为好或非语言方式交流。

(4) 语言通俗易懂,少用医学术语。提问的内容要明确,句子要短,便于患者理解和回答。

(5) 当患者陈述不清或不明确时,护士应概括一下,然后与患者核实。

(6) 问诊时注意患者的年龄、性别、职业、文化程度等,注意说话的语气、语调。

效果评价

症状及发病经过评估完整;问诊思路清晰,语言通俗易懂;体检顺序正确、完整;沟通交流有效。

2. 操作流程

根据医嘱,需要相继为患者实施:①静脉注射;②造口护理。情境如表1-1-2、表1-1-3。

表1-1-2　静脉注射

静脉注射护理情境

操作评估

护士:伯伯您好,请让我核对一下您的门诊病历。请问您叫什么名字?

患者:好的(拿出病历本),王××。

护士(核对无误后):王伯伯,医生给您开了静脉注射的医嘱,通过药物注射来补充您的营养。

患者:那疼不疼呢?

护士:王伯伯,您放心,这项操作和您以前的静脉输液操作基本相似,我也会给您轻柔地操作来减轻您的疼痛。您可以配合我吗?

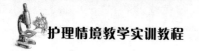

患者:好的。

护士:另外您对什么药物过敏吗?

患者:没有。

护士:我可以看一下您穿刺部位的皮肤吗?

(护士查血管、皮肤。)

护士:您穿刺部位皮肤黏膜完整,血管粗、直、弹性良好,可以进行穿刺。操作需要约20分钟,您需要我协助您去洗手间吗?

患者:不需要,谢谢。

护士:好的,我去准备用物,您稍等。

操作过程

(护士回到治疗室准备用物,无菌操作抽吸药液,携病历及用物来到患者旁。)

护士:王伯伯您好,我已经准备好了,我再核对一下您的姓名。

患者:王××。

护士(核对无误后):好的,王伯伯,我现在开始进行操作。

患者:好的。

护士:王伯伯,请您握拳。我会轻柔地操作。

(护士在穿刺部位的肢体下垫小枕,在穿刺部位上方约6 cm处扎止血带,消毒皮肤,待干。)

患者:好的。

护士:我再次核对一下,您叫什么名字?

患者:王××。

(护士左手拇指绷紧静脉下端皮肤,右手持头皮针小柄(或注射器与针栓),针头斜面向上,与皮肤呈15°~30°角进针,刺入静脉,见回血后沿静脉走向平行进针少许。)

护士(松止血带):王伯伯,好了。请您松拳。疼吗?

患者:不疼。

护士:现在为您推注药物。(注射过程中注意观察和询问患者的感受。)

护士:王伯伯,药液已经注射完毕,请您按压穿刺处5~10分钟,动作轻柔,不要按揉,直至不出血。我需要再核对一下您的信息(再次查看门诊病历)。

患者:好的。

护士(核对无误后):王伯伯,您的穿刺部位已经不出血了,可以停止按压了,您现在有不适的感觉么?

患者:我现在没有什么不舒服。

护士:好的,王伯伯,那您先休息,我先回去处理用物。

患者:好的,谢谢。

(护士回到治疗室按照医疗垃圾分类处理一次性物品。其余物品整理待用。)

健康宣教

护士:饮食要清淡、有营养、易消化,食物宜多样化,不要偏食,粗细搭配,少吃高脂肪、辛辣、刺激性食物,吃新鲜的蔬菜、水果及含矿物质多的食物,如各种菇类、木耳、海带、紫菜、白菜、油菜、西红柿、胡萝卜、海鱼、瘦肉等。

患者:好的。

护理评价

(1)严格执行"三查八对",操作熟练。
(2)注射部位选择合适,有保护血管意识。
(3)严格无菌操作,防止交叉感染。
(4)用物处置正确。

表 1-1-3　造口护理

造口护理情境

操作评估

护士:伯伯您好,请让我核对一下您的门诊病历,请问您叫什么名字?

患者:好的(拿出病历本),王××。

护士(核对无误后):王伯伯,医生给您开了造口护理的医嘱,通过护理减少造口并发症,收集粪便,恢复您正常的生活。

患者:我知道,住院期间护士也指导过我和我的家人。可是我们还是没有完全掌握怎么去做。

护士:好的。通过之前的交流,我也发现您和家人缺乏造口护理相关知识。我今天会分步骤给您进行演示和讲解。希望您能掌握护理技巧,这样您今后的护理会更熟练,生活也会更加方便。

患者:好的。老伴你也来多学习。这样在家也能帮助我护理。

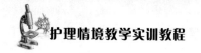

护士:王伯伯,我帮您取半卧位,这样您能更好地看到护理的步骤(协助患者取半卧位)。回家如果是阿姨给您护理,您可以平躺,那样更舒适。

护士:王伯伯,您看,在您面前的是我们给您准备的护理用物,用物一定要准备齐全,这样您护理时就不用总是往返拿取,更便利。

患者:对,说的有道理。

护士:王伯伯,您更换造口袋时尽量选择空腹,或者进食2小时以后再更换。这样可以减少造口的负担,护理也会比较容易(撕除造口袋,动作要轻柔,一手固定皮肤,一手由上而下撕除造口袋,减少皮肤的损伤)。

患者:好的。

操作过程

护士:您先用生理盐水由外向内清洗,您看,就像我这样做。观察造口的颜色和周围皮肤有无湿疹和破溃。您明白吗?(护士清洗造口及造口周围皮肤,用纱布或软纸擦干。)

患者:哦,我明白了。挺简单的。

护士(裁剪造口袋):现在我们来测量造口大小,用剪刀按标记裁剪合适的造口底板。您要试试吗?

患者:好的。我和我老伴一起试。

护士:对,您做得真好。剪好后撕除底板保护贴纸就可以直接粘贴了。记住是先由上而下,再由内向外加压(必要时使用造口护肤粉、保护膜、防漏膏)。

患者:这样就可以了吗?

护士:您粘贴好造口袋最好能休息10~20分钟,并用手按压造口底板,这样就粘贴得更牢固了。我再和您说一些注意事项,以后您就再也不用担心因造口护理不好而影响您的生活和饮食了。

患者:好的。

护士:首先,您造口袋的更换频率可根据造口底板、底胶溶解情况及您皮肤情况决定,一般结肠造口5~7天更换;其次,您有一些自觉症状,如疼痛、瘙痒、皮肤溃疡等请及时就诊;第三,平时避免腹压增高的活动,咳嗽时要用手捂住造口部位,禁止提重物;第四,平时饮食应均衡,不暴饮暴食,少食易产气、产异味、容易导致腹泻的食物;第五,造口袋内有1/3排泄物时要及时清理;第六,您一定要保持正常体重,防止过于肥胖。

患者:太感谢了,今天通过你的护理和讲解,我对造口护理掌握得更好了,顾虑也没了,以后如果有任何问题我再来请教。

护士:好的。王伯伯,您休息一会儿。这里是我们医院的微信公众号,以后您来复诊都可以查询医生的坐诊信息。也有一些健康小知识可以提供给您。如果您有时间也可以给我们进行满意度反馈。谢谢您!

患者:好的,这个太方便了。我一定给你满分,感谢你的护理。

护理评价

(1) 操作熟练、流程正确。

(2) 能正确指导患者及家属进行造口护理。

(3) 用物处置准确。

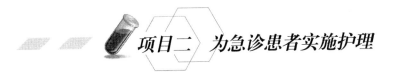

项目二 为急诊患者实施护理

任务一 为气道异物患者实施护理

一、任务导入

患者,王××,男,60 岁,因"进食时发生呛咳,出现气道梗阻约 10 min"于 2019 年 3 月 20 日 18:50 由家人送入急诊科,诊断为"气道阻塞性窒息"。患者神志清楚,烦躁不安,不能言语,双手抓住颈部呈 V 型手势,咳嗽微弱无力。脉搏:110 次/分;呼吸:10 次/分;血压:90/60 mmHg。入抢救室后立即给予气道异物清除术,检查患者口腔,确认异物已排出,并告知医生。

19:20 遵医嘱予以双鼻式吸氧 3 L/min,心电监护、指脉氧监测,测心率:85 次/分;呼吸:16 次/分;血压:110/70 mmHg,SpO_2:97%。

19:30 遵医嘱急查动脉血气分析,pH:7.37;PCO_2:45 cmH_2O;PO_2:90 cmH_2O。

20:00 遵医嘱患者离院。

二、任务目标

1. 解除患者气道异物阻塞情况,保持气道通畅,恢复有效的自主呼吸。

2. 准确、及时监测记录患者心率、血压、指脉氧变化。

3. 患者能得到高效的急救措施。

三、任务实施

1. 工作过程

急诊预检分诊的情境见表 1-2-1。

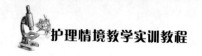

表1-2-1 急诊预检分诊

急诊预检分诊情境

急诊分诊流程

（分诊分流该名患者到达急诊科，即刻分诊为 I 级急诊患者，立即进入急诊抢救室，启动急救程序。）

护士：您好，这里是急诊科，请不要紧张，请问这位患者发生了什么？

家属：他吃晚饭的时候，不小心呛咳了一下，现在有食物卡在喉咙里出不来，不能呼吸了。

护士：这种情况，大概有多久了？

家属：从卡住到医院大概10分钟。

护士：卡住以后有什么表现么？

家属：他很烦躁，不能说话，呼吸不畅，两只手拼命地抓住脖子。

护士：来院之前有没有服用药物或接受过治疗？

家属：我们用手抠了一下，抠不出来。

护士：好的，现在立即进行急救，请您配合。

分诊记录

2019-3-20 18:50，患者，王××，男，60岁，因进食时发生呛咳，出现呼吸道梗阻约10 min，由家人送入急诊科，脉搏：110 次/分，呼吸：10 次/分，血压：90/60 mmHg，病情分级：I级，立即入急诊抢救室急救。

护士签名：×××

2. 操作流程

根据病情，需要相继为患者实施：①气道异物清除术——Heimlich（海姆立克）手法；②心电监护技术。情境如表1-2-2、表1-2-3。

表1-2-2 气道异物清除术

成人气道异物梗阻急救情境

操作评估

（一成年男性因进食时发生呛咳，出现气道梗阻约10 min，由家属送入抢救室。）

护士：王××，现在为您进行急救，请您不要紧张并配合我。

（护士站在患者身后，双臂环绕在患者的腰部。）

护士:请您放松身体,不要用力与我抵抗。

(护士一手握拳,位于剑突与脐的腹中线部位,以拇指侧紧顶住患者腹部;另一手紧握该拳,用力快速向内、向上反复冲击腹部,重复5次。)

操作过程

护士:王××,有没有感觉到有一股气流向上顶,冲击异物排出?

(患者点头示意。)

护士:冲击过程中,腹部可能会有些许不适,请您配合。接下来,我将继续为您急救,若感觉气道异物排出,请您示意我。

(患者点头示意。)

(护士观察患者口腔,异物已排出。若未排出,则重复以上步骤至异物排出。)

护士:王××,现在您气道内的异物已排出,请您像我一样吸气、吐气,感觉怎么样?

患者:现在终于可以正常呼吸了。

护士:请您用力咳嗽一下。

患者:(咳咳)可以正常咳嗽了,喉咙里感觉没有东西了。

护士:好的,我扶您到床上躺下,您休息一下,请问您还有什么需要么?

患者:没有。

健康教育

护士:王××,您现在发声正常、呼吸通畅、咳嗽正常,您呼吸道梗阻的症状已解除。我们将遵医嘱对您进行下一步的治疗和相关检查。在此期间,请您不要紧张,多卧床休息,暂禁食,不要用力呼吸,有任何不适的感觉,请及时告知我们,我们也会随时观察您的病情变化。感谢您的配合!

护理评价

(1)患者气道梗阻症状解除。
(2)操作流畅、有急救意识,体现人文关怀。

表1-2-3 心电监护技术

心电监护情境

操作评估

(成人气道梗阻急救后,护士遵医嘱给予患者行心电监护。)

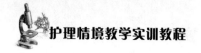

护士:王××,您好,我是您的急救护士×××,请让我核对一下您的腕带,可以么?

患者:好的。

护士(核对完患者信息):您因为气道梗阻急诊入院,现在遵医嘱需要给您进行心电监护,监测您的生命体征,包括心率、呼吸、血压和指脉氧,好让医生及时了解您的病情变化。首先,让我来看一下您的皮肤和指甲情况。

患者:好的(患者胸前区皮肤黏膜完整、无灰指甲)。

护士:请问一下,您对酒精过敏么?

患者:不过敏。

护士:好的,您需要去一下洗手间么?

患者:不需要。

护士:好的,现在为您操作(使用隔帘保护患者隐私)。

操作过程

护士(取平卧位):您这样睡可以么?

患者:可以的。

(护士连接电源,打开显示屏开关,设置监护通道为Ⅱ导联,将电极片连接至导联线。)

护士:现在我要用75%的酒精为您清洁皮肤,会有点凉凉的感觉,请您配合。

患者:好的。

(护士安放电极片,LA位于左锁骨中线平第二肋间隙,RA位于右锁骨中线平第二肋间隙、LL位于左锁骨中线平剑突水平处,RL位于右锁骨中线平剑突水平处,V位于胸骨左缘第四肋间,妥善安置导联线。)

护士:现在在您的左上肢绑上血压袖带,测量时会有收紧的感觉,请您不要紧张。

患者:好的。

(护士缠绕血压袖带,袖带下缘距肘横纹2~3 cm,松紧以容1指为宜。按"测量血压"按键。)

护士:现在我将在右侧给您进行指脉氧监测,请您伸出右手食指,我将用75%的酒精为您清洁指甲,会有点凉凉的感觉,请您配合。

患者:好的。

护士:指脉氧传感器接触良好。您现在心率85次/分,呼吸16次/分,血压110/70 mmHg,指脉氧97%,处于正常范围,请不要紧张。

患者:好的,谢谢!

(护士打开报警提示,设置报警上下限,根据医嘱设定血压测量频次。)

健康教育

护士:现在心电监护已为您连接完毕,和您交代一下,在使用心电监护期间,请您不要自行移动或摘除电极片;请您和您的家人不要在监护仪附近使用电子产品,以免电磁波干扰心电监护波形;测量血压时会有袖带收紧的感觉,这是正常的,请您不要紧张;若仪器出现报警声,您不用紧张,我们会及时给予处理。请问您还有什么需要么?

患者:没有了,谢谢!

护士(整理导联线,整理衣被):谢谢您的配合!

护理评价

(1) 操作熟练、程序正确、动作轻稳。

(2) 心电波形清晰稳定、报警设置妥当、导联线安置美观符合要求。

(3) 关爱患者。

任务二　为外伤患者实施护理

一、任务导入

患者,王××,女,40 岁,因"被刀片划伤左前臂约 20 min"于 2019 年 4 月 15 日 12:50 急诊入院,西医诊断为"左前臂外伤"。患者神志清楚,面呈痛苦貌。暴露患者伤口,可见左前臂中段掌面有一块大小约 6 cm×5 cm 的缺损创面,广泛渗血,中央有喷射性出血,无异物,无骨折畸形,经评估出血量约为 100 ml。脉搏 90 次/分,呼吸 18 次/分,血压 120/76 mmHg。

12:55 为患者实施创伤止血包扎法。

13:15 患者创面敷料外观清洁,出血停止,末梢血运良好,脉搏:86 次/分,呼吸:18 次/分,血压:120/80 mmHg。患者离院。

二、任务目标

1. 患者伤口终止出血,疼痛减轻。

2. 保护患者伤口免受再污染。

3. 患者能得到高效的急救处置。

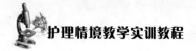

三、任务实施

1．工作过程

急诊预检分诊的情境见表 1-2-4。

表 1-2-4　急诊预检分诊

急诊预检分诊情景
急诊分诊流程
（护士分诊问诊。）
护士：您好，这里是急诊科，请不要紧张，请问您怎么了？
患者：我的左前臂受伤出血了。
护士（判断受伤部位）：是这里么？
患者：是的。
护士：请问您是如何受伤的？
患者：我不小心被刀片划伤了。
护士：您大概什么时候受伤的？
患者：大概中午 12 点半的时候，从受伤到现在大概有 20 分钟了。
护士：受伤后您有什么感觉？
患者：伤口疼痛，出血。
护士：受伤后，您有没有进行相关处理。
患者：我家人找了块干净的毛巾帮我压住伤口，感觉出血好一点了。
（护士测量生命体征，包括血压、脉搏、呼吸、意识状态。）
（患者神志清楚，脉搏 90 次/分，呼吸 18 次/分，血压 120/76 mmHg。）
（护理评估伴随问诊或测量生命体征的过程。）
护士：我要检查一下您的伤口，请不要紧张，配合一下我。
（暴露患者伤口，可见左前臂中段掌面有一块大小约 6 cm×5 cm 的缺损创面，广泛渗血，中央有喷射性出血，无异物，无骨折畸形，经评估出血量约为 100 ml。）
护士：请您不要紧张，我来给您进行伤口包扎、止血处理。
（分诊分流：该名患者分诊为Ⅲ级，患者需在优先诊疗区进行诊治。）

2. 操作流程

根据病情,需要为患者实施创伤急救之止血包扎法,情境如表1-2-5。

表1-2-5 创伤急救之止血包扎法

创伤急救之止血包扎法情境

操作评估

护士:我是急诊护士,现在为您急救,不要紧张,请您配合。请问您叫什么名字? 发生了什么事情?

患者:我叫王××,20分钟前不小心被刀片划伤了左前臂,现在伤口疼痛出血。

护士:您别紧张,我来帮您检查一下伤口情况。

护士:患者,王××,女,40岁,因被刀片划伤左前臂约20分钟入院,现患者神态清楚,生命体征平稳,暴露患者伤口,可见左前臂中段掌面有一块大小约6厘米×5厘米的缺损创面,广泛渗血,中央有喷射性出血,无异物,无骨折畸形,立即予以指压止血法。

操作过程

护士:王××,您好,请您保持坐位,抬高左上肢2分钟,请您伸出右手,像我一样压迫在肱动脉的位置。

患者:好的,压住了。

护士:王××,现在您伤口喷射性出血停止了,但仍可见渗血,我将为您使用止血带止血,请您配合。

患者:好的。

(护士垫衬垫,使用止血带,检查止血带压力及止血效果,并记录使用时间。)

护士:王××,现在给您的左上臂使用了止血带,会有收紧的感觉,现在您的肱动脉搏动消失,创面出血停止。接下来,我将给您清洁伤口并进行加压包扎,请您配合。

护士:王××,现在我将用生理盐水为您清洁伤口,冲洗的过程中,若感到不适,请您告知我。

(护士无菌原则取敷料,完整覆盖创面,使用螺旋反折包扎法。)

护士:王××,现在为您加压包扎伤口,这个力度可以么?

患者:可以接受。

护士:王××,您左前臂伤口已加压包扎完毕,现在为您去除止血带。请您不要紧张。

护士:您的止血带已去除,敷料外观清洁干燥,未见明显渗血。现在我协助您将伤肢制动起来(进行前臂悬吊)。

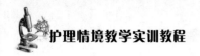

护士:王××,您的伤口已处理完毕,请您活动一下手指,感觉如何?

患者:可以,没有不适的感觉。

健康教育

护士:加压包扎松紧度适宜,王××,现在创面已为您处理好,请您左上肢保持悬吊位,若您发现伤口敷料出血量多,或者伤口异常疼痛,请您及时告知我们。伤口处不能碰水,请您两日后来医院换药,感谢您的配合!

护理评价

(1)操作流畅、熟练规范,无并发症。

(2)护患沟通有效,操作过程体现人文关怀,注意安全。

(3)护士具有无菌观念,加压均匀适度,包扎平整美观,敷料无外露。

任务三　为心跳呼吸骤停患者实施护理

一、任务导入

患者,王××,男,56岁,因"感觉胸部不适1 d"于2019年5月21日14:30由家人陪同步入急诊科。分诊护士立即用轮椅接诊患者,准备测量生命体征,并通知医生诊查时,患者突然发生抽搐、意识丧失、呼之不应。患者立即送入抢救室,行心肺复苏术、呼吸气囊辅助呼吸、心电监护、指脉氧监测,心率0次/分,呼吸0次/分,血压70/40 mmHg,SpO$_2$ 30%。

14:35开放静脉通路,留取血标本送检。

14:45患者心率恢复,心率60次/分,呼吸12次/分,血压90/60 mmHg,SpO$_2$ 90%。准备转运急救箱、转运监护仪,转ICU进一步治疗。

二、任务目标

1. 恢复心跳呼吸骤停患者的自主循环、自主呼吸和意识。

2. 患者无复苏并发症。

3. 患者能得到高效的急救措施。

三、任务实施

根据病情,需要为患者实施单人徒手心肺复苏术(简易呼吸气囊使用),情境如表1-2-6。

表 1-2-6　单人徒手心肺复苏术(简易呼吸气囊使用)

单人徒手心肺复苏术(简易呼吸气囊使用)情境

操作评估

(护士发现患者病情变化,进行急救。)

护士:抢救室 1 床患者,王××,呼吸心搏骤停,立即行心肺复苏术(清除与抢救无关人员,使用隔帘)。

(护士判断患者意识,轻拍患者双肩,同时俯身分别对患者左右耳高声呼叫:"同志您怎么啦? 同志您怎么啦?")

护士:患者意识丧失,立即通知医生,×××,推抢救车除颤仪,(看时间)现在时间是×点×分。

(护士确认硬板床或插按压硬板。)

(护士判断大动脉搏动,同步检查呼吸数:(1001、1002、1003、1004、1005、1006),时间 5~10 s)

护士:患者无自主呼吸、大动脉搏动消失,立即行心肺复苏。

(护士解开患者衣领、腰带。)

操作过程

(护士行胸外心脏按压:站于患者右侧,使用踏脚凳。)

(1) 按压部位:胸骨中下 1/3 处。

(2) 按压手法:双手掌根重叠,手指扣手交叉,手指不可触及胸壁,双臂肘关节绷直,以髋关节为支点运动,垂直向下用力。

(3) 按压幅度:使胸骨下陷 5~6 cm。

(4) 按压时间:按压时间与放松时间比为 1∶1,放松时掌根不能施压(依靠)在胸壁上,胸廓完全回弹。

(5) 按压频率:100~120 次/分。

(6) 胸外按压:人工呼吸=30∶2。

开放气道:

(1) 手摸颈椎处,口述:"患者无颈椎骨折"。

(2) 双手轻转头部,检查口、鼻腔,口述:"口腔无义齿,清除口腔异物"。

(3) 开放气道:仰头抬颏法,下颌角与耳垂连线和身体水平面呈 90°。口述:"气道开放完全"。

(4)(站于患者头侧),面罩氧气连接(在呼吸气囊后端单向阀处接氧气,调节氧流量 8~10 L/min,使储氧袋充盈),口述"氧气管道通畅有效"。

(5) 护士一手以"EC"手法保持气道开放并固定面罩,另一只手挤压球体,挤压时间大于 1 s,使胸廓抬起。

心电监护示患者自主心率出现,心率 60 次/分,呼吸 12 次/分,血压 90/60 mmHg,SpO_2 90%。

判断呼吸,摸大动脉搏动,口述:"患者自主呼吸恢复,大动脉搏动出现,血压 90/60 mmHg"。

观察瞳孔和面色,四肢甲床,口述:"瞳孔较前缩小,口唇、甲床紫绀消退"。

摸胸骨,看皮肤,口述:"无按压并发症"。

口述:"心肺复苏成功,现在时间×点×分,送 ICU 进一步生命支持。"

准备转运急救箱、转运监护仪,联系 ICU 准备床位。整理患者衣物及床单位。

健康教育

护士:您好,请问您是王××的家属么?

患者家属:是的,我爱人怎么样了?

护士:您爱人经过急救,现复苏成功,但是意识还没有清醒,医护人员将会护送他去 ICU 进行进一步检查和治疗,具体病情医生一会儿来和您详细说明,请您配合我们,谢谢!

患者家属:好的。

护理评价

(1)操作流畅规范、关爱患者、无并发症。
(2)操作过程体现人文关怀、注意安全。

模块二 为内科患者实施护理

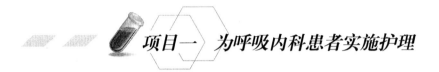 **项目一 为呼吸内科患者实施护理**

一、任务导入

患者王××,男,75岁,因"反复咳痰喘8年余,再发3 d"于2019年5月17日08:12由门诊拟"喘病"(中医诊断:喘病 证属痰浊壅肺;西医诊断:慢性阻塞性肺疾病急性发作期)收入我科。

患者8年前开始出现咳嗽,咳痰,咳少量白黏痰,呈阵发性,多次在我科治疗缓解后出院。近3日患者在无诱因下出现胸闷、气喘不适,偶有咳嗽,咳白色黏液痰,不易咳出。既往有"2型糖尿病"史10年,多次"气胸"病史,无药物过敏史。夜寐欠安、食欲缺乏,二便正常。

2019年5月17日08:30患者入院时,体温38.5 ℃,遵医嘱采集咽拭子标本。

2019年5月17日16:00患者咳白色黏液痰,医嘱化验痰标本。

2019年5月19日07:00患者指测早餐前空腹血糖为8.5 mmol/L,遵医嘱血糖监测7次/天(早,中,晚,餐前餐后2 h及睡前)。

2019年5月22日22:00患者夜间突发胸闷不适,急查胸片显示胸腔大量气体,胸腔闭式引流。

2019年5月23日08:30更换胸腔引流管装置。

2019年5月30日09:00医生听诊闻及肺部湿啰音,X线显示肺部病变部位在肺上叶,遵医嘱予以体位引流。

2019年6月2日09:00遵医嘱办理出院。

二、任务目标

1. 患者胸闷、气喘、咳嗽症状缓解。
2. 患者能配合治疗及护理,血糖控制稳定。
3. 患者情绪稳定,有效应对能力提高。
4. 患者能得到优质护理服务。

三、任务实施

1. 工作过程

工作过程包括:患者入住;入院介绍;住院评估;分级护理;出院指导;延续护理。相应情境见表 2-1-1~表 2-1-6。

表 2-1-1　患者入住

患者入住情境

热情接待

护士:您好,这里是呼吸内科,您是来住院的吗?

患者:是的。

护士:好的,我看一下您的住院证,请您称一下体重(起身为患者测量体重,告知患者体重为 70 kg)。

患者:请问我住哪一床呢?

护士:我来为您安排床位。

患者:好的。

安排病床

(根据患者的管床医生以及病房床位情况为患者安排床位。)

护士:您好,我是您的床位责任护士××,您的床位是 30 床,我带您去病房,请跟我来。(将患者安置到床位上,端坐卧位后)王爷爷您好,我给您测量生命体征。

患者:好的。

采集病史

护士:您有过敏史吗?

患者:没有。

护士:您有其他病史吗?

患者:之前有过气胸病史,确诊 2 型糖尿病 10 年。

通知医生

(护士通知管床医生,并把住院证放在病历夹中。)

护士(递上病历):医生您好,30 床的患者已经在床位上了。

医生(接过病历):好的,我现在去看一下患者。

表 2-1-2 住院评估

住院评估情境

住院评估

(护士评估患者,让患者家属在入院告知书、陪护告知书、无红包协议书、跌倒坠床评估单上签字。)

护士:王爷爷,您好,我是您的责任护士,我叫××,这是体温表,我给您夹在腋下。

患者:好的。

护士:请家属留一个联系方式。

患者家属:好的,联系电话为××××××××××。

护士:患者哪里不舒服呢?

患者家属:反反复复咳痰喘有8年多了,最近3天有些加重了。

护士:好的,患者平时饮食习惯怎么样,抽烟、喝酒吗?

患者家属:平时吃饭吃得不多。以前抽烟、喝酒,现在已经全部戒了。

护士:睡眠怎么样啊? 大小便正常吗?

患者家属:大小便都是正常的,睡眠不太好。

护士:患者有过敏史吗? 比如药物、食物或者其他的东西。

患者家属:暂时没有发现对什么东西过敏。

护士:好的,那患者还有其他病史吗?

患者家属:之前有过气胸病史,确诊2型糖尿病10年。

护士:请问患者有装假牙吗?

患者家属:有假牙。

护士:好的,我知道了,现在患者可以拿出体温表了,体温是38.5 ℃,有点中度热,我给您测量一下血压(为患者测量血压、呼吸、脉搏)。

患者家属:发烧了吗?

护士:是的,血压在正常范围内的,体温我会告知医生。过一会儿等医生下好医嘱,我会来给患者做退热护理。

患者家属:好的。

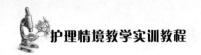

表 2-1-3　入院介绍

入院介绍情境

环境介绍

（护士为患者家属介绍医院环境，让患者和患者家属在授权委托书上签字，患者家属在入院须知单上面签字。）

护士：王爷爷，您先卧床休息。（面向家属）奶奶，是您在这儿照顾患者吗？

患者家属：是的。

护士：开水间在走廊的最前端，每个床位都会提供一个热水瓶。每个房间都有卫生间，在卫生间里面可以洗浴，使用时避免跌倒。您房间门口正好是护士站，医生办公室在护士站后面，有什么问题可以过来咨询我们。

患者家属：好的，谢谢！那谁是我的管床医生和护士呢？

医护人员介绍

护士：我们科的主任是××，护士长是××，您的管床医生是××，我是您的责任护士××，住院期间有什么需要，您可以来护士站找我，也可以按床头铃呼叫我们。

患者家属：好的。

制度介绍

护士：住院期间如有欠费您需及时缴费，以免影响治疗。住院期间不得擅自离开医院，以免影响诊疗或出现其他意外。如果有比较紧急的事情必须离开，请提前得到医生的同意，然后需在"劝阻患者外出无效告知书"上签字。请不要在室内大声喧哗，保持良好安静的病房环境。

患者家属：好的。

安全介绍

护士：在活动以及洗浴时要注意防滑、防摔，住院期间要防盗、防火，妥善保管好你们的贵重物品。

患者家属：好的，我知道了。

留取标本介绍

护士：这是您明早需要留取的大便常规、尿常规标本盒，现在发给您，尿常规留取晨起第一次小便中段尿。

患者家属：好的。

护士：今晚 10 点钟以后不吃不喝，明早 6 点会有护士到床边采集空腹血送检。

患者家属：好的。

表 2-1-4 分级护理

分级护理情境

辨证分型

护士:您好,医生根据您的病情,结合查体、评估,对您的疾病进行了辨证,您的疾病辨证分型是痰浊壅肺证。

饮食调护

护士:王爷爷,我是您的责任护士××,现在由我来给您讲一下喘病的饮食。

患者:好的。

护士:宜进食清肺化痰、理气止咳的食物,如雪梨银耳百合汤等。结合您的糖尿病病史,饮食宜定时定量,以高热量、高蛋白、高维生素、易消化的饮食为主,并补充适量无机盐,同时避免摄入过多碳水化合物及易产气食物。多吃绿叶蔬菜及水果,以利于消化吸收。烹调方式以炖、蒸、煮为宜,忌食辛辣、煎炸或过甜、过咸之品。

患者:好的,谢谢您!

情志护理

(心情、情绪、心态等对疾病都会有影响,护士来到病房与患者沟通,了解其心理状态。)

护士:最近看您有些焦虑,您遇到什么问题了吗?

患者:我这个慢性病已经有几十年了,偶感风寒和季节交替时都会发病,这个病缠绵难愈,我都没有信心了。

护士:您要多想一些积极的事情,要保持一个良好的心态,而且您看奶奶还有您女儿对您这么好,一直陪伴着您。这个病的相关知识、病因和转归我们都向您介绍了,您不要精神负担过重。正确的咳痰和呼吸功能锻炼,我们也教会您了,您要经常练着做才行,多和我们交流,不舒服及时告诉我们,还可以和病友多沟通交流防治疾病的经验。适当运动,欣赏音乐、书法、绘画等,移情易性,保持乐观开朗情绪,避免忧思恼怒对人体的不利影响。

患者:××护士,谢谢你能这么有耐心地陪我聊天,听你说了这些话我心情好多了,以前我总以为我的家人不关心我,现在我知道了,她们都很爱我,为了她们我也要有信心,明天我就和病友一起散散步、打八段锦操。

护士:好的,您也不用太急,运动要循序渐进。

患者:好的。

起居护理

护士:健康的生活习惯会有助于您的恢复,下面给您简单地说一些注意事项:

（1）保持室内空气新鲜流通，温湿度适宜。一定不要吸烟，要避免花粉及刺激性气体的吸入。

（2）注意防止感冒，在寒冷季节或气候转变时，及时增减衣物，勿汗出当风。在呼吸道传染病流行期间，尽量避免去人群密集的公共场所，避免感受外邪诱发或加重病情。

（3）劳逸结合，起居有常，保证充分的休息和睡眠。

（4）经常做深呼吸，腹式呼吸和缩唇呼气联合应用，提高肺活量，改善呼吸功能。

（5）自我保健锻炼

① 步行：运动量由小到大。开始时，可用自己习惯的中速步行，以后可采用中速—快速—慢速的程序步行。

② 按摩保健穴位：经常按摩睛明、迎香、颊车、合谷、内关、足三里、肾俞、三阴交等穴位。

③ 足底按摩：取肾、膀胱、肺、喉、气管等。

④ 传统养生操：可选择五禽戏、太极拳或八段锦。

患者：好的，谢谢××护士，原来生活上也有这么多讲究，感谢病区为我们提供这么多的指导。

护士：不用客气。

治疗方案告知

患者：××护士，我想知道医生给我制定了什么治疗方案？

护士：好的，我帮您看一下。您是二级护理，静脉用药是氨茶碱和甲磺酸左氧氟沙星，雾化吸入用了盐酸布地奈德和硫酸特布他林，口服的是克拉霉素，起到消炎、抗感染、抗支气管痉挛的作用，可以预防一些并发症。您还有其他的疑问吗？

患者：好的，谢谢，我知道了，没有其他疑问了。

护士：好的，不客气。

表 2－1－5　出院指导

出院指导情境

出院通知

（两个星期后，患者出院。）

护士：王爷爷，您好，我是您的责任护士××，您的床位医生下达了出院医嘱，我来通知您，今天可以出院了。

患者：那我需要准备什么东西呢？

出院指导

护士：请您的家属到护士站这边来，我把医生的出院小结给她，然后让她带着结账单到一楼出入院处办理结账就行了。

患者：好的。

护士：三个月后请来医院复查一下，看看肺部情况。王爷爷，您回家以后吃饭要注意，按照我们在医院给您制定的饮食，清淡饮食，不能太油腻，注意控制三餐，定时定量，而且要坚持运动哦。我跟您的家属也说了，要每天监督您运动。祝您生活愉快！

患者：好的，谢谢你，我会记住的。

表 2－1－6 延续护理

延续护理情境

电话回访

护士：您好，我是××医院呼吸科护士×××。请问您是王××吗？

患者：我是，你好。

护士：今天给您打电话，是想问您恢复得怎么样了，血糖控制的如何，有无继发胸闷、气喘？

患者：现在血糖控制很稳定，胸闷的情况也较前好转。

护士：您要坚持饮食、运动、增强体质，保持心情舒畅，三个月以后要来复查一下。

患者：好的，一定坚持，谢谢。

护士：您客气了，祝您身体健康！

患者：谢谢！

2. 操作流程

根据医嘱，需要相继为患者实施：①血糖监测；②痰标本采集；③胸腔闭式引流护理；④咽拭子标本采集；⑤体位引流。情境如表 2－1－7～表 2－1－11。

表 2－1－7 血糖监测法

血糖监测法情境

操作评估

（护士将医嘱再次核对后，携物品来到病房。）

护士：30 床，您好，我是您的责任护士，我叫××，请问您叫什么名字？

患者:王××。

护士:好的,请让我核对一下你的腕带。

患者(将有腕带的手伸出):好的,可以。

护士(核对腕带信息):王××,遵医嘱现在给您测血糖一次。请问您以前测过吗?

患者:测过,我确诊糖尿病10年了。

护士:您不用紧张。现在我可以看下您的手指皮肤情况吗?

患者:可以。

护士:好的,手指末梢皮肤完好无破损。

护士:现在您是空腹吗?

患者:是的。

护士:好的。
(护士检查所使用的无菌物品均在有效期范围内,血糖试纸与血糖仪编号一致。)

护士:您好,我可以再次核对一下您的名字及腕带吗?

患者(将腕带伸出):可以。王××。

护士:30床,王××,75岁,诊断:慢性阻塞性肺疾病急性发作期。住院号×××××××。好的,这个体位可以的话,我开始操作了。

患者:可以。

操作过程

(护士选择一个手指腹,75%酒精无菌原则消毒,充分待干后用采血针采血,血糖仪读出数据。)

护士:您的血糖是8.5 mmol/L,我会告知医生。床头铃已放在床头,有什么需要及时呼叫我们。

患者:好的,谢谢!

健康教育

(1)严格监控血糖值,常备糖果预防低血糖。
(2)每次进餐的间隔时间基本相等,品种多样化,多吃高纤维食物。
(3)根据内分泌科医生指导制定个人饮食。
(4)每周至少运动三次,强度相对固定。

护理评价

操作规范,患者能够配合。

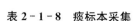

表 2-1-8 痰标本采集

痰标本采集情境

操作评估

(护士核对并贴好患者条码的标本盒,来到病房。)

护士:30床,您好,我是您的责任护士××,请问您叫什么名字?

患者:王××。

护士:王××您好,请让我核对一下您的腕带好吗?

患者(将有腕带的手伸出):好的。

护士(核对腕带信息):王爷爷,遵医嘱您需要做个痰培养标本检查,检查您痰液中的致病菌,为选择抗生素提供依据,您可以接受吗?

患者:可以。

护士:留取痰液标本需清晨起床未进食时留取,明早您起床后不要进食,按铃呼叫我们,可以吗?

操作过程

(第二日清晨,大夜班护士核对医嘱痰标本,携带标本盒至床边。)

护士:30床,您好,请问您叫什么名字?

患者:王××。

护士:王爷爷您好,我是大夜班护士××,请让我核对一下您的腕带。

患者(将有腕带的手伸出):好的。

护士(核对腕带信息):您没有进食吧?

患者:没有。

护士:留取标本时需先用漱口水漱口,再用清水漱口,深呼吸数次,用力咳出气管深处痰液于无菌容器,然后盖好瓶盖,注意标本内避免混入唾液、漱口水或鼻涕,您可以配合我们吗?

(护士再次核对床号、姓名、住院号。)

患者:好的,可以。

护士:请您用漱口水漱口。

患者:好。

护士:请您用清水漱口。

患者:好。

(患者用力咳出气管深处痰液于无菌容器,然后盖好瓶盖。)

(护士再次核对床号、姓名、住院号。)

护士:现在操作已完成,培养结果三天以后才能出来,请您耐心等待不要着急,结果出来我会告知您。

患者:好的。

护士:床头铃为您放在床头,有需要时,请您及时呼叫我们。您这样睡舒服吗?

患者:可以,谢谢!

护士:谢谢您的配合!

健康教育

(1)痰标本检验的重要性。
(2)痰标本正确留取的重要性。

护理评价

患者留取标本符合规范,方法正确。

表2-1-9 胸腔闭式引流护理

胸腔闭式引流护理情境

操作评估

(护士将治疗单与医嘱核对,确保准确无误。)

护士:30床,您好,请问叫什么名字?

患者:王××。

护士:王××,您好,我是您今天的责任护士××,请让我核对一下您的腕带。

患者(将有腕带的手伸出):好的。

护士(核对腕带信息):王××,您好,现遵医嘱需要给您进行胸腔闭式引流瓶更换,目的是保持引流通畅,防止逆行感染。操作过程中不会有什么痛苦,希望您不要紧张,能够配合我的这项操作吗?

患者:好的,可以。

护士:好的,那我现在检查一下您的伤口和引流情况。伤口敷料清洁、干燥,没有渗血、渗液,引流液颜色正常,您先休息一会,我去准备用物。

患者:好的。

操作过程

(护士评估环境,用物准备齐全。)

护士:您好,王爷爷,请让我再次核对一下您的腕带好吗?

患者(将有腕带的手伸出):好的,可以。

护士:30床,王××,75岁,诊断:慢性阻塞性肺疾病急性发作期。住院号×××××××。现在开始操作(协助患者摆好体位,暴露伤口,铺治疗巾于引流管下方,夹闭引流管,更换引流瓶装置,完毕后妥善固定,再放松引流管)。

护士:请您深吸一口气,用力咳嗽。

患者:好的。

护士:水柱波动良好,引流通畅。

(护士操作后再次查对患者信息,并整理床单位,交代患者注意事项。)

护士:我把传呼器放在床边,您有任何不适与异常情况,请您及时呼叫我们,我也会定期查看的,谢谢您的配合!

患者:好的,谢谢!

(护士用物处理,洗手记录。)

健康教育

(1)防止引流管滑脱,上下床要注意引流管的长度,引流瓶放置在胸部水平以下60~100 cm。
(2)严格无菌操作,护士每日观察引流管通畅的情况,医生更换胸前穿刺处的敷料,如有异常及时通知医护人员。
(3)每天做好口腔护理,防止发生感染。

护理评价

敷料外观干燥,固定妥善,引流通畅,水柱波动良好,呼吸频率正常。

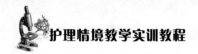
表 2-1-10　咽拭子标本采集

咽拭子标本采集情境

操作评估

（护士根据医嘱再次核对后,携用物及治疗单来到病房。）

护士:30 床,您好,请问您叫什么名字?

患者:王××。

护士:好的,请让我核对一下您的腕带好吗?

患者(将有腕带的手伸出):好的,有什么事?

护士:(核对腕带信息)您好,我是您今天的责任护士××,因为您刚才测量体温为 38.5 ℃,遵医嘱为您留取咽拭子标本。请问您之前有做过这项检查吗?

患者:没有。

护士:咽拭子标本采集就是将拭子轻柔地擦拭两腭弓、咽及扁桃体,从咽部及扁桃体取分泌物做细菌培养或病毒分离,检验呼吸道病毒类型。请问您可以配合我们吗?

患者:可以。

护士:好的,请给我看一下您的口腔情况好吗?（口腔黏膜完整、无破溃）,您休息一下,我去准备用物。

患者:好的。

操作过程

（护士评估环境,用物准备齐全。）

护士:您好,王爷爷,请让我再次核对一下您的腕带好吗?

患者(将有腕带的手伸出):好的。

护士:30 床,王××,75 岁,诊断:慢性阻塞性肺疾病急性发作期,住院号×××××××。您现在这个体位舒适吗?

患者:可以。

护士:(核对治疗单后)我现在为您留取咽拭子标本,会有一点不舒适的感觉,希望您能配合我,您用清水漱口,然后张口发"啊"音（必要时使用压舌板,使用棉签刮擦患者口腔两侧颚弓,然后放入专用试管,封闭保存送检）。

护士:现在咽拭子标本为您取好了,请问您现在感觉怎么样?

患者:还好。

护士:床头铃为您放在床头,有需要时,请您及时呼叫我们。您这样睡舒服吗?

患者:可以,谢谢!

护士:谢谢您的配合!

(护士用物处理,洗手记录。)

平时正确咳嗽、咳痰的方法。

正确留取标本,留取过程患者能够接受,对后续用药有指导意义。

表 2－1－11　体位引流操作

体位引流操作情境

(护士根据医嘱转抄治疗单后,来到病房。)

护士:30 床,您好,请问您叫什么名字呀?

患者:王××。

护士:您好,我是您今天的责任护士××,请让我核对一下您的腕带。

患者(将有腕带的手伸出):好的。

护士:30 床,王××,75 岁,诊断:慢性阻塞性肺疾病急性发作期。住院号×××××××。胸片检查结果提示您肺上部有炎症,遵医嘱给予您做体位引流的操作。

患者:可以。

护士:您对疼痛的耐受程度怎么样?操作需要 5～10 分钟,请您配合!

患者:可以耐受。

护士:让我来听一下您肺部的呼吸音。
(护士协助患者取舒适体位,并读取 X 线报告。)

护士:您双肺呼吸音粗,双肺上叶可闻及湿啰音。所以我给您进行体位引流的操作,它是根据您肺部病变的部位取相应的体位,再指导您有效地呼吸、咳嗽,把痰液排除的过程。操作过程中如有不适,我们及时调整或停止,您看您可以接受么?

患者:可以。

护士:需要我协助您上厕所吗?

患者:不需要。

护士:好的,您休息一下,我去准备操作用物。

患者:好的。

(护士评估环境,用物准备齐全,摆放有序。)

操作过程

(护士洗手,戴口罩,核对床头卡。)

护士:您好,王××,请让我再次核对一下您的腕带好吗?

患者(将有腕带的手伸出):好的,可以。

护士:30床,王××,75岁,诊断:慢性阻塞性肺疾病急性发作期,住院号×××××××。因为您肺部病变部位在肺上叶,所以取坐位进行操作(协助患者取体位)。

护士:请您间歇深呼吸并用力咳痰(同时背部自下而上空心掌拍背)。

护士:您感觉还好吧?拍背的力度可以接受么?(同时测量患者生命体征,观察面色、有无呼吸困难、紫绀、不适。)

患者:可以。

护士:您用力咳嗽,把痰液咳出来。

患者:痰液已咳出。

护士:我为您清洁面部,协助您取舒适体位。现在听诊您的肺部湿啰音较前好转了,您还有什么不舒服的地方么?

患者:没有。

护士:您目前肺部病变部位在肺上叶,所以取坐位,平时您也可以多取坐位使炎症局限,利于引流,配合间歇深呼吸并用力咳痰,保持气道通畅。您学会了么?

患者:学会了。

护士:操作完毕,谢谢您的配合,这是呼叫器,若有不适请呼叫我们,我们也会根据护理级别来巡视病房。

患者:好的,我知道了。

(护士回处置室,用物处置,洗手,记录。)

（1）引流应在饭前进行，一般在早晚进行，因饭后易致呕吐。

（2）引流时鼓励患者适当咳嗽。

（3）引流过程中注意观察患者有无咯血、发绀、头晕、出汗、疲劳等情况，如有上述症状应随时终止体位引流。

护理评价

患者表示体位引流过程能够接受，对操作较满意。

四、相关知识平台

（一）中医特色治疗护理

1. 药物治疗

内服中药（院内制,剂如宣肺化痰糖浆；膏方；如咳喘膏）；中成药静脉给药（痰热清）；其他（内服中药汤剂）。

2. 特色技术

耳穴贴压、穴位按摩、穴位贴敷、中药泡洗等。

3. 呼吸功能锻炼

腹式呼吸；缩唇呼吸；呼吸吐纳功。

（二）健康指导

1. 生活起居

（1）痰浊壅肺患者病室应凉爽通风。

（2）经常做腹式呼吸、缩唇呼吸和呼吸吐纳功，以改善呼吸功能。

（3）自我保健锻炼

①按摩保健穴位，取迎香、风池、三阴交、膻中等穴。

②足底按摩（取涌泉穴）；叩齿保健。

2. 饮食指导

痰浊壅肺证，宜食清热宣肺之品，如梨汁、杏仁等。食疗方：雪梨川贝冰糖饮等。

3. 情志调理

（1）责任护士多与患者沟通，主动介绍疾病知识，做好健康指导，消除消极悲观态度及焦虑情绪，克服对疾病的恐惧心理，改善其治疗依从性。

（2）鼓励病友间多沟通交流防治疾病的经验，鼓励家属多陪伴，指导患者学会自我排解烦恼及忧愁，避免忧思恼怒对人体的不利影响。

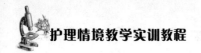

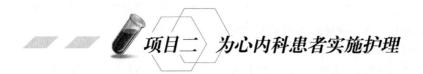

项目二 为心内科患者实施护理

一、任务导入

患者王××,男,65 岁,因"头晕 1 d"于 2019 年 1 月 21 日 08:12 由门诊拟"眩晕"(中医诊断:眩晕,证属肝火亢盛证;西医诊断:1. 头晕原因待查;2. 高血压;3. 冠心病)收入我科。

患者自诉 1 月 20 日下午在无明显诱因下出现头晕,时有恶心,无呕吐、视物旋转、头痛、耳鸣、黑蒙及晕厥等不适,21 日晨起头晕加重,今为进一步诊治,来我院就诊。患者自诉有"高血压"病史 5 年,"冠心病"病史 3 年,无药物过敏史。患者未有明显皮肤、巩膜黄染,食纳尚可,二便正常,睡眠及精神尚可,体重未见明显降低。舌红,苔黄,脉弦数。

2019 年 1 月 21 日 08:30　患者血压 200/110 mmHg,遵医嘱予耳穴压豆,口服降压药。

09:00　遵医嘱予静脉输液。

09:30　患者口服降压药后复测血压 190/100 mmHg,诉头晕、恶心加重。遵医嘱予留置针输液,静脉泵入硝酸甘油组液。

2019 年 1 月 22 日 10:00　患者血压 155/86 mmHg,遵医嘱停硝酸甘油组液泵入。

2019 年 1 月 26 日 14:00　血压平稳,予循经拍打操指导。

2019 年 1 月 27 日 14:00　指导患者中医食疗法。

2019 年 2 月 5 日 09:00　遵医嘱办理出院。

二、任务目标

1. 患者头晕减轻,直至消失,血压稳定。
2. 患者能配合治疗及护理。
3. 患者情绪稳定,有效应对能力提高。
4. 患者能得到优质的护理服务。

三、任务实施

1. 工作过程

工作过程包括:患者入住;住院评估;入院介绍;分级护理;出院指导;延续护理。相应情境见表 2-2-1~表 2-2-6。

表 2-2-1　患者入住

患者入住情境

热情接待

护士:您好,请问有什么事?

患者(把住院证递给护士):我头晕,来住院治疗。

护士(接过住院证):好的,请这边先称一下体重(起身为患者测量体重)。

患者:请问我住哪一床?

护士:我来为您安排床位。

患者:好的。

安排病床

(护士根据患者的管床医生以及病房床位情况为患者安排床位。)

护士:您好,您的床位是×床,我带您去病房。

患者:好的。

采集病史

(护士带患者来到床位,告知注意事项。)

护士:王××,您有药物或食物过敏史吗?

患者:没有。

护士:您有其他病史吗?

患者:以往有高血压病史 5 年,冠心病病史 3 年。

护士(测量生命体征):您先休息,我去通知医生。

通知医生

(护士通知管床医生,并把住院证放在病历夹中。)

护士:××医生,新入院的×床患者已经在床位上了。体温 36.5 ℃,血压 200/110 mmHg,脉搏 70 次/分,呼吸 18 次/分。

医生:好的,我现在去看一下患者。

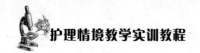

表 2-2-2 住院评估

住院评估情境

住院评估

护士:您好,我给您测量一下生命体征。这是体温表,我帮您放在腋下,请您夹紧。

患者:好的。

护士:您的血压是 200/110 mmHg,请您静卧不要下床,医生马上会给您处理的,(立即汇报医生),请您不要紧张,留一个家属的联系方式。

患者:好的,我的家属手机号为××××××××××。

护士:您现在还有哪些不舒服?

患者:我头晕,有时候还想吐。

护士:您平时胃口怎么样? 偏向于哪种口味? 平时吸烟、喝酒吗?

患者:我胃口挺好的,想吃东西,但是我也会控制食量。我比较喜欢重口味的东西,所以吃的偏油腻。我以前吸烟、喝酒,不过现在已经戒了。

护士:您睡眠怎么样? 大小便正常吗?

患者:大小便都是正常的,睡眠也挺好的。

护士:您对什么东西过敏? 比如药物、食物或者其他东西。

患者:暂时没有发现对什么东西过敏。

护士:好的,您除了高血压、冠心病以外,是否还有其他疾病? 有没有做过手术?

患者:没有,我就是血压不稳定,没有其他的疾病,也没有做过什么手术。

护士:好的,您有假牙吗?

患者:没有。

护士:好的,我知道了,现在可以拿出您的体温表了。(接过体温表看了一下)体温 36.5 ℃,在正常范围。

患者:好的。

表 2-2-3 入院介绍

入院介绍情境

环境介绍

(护士为患者介绍医院环境,让患者在入院须知单上面签字。)

护士:开水间在您病房的斜对面,热水瓶在您的床头柜里。每个房间都有卫生间,在卫生间里面可以洗浴,使用时请穿防滑鞋避免摔跤。护士站就在您病房旁边,医生办公室在护士站后面,有什么问题您随时可以过来咨询我们。

患者:好的,谢谢! 那谁是我的管床医生和护士呢?

医护人员介绍

护士:不用客气。我们科主任是××,护士长是××,您的管床医生是××,我是您的责任护士××,住院期间有什么需要您可以找我,也可以按床头铃。

患者:好的。

制度介绍

护士:住院期间如有欠费您须及时缴费,以免影响您的治疗。不得擅自离开医院,以免影响您的诊疗或出现其他意外。如果有比较紧急的事情必须离开,请提前得到医生的同意,然后需在"劝阻患者外出无效告知书"上签字。请不要在室内大声喧哗,保持良好安静的病房环境。

患者:好的。

安全介绍

护士:请妥善保管好个人财物,病房内不能吸烟,不能使用电器、明火。

患者:好的,我知道了。

留取标本介绍

护士:这是您明早需要留取的大便常规、尿常规标本盒,现在发给您,尿常规留取晨起第一次小便中段尿。

患者:好的。

护士:今晚10点钟以后不吃不喝,明早6点会有护士到床边采集空腹血标本送检。

患者:好的。

表 2-2-4 分级护理

分级护理情境

辨证分型

护士:大伯,您好,医生根据您的病情,结合查体、评估,对您的疾病进行了辨证,您的证型是肝火亢盛证。

饮食调护

护士：根据您的病情，饮食需要调整一下，应低盐、低脂饮食，少吃盐，少吃油脂含量高的食物，多吃新鲜水果蔬菜，能记住吗？

患者：好的，就是要少吃荤菜，多吃蔬菜。

护士：是的，根据刚才医生的诊断，您的证型是肝火亢盛证，饮食以清淡为主，宜食平肝熄风之品，如山楂、淡菜、紫菜、芹菜等，禁食辛辣、油腻及过咸之品。

患者：什么是肝火亢盛？

情志护理

护士：肝火亢盛证是我们的中医辨证分型，这个证型的人多有眩晕、头痛、急躁易怒、面红、目赤、口干、口苦、便秘等症状。大伯您有头晕、平日容易急躁易怒吧？

患者：是的，平时特别容易急躁，一急躁还容易脸红。

护士：是的，这就是肝火亢盛证患者的一些临床表现，您情绪易激动，所以您要尽量保持情绪稳定。保持病房安静，避免刺激您，可以听一点轻缓的音乐帮助您调节情绪。

患者：好的，我会注意的。谢谢你，护士。

护士：不用谢，您今天刚入院，头晕没有那么快好转，不要紧张，慢慢会好转的。暂时减少活动时间，多卧床休息，床栏给您拉起来了，以防坠床。头晕发作时应卧床休息，改变体位时动作应缓慢，防止跌倒，避免深低头、旋转等动作。

治疗方案告知

患者：好的。

护士：您一定要按时服药。

患者：好的！护士接下来我有哪些治疗啊？

护士：根据您的病情，需要一级护理，我们将根据医嘱予以各项治疗、护理操作，其中有静脉输液治疗、口服降压药，以及耳穴压豆、穴位敷贴、中药热奄包治疗等中医治疗法。

患者：好的，谢谢你，护士。

护士：不用谢。您好好休息，有什么需要随时叫我。

表 2 - 2 - 5　出院指导

出院指导情境

出院通知

（两个星期后,患者病情稳定,遵医嘱明日出院。）

护士:您好,您目前病情已经稳定,明天可以出院了。

患者:那我需要准备什么?

护士:我今天会帮您把明天办理出院手续的资料准备好,明天上午 9 点来护士站办理出院就可以了。

出院指导

患者:好的,谢谢你们! 住院期间那么照顾我,还教会我很多健康知识。

护士:不用谢,出院回家了要按照我们教您的方法进行锻炼,每天一定要坚持做穴位按摩、循经拍打操。

患者:好的,回家一定会坚持做的。

护士:回家以后要按时服药,定期复诊。

患者:好的。

表 2 - 2 - 6　延续护理

延续护理情境

电话回访

护士:您好,我是××医院心内科护士×××。请问您是王××吗?

患者:我是。

护士:今天给您打电话,是想问一下,您现在恢复得怎么样了,血压控制的怎么样? 眩晕有没有发作?

患者:挺好的,现在血压很稳定,眩晕也没有犯了。

护士:那请问您住院期间对我们的工作有什么意见和建议吗?

患者:医生和护士都很好。

护士:谢谢您对我们的肯定。您的饮食宜低盐、低脂饮食,忌食辛辣、刺激、肥甘、厚腻的食品,定期复诊。

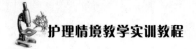

患者:好的,谢谢!

护士:您客气了,祝您身体健康。

患者:好的。

2. 操作流程

根据医嘱,需要相继为患者实施:①耳穴压豆;②密闭式静脉输液;③静脉留置针输液;④输液泵使用;⑤循经拍打操;⑥中药食疗。情境如表2-2-7~表2-2-12。

表2-2-7 耳穴压豆

耳穴压豆情境

操作评估

(护士准备完毕,根据医嘱携治疗单来到病房。)

护士(核对完床头卡):您好,请问您叫什么名字?

患者:王××。

护士:您好,我是您的责任护士×××,您今天的治疗与操作将由我来完成。请让我核对一下您的腕带,好吗?

患者(将有腕带的手伸出):好的。

护士(核对无误后):您是眩晕入院的,一会儿我将根据医嘱给您进行耳穴压豆,这项操作是将耳豆压在您耳朵上相应的穴位,疏风活络,改善您眩晕的症状。请问您可以接受吗?

患者:这是什么操作啊?

护士:耳穴压豆是一项中医操作,人的耳朵上有很多穴位,通过中医治疗的方法可以保健治病,耳穴压豆就是其中一种方法,这项操作不会有什么伤害,但是需要您配合我一下,可以吗?

患者:好的,可以。

护士:好的,我看一下您的耳朵,耳朵皮肤没有破溃,没有红肿,可以做这项操作,请问您对酒精过敏吗?

患者:不过敏。

护士:好的,您先休息一下,我去准备用物,一会儿来给您做耳穴压豆。

患者:好的!

操作过程

(护士评估环境,用物准备齐全。)

（护士洗手，戴口罩，携带准备好的用物至床旁，核对床头卡。）

护士：您好，请让我再次核对一下您的腕带，好吗？

患者（将有腕带的手伸出）：好的。

护士（核对无误）：物品我已经准备好了，现在来给您做耳穴压豆，您准备好了吗？

患者：准备好了。

护士：我扶您坐起来，这样坐可以吗？

患者：可以。

护士：现在开始给您做耳穴压豆，先用酒精给您清洁耳郭，现在是熨耳，这个穴位是神门，有感觉吗？

（护士使用探棒选取穴位）

患者：有点胀痛。

护士：是的，会有酸麻胀痛的感觉，中医叫得气，是正常的，大伯您不要担心紧张。

患者：好的。

护士：这个穴位叫心，这个穴位叫交感，耳后这条沟叫降压沟，这些穴位都是可以辅助降压，改善您眩晕症状的，一会儿就给您在这几个穴位上进行操作。可以吗？

患者：可以。

护士：穴位我们已经选取好了，现在来给您压豆，请您配合我一下，不要紧张。

患者：不紧张。

护士（一边轻轻按压耳豆，一边说）：大伯，耳穴压豆就给您做好了，您可以像我这样轻轻按压耳豆，每天 3～5 次，每次 1～2 分钟，力度适中就可以了。

患者：好的，我来试试，护士你看一下我做得对不对。

护士：好的，您做得很好，就是这样，不要太用力，轻轻按压。耳穴压豆期间还需要注意保持这侧耳朵的干燥，不要碰水，如有不适请立即告诉我，好吗？

患者：好的。

护士：这个耳豆我们会 2～3 天给您更换一次，其间如有脱落可以告知我给您补上，有什么不舒服的情况要及时告诉我。

患者：好的。

护士（整理床单位，协助患者取舒适体位）：大伯，耳穴压豆给您做好了，床头铃放在您床头了，有什么需要您就按铃叫我，我也会随时过来看您的。

患者:好的。

护士:谢谢您的配合,您好好休息。

(护士回处置室,处理用物,洗手,记录。)

健康教育

(1) 耳穴压豆的局部感觉是热、麻、胀、痛,如有不适及时通知护士。

(2) 每日自行按压 3~5 次,每次每穴 1~2 分钟。

(3) 耳穴压豆脱落后,应及时通知护士。

护理评价

有效缓解患者头晕症状,辅助降压,患者对操作表示满意。

表 2-2-8 密闭式静脉输液

密闭式静脉输液情境

操作评估

(护士准备完毕,根据医嘱携治疗单来到病房。)

护士:您好,请问您叫什么名字呀?

患者:王××。

护士:您好,我是您的责任护士×××,您今天的治疗与操作将由我来完成。请让我核对一下您的腕带,好吗?

患者(将有腕带的手伸出):好的。

护士(核对无误后):医生根据您的病情给您开了药,一会儿需要给您静脉输液,可以吗?

患者:可以。

护士:请让我看一下您的血管情况。(检查患者的双手手背)待会儿给您在这根血管上输液,可以吗?

患者:可以。

护士:那您先躺一会儿,我去准备一下药品及用物,一会儿来给您输液。您现在需要我协助您上卫生间么?

患者:不需要的,谢谢。

(护士评估环境,用物准备齐全。)

操作过程

(护士洗手,戴口罩,将准备好的药物再次核对准确无误后配制好,携带准备好的用物至床旁,核对床头卡。)

护士:您好,请让我再次核对一下您的腕带,好吗?

患者(将有腕带的手伸出):好的。

(护士核对结束后协助患者取舒适体位后,将输液瓶挂置到输液架上进行排气。)

护士:马上给您进行输液,请问您叫什么名字?

患者:王××。

护士:这瓶是天麻,改善脑循环,治疗头晕的(再次核对信息)。

患者:好的。

护士:我们现在开始输液了,进针的时候有点疼,但是可以忍受的,请您不要紧张。(扎止血带、消毒皮肤)请握拳。

患者:没事,我不紧张!

护士(熟练地穿刺成功,松开止血带):好了,穿刺成功,现在给您固定一下。

患者:好的。

护士(再次核对治疗单):这个滴速是根据您的病情进行调节的,请您不要自行调节滴速,好吗?

患者:好的。

(护士在输液卡上签名,记录滴数、时间,进行四看。)

护士(再次核对):王××,现在输的药液是天麻。静脉输液现在已经完成了,床头铃放在您的床旁了,有事您就按铃,我也会随时过来看您的,好吗?

患者:好的。

(护士将患者床单位整理好,带着用物离开病房,回处置室,处理用物,洗手,记录。)

健康教育

(1)告知患者所输药物。
(2)告知患者输液中的注意事项:输液过程中不要自行调节滴速,不要随意摆动手臂。

护理评价

患者无输液反应,对操作表示满意。

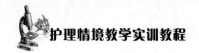

表 2-2-9　静脉留置针输液

静脉留置针输液情境

操作评估

（护士准备完毕，根据医嘱携治疗单来到病房。）

护士：您好，请问您叫什么名字？

患者：王××。

护士：您好，我是您的责任护士×××，您今天的治疗与操作将由我来完成。请让我核对一下您的腕带，好吗？

患者（将有腕带的手伸出）：好的。

护士（核对无误后）：医生根据您的病情给您开了 5 天的静脉输液治疗，需要给您打个留置针，请问可以吗？

患者：什么是留置针？

护士：留置针是一种套管软针，是将软管和针一起穿刺进血管，将针取出，软管留在血管内，用透明贴膜固定，这样既不影响您的活动，还可以很好地保护血管。大伯，让我看一下您的血管情况，好吗？（检查患者的双手前臂）您这根血管条件还不错，一会儿在您的这个位置输液，可以吗？

患者：可以。

护士：我去准备一下药品及用物，一会儿来给您输液。您现在需不需要我协助您去卫生间？

患者：不需要的，谢谢。

（护士评估环境，用物准备齐全。）

操作过程

（护士洗手，戴口罩，将准备好的药物再次核对准确无误后配制好，携带准备好的用物至床旁，核对床头卡。）

护士：您好，请让我再次核对一下您的腕带，好吗？

患者（将有腕带的手伸出）：好的。

（护士核对结束后，协助患者取舒适体位，将输液瓶挂置输液架上进行排气，侧孔排气。）

护士：马上给您输液了，请问您叫什么名字？

患者：王××。

护士：这瓶是天麻，改善脑循环，治疗头晕的。（护士一边说一边看着治疗单、输液瓶再次核对。）

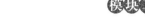

患者:好的。

护士:现在我们开始输液了,进针的时候有点疼,但是可以忍受的,您不要紧张。(扎止血带,消毒皮肤两遍)请握拳。

患者:没事,我不紧张。

护士(熟练地穿刺成功,松开止血带):好了,穿刺成功,现在给你固定一下(无张力贴膜,U 型固定)。

患者:好的。

护士:王××,现在输的是天麻,治疗头晕的(再次核对治疗单)。

患者:好的。

(护士在输液卡上签姓名、滴数、时间,进行四看,再次核对。)

护士:王××,现在输的药液是天麻。这个滴速是根据您的病情进行调节的,您不要自己调节滴速,有留置针的的这侧手臂活动要轻柔,留置针贴膜处不要碰水,床头铃放在您的床旁了,有事您就按铃,我也会随时过来看您的。

患者:好的。

(护士将患者床单位整理好,带着用物离开病房,回处置室,处理用物,洗手,记录。)

健康教育

1. 向患者解释使用静脉留置针目的和作用。

2. 告知患者注意保护使用留置针的肢体,不输液时,也尽量避免肢体下垂姿势,以免由于重力作用造成回血堵塞导管。

3. 观察患者穿刺部位及静脉走向有无红、肿,询问患者有关情况,发现异常时及时拔除导管,给予处理。

护理评价

患者无输液反应,对操作表示满意。

表 2 - 2 - 10　输液泵使用

输液泵使用情境

操作评估

(护士根据医嘱携治疗单来到病房,核对床头卡。)

护士:您好,请问您叫什么名字呀?

患者:王××。

43

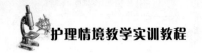

护士:我是您的责任护士×××,您今天的治疗与护理操作将由我来完成。请让我核对一下您的腕带,好吗?

患者(将有腕带的手伸出):好的。

护士(核对无误后):您的血压比较高,我们将根据医嘱给您用药,这个药物需要严格控制输液速度,所以使用输液泵来控制。

患者:好的。

护士:我去准备一下用物,一会儿来给您泵药。

患者:好的。

操作过程

(护士评估环境,用物准备齐全。)

(护士洗手,戴口罩,将准备好的药物再次核对准确无误后配制好,携带准备好的用物至床旁,核对床头卡。)

护士:您好,请让我再次核对一下您的腕带,好吗?

患者(将有腕带的手伸出):好的。

护士(核对无误后):我的用物已经准备好了,马上开始给您泵药,您这样躺着可以吗?

患者:可以。

(护士再次核对治疗单、患者、药物无误后为患者泵入药物。)

护士:大伯,药已经给您泵入了,药液的速度已经调好了,请不要自行调节药液泵入速度。不要随意搬动输液泵,输液一侧肢体不要剧烈活动,泵药期间您有什么不适请及时告诉我,床头铃放在您的床旁了,请问您现在还有什么需要我帮忙的吗?

患者:好的,没什么需要了,谢谢!

(护士将患者床单位整理好,带着用物离开病房,回处置室,处理用物,洗手,记录。)

健康教育

(1) 告知患者使用输液泵的目的,输入药物的名称、输液速度。

(2) 告知患者输液肢体不要进行剧烈活动。

(3) 告知患者及家属不要随意搬动或者调节输液泵,以保证用药安全。

(4) 告知患者有不适感觉或者机器报警时及时通知医护人员。

(5) 观察穿刺部位皮肤情况,防止发生液体外渗,出现外渗及时给予相应处理。

护理评价

患者无不适反应,泵药顺利,对操作表示满意。

表 2 - 2 - 11 循经拍打操

循经拍打操情境

操作评估

(护士询问病房患者病情,了解患者的身体状况,评估患者行动能力、配合程度。)

(护士将可行动患者聚集到护士站示教区域。)

操作过程

护士:各位爷爷、奶奶、大伯、大妈们,马上我带着大家一起做循经拍打操,请各位认真地学习。人体有很多穴位经络,通过循经拍打,能够有效地强身健体、预防疾病,并且循经拍打操动作轻柔,非常适合各位进行康复锻炼,希望大家认真学习。

患者:好的。

护士:下面大家请跟着我以及视频一起进行循经拍打,请大家两脚分开与肩同宽站好,我们现在开始。

(患者纷纷跟着视频以及护士一起进行循经拍打。)

健康教育

(1)动作轻柔缓慢,避免过度用力引起不适。
(2)运动期间应密切观察患者有无不适等情况。
(3)扭伤和有运动障碍的患者不宜进行运动。

护理评价

患者掌握循经拍打操操作要点。

表 2 - 2 - 12 中药食疗

中药食疗情境

操作评估

(护士根据患者证型,制定适宜患者的食疗方。)

护士:您好,请问您叫什么名字?

患者:王××。

护士:我是您的责任护士×××,请让我核对一下您的腕带,好吗?

患者(将有腕带的手伸出):好的。

护士(核对无误后):大伯您是肝火亢盛证,饮食宜平肝熄风之品,如山楂、芹菜等。禁食辛辣、油腻及过咸之品。根据您的这个证型我们给您搭配了中药食疗,请问您可以接受吗?

患者:什么是中药食疗?

护士:中药食疗是把药物和食物合理配伍,运用中国传统的烹调技术并结合现代食品工艺流程而制作的有一定保健治疗作用、色香味形俱全的特殊食品。请问您可以接受吗?

患者:可以!

护士:一会儿我去为您准备食疗的物品,您还有什么需要我帮助的吗?

患者:不用,谢谢。

护士:请问您有过敏史吗? 对什么东西容易过敏吗?

患者:没有。

护士:好的,那您先休息一下,我去准备物品。

操作过程

(护士评估环境,用物准备齐全。)

(护士洗手,戴口罩,准备好中药食疗的食品,携带准备好的用物至床旁,核对床头卡。)

护士:您好,请让我再次核对一下您的腕带,好吗?

患者(将有腕带的手伸出):好的。

护士(核对无误后):食品已经准备好了,您准备好了吗? 您这样坐可以吗?

患者:可以。

护士(核对无误后):大伯您这样坐着可以吗?

患者:可以。

护士:好的,大伯,这个食品温度刚刚好,我们现在可以开始吗?

患者:可以。

(护士将食品放在患者面前的桌上,指导患者15~30分钟内进食完。)

护士:请问您感觉怎么样?

患者:还好,味道不错。

护士:这个中药食疗方,我们是经过特别配制的,配制的时候也会考虑到食用口味这一点。

患者:谢谢你们,真的很为我们患者着想。

护士:不用谢,应该的。您还有什么需要吗?

患者:没有了。

护士:那您好好休息,有事随时呼叫我,我也会随时来看您的。

患者:好的。

健康教育

(1)食疗前,排空二便。

(2)中药食疗的作用。

(3)食疗时间:每次 15~30 分钟,每日 2~3 次。

护理评价

患者服用中医食疗方后无不适主诉。

四、相关知识平台

(一)中医特色治疗护理

1. 药物治疗

(1)内服中药

①中药与西药的服药时间应间隔 1~2 h,中药宜凉服。

②若眩晕伴有呕吐者,宜姜汁滴舌后服,宜少量频服。

(2)注射给药

静脉滴注扩血管药应遵医嘱调整滴速,并监测血压、心电图、肝肾功能等变化,指导患者在改变体位时动作要缓慢,预防直立性低血压的发生,如出现头晕、眼花、恶心等应立即平卧。

2. 五音疗法

本证型可给予有角调式音乐,有良好制约愤怒和稳定血压作用,如《胡笳十八拍》等。

3. 特色技术

(1)温灸刮痧。

(2)穴位贴敷。

(3)耳穴贴压(耳穴压豆)。

（4）足底反射治疗。

（5）中药热奄包热熨法。

（二）健康指导

1. 生活起居

（1）病室保持安静，温湿度适宜，空气新鲜，光线不宜过强。

（2）急性发作时，应卧床休息，症状缓解后方可下床活动，动作宜缓慢，防止跌倒。

（3）为避免强光刺激，外出时佩戴变色眼镜，不宜从事高空或水边作业。

（4）指导患者自我监测血压，如实做好记录，以供诊治护理参考。

（5）指导患者戒烟、戒酒。

2. 饮食指导

饮食宜平肝熄风之品，如山楂、芹菜等。禁食辛辣、油腻及过咸之品。

3. 情志调理

（1）多与患者沟通，了解其心理状态，进行有效针对指导。

（2）该证型情绪易激动，剖析情绪激动对疾病的不良影响，指导患者学会控制情绪。

（3）眩晕较重、心烦焦虑者，控制探视人数，提供安静的休养空间。鼓励患者听舒缓音乐，分散心烦焦虑感。

（4）多向患者介绍有关疾病知识及治疗成功经验，增强患者战胜疾病的信心。

4. 功能锻炼护理

根据患者病情，在医师指导下适当选择舌操、降压操、循经拍打操等进行功能锻炼。在眩晕缓解期，可在医师指导下进行眩晕康复操功能锻炼。

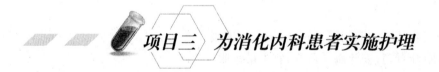

项目三 为消化内科患者实施护理

一、任务导入

患者，王××，男，55岁，因"上腹部疼痛间歇性发作半月"于2019年2月20日10:36由门诊拟"腹痛原因待查"（中医诊断：胃脘痛，证属胃阴不足；西医诊断：慢性胃炎）收入我科。

患者自诉半月前出现上腹疼痛，餐前餐后均时有发生，无反酸、胃灼热、呕吐、腹泻、黑便、血便等不适，今为求进一步诊治，来我院就诊。门诊拟"腹痛原因待查"收入我科。既往有慢性胃炎十年，无手术史，无药敏史，纳食差，大便干结，睡眠及精神尚可，体重未见明显降低。

患者入院后予以生命体征测量。

2019 年 2 月 23 日 10:00　患者下午拟行无痛肠镜检查术,因肠道准备不充分,医嘱予灌肠,并给予患者无痛肠镜检查前相关宣教。

2019 年 2 月 23 日 15:00　检查后返回病房,患者诉腹胀,医嘱予监测生命体征,穴位按摩助排气消胀,并予以患者检查后健康宣教。

2019 年 2 月 23 日 15:30　患者诉腹胀较前缓解。

2019 年 2 月 24 日 08:30　患者诉胃脘部疼痛,医嘱予以艾盒灸。

2019 年 2 月 24 日 10:00　医嘱予穴位贴敷,以缓解疼痛。

2019 年 2 月 28 日 09:00　患者诉胃脘部疼痛明显缓解。

2019 年 3 月 1 日 08:00　遵医嘱办理出院。

二、任务目标

1. 患者疼痛减轻,直至消失。
2. 患者能配合治疗及护理。
3. 患者情绪稳定,有效应对能力提高。
4. 患者能得到优质的护理服务,对医护人员满意。

三、任务实施

1. 工作过程

工作过程包括:患者入住;住院评估;入院介绍;分级护理;出院指导;延续护理。相应情境见表 2-3-1～表 2-3-6。

表 2-3-1　患者入住

患者入住情境

热情接待

(患者在家属陪同下来到住院部护士站。)

护士甲:您好,这里是消化内科,您是来住院的吗?

患者(递上住院证):是的。

护士甲(接过住院证):请先称一下体重,我带您去病房,请随我来。我叫×××,您的床位责任护士,现在为您介绍病区环境及规章制度,并且需要了解您的一些情况。

患者:好的。

护士甲:叔叔,您是哪里不舒服?

(此时,护士乙拿来病历并放入病历夹,递给护士甲。)

患者:我半个月前出现上腹部疼痛。

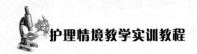

护士甲：现在还感觉到哪里不舒服？

患者：还是上腹部疼痛。

安排病房

护士甲（协助患者上床）：叔叔，这是您的床位。

（护士乙拿着体温表、血压计为患者测量生命体征。）

采集病史

护士乙：叔叔，您的生命体征都在正常范围之内。您有过敏史吗？

患者：没有。

护士乙：您有其他病史吗？

患者：慢性胃炎病史十年了。

护士乙：以前有没有做过手术？

患者：没有。

通知医生

护士：您先休息，我去通知医生。

患者：好的，谢谢！

（护士甲将生命体征写入病历，并将病历递给医生，告知医生患者诊断。医生拿着病历向病房走去。）

表 2-3-2　住院评估

住院评估情境

主动评估

护士：叔叔，您好，请问您叫什么名字？

患者：王××。

护士：请问您是因为哪里不舒服来住院？

患者：半个月来上腹部疼痛，所以想来进一步诊治。

护士：现在还感觉到哪里不舒服？

患者:上腹部疼痛。

护士:请问您之前有过什么疾病? 有过什么药物过敏吗?

患者:慢性胃炎病史,没有药物过敏史。

护士:排便、排尿、睡眠怎么样?

患者:小便、睡眠都正常,大便干结。

护士:饮食习惯呢? 有没有烟酒嗜好?

患者:平时喜欢吃辛辣的食物,不抽烟,不喝酒。

护士:听力、视力如何?

患者:都还好。

护士:皮肤有没有哪里破损或者伤疤?

患者:没有。

护士:叔叔,我现在给您进行生命体征测量,请您平卧。

患者:好的。

护士:您的疼痛是什么性质? 比如绞痛、胀痛、钝痛或压榨痛?(对于神志清楚及语言表达能力完整的患者,指导其 NRS 疼痛评分,对于神志不清或语言表达有障碍的患者,则使用脸谱评分法)

患者:应该是胀痛,疼痛评分 2 分。

护士:叔叔,您的体温 36.6 ℃、脉搏 80 次/分、呼吸 20 次/分,生活自理评分 100 分,跌倒坠床风险评分 20 分,压疮风险评分 20 分。请把舌头伸出来给我看一下。

患者:好的。

护士::叔叔,您舌质红少津、苔少。您先休息,医生马上过来为您进行体格检查及采集病史。

患者:好的,谢谢!

> **量化评估**

使用疼痛数字评估量表(NRS 评分表)及面部表情疼痛评分量表评估患者疼痛主观感受程度。

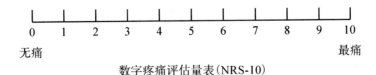

数字疼痛评估量表(NRS-10)

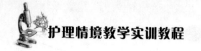

具体量化:0分:一点不痛;

　　　　　1分:安静平卧时不痛,翻身、咳嗽时疼痛;

　　　　　2分:咳嗽时疼痛,深呼吸时不痛;

　　　　　3分:安静平卧时不痛,咳嗽、深呼吸时疼痛;

　　　　　4分:安静平卧有时痛;

　　　　　5分:安静平卧持续痛;

　　　　　6分:安静平卧时较重;

　　　　　7分:疼痛严重、翻转不安,疲乏无法入睡;

　　　　　8分:持续疼痛难忍,全身大汗;

　　　　　9分:疼痛剧烈、无法忍受;

　　　　　10分:生不如死。

疼痛等级线性图

0	2	4	6	8	10
无痛	轻微疼痛	轻度疼痛	中度疼痛	重度疼痛	剧烈疼痛

疼痛等级脸谱图

0	2	4	6	8	10
无痛	轻微疼痛	轻度疼痛	中度疼痛	重度疼度	剧烈疼度

表2-3-3　入院介绍

入院介绍情境

环境介绍

护士甲:水瓶在床头柜里,出门右转是开水间,里面有微波炉可以热饭菜,开水24小时供应。

患者:好的。

医护人员介绍

护士甲:叔叔,您的床位医生叫××,我是您的责任护士,我叫×××,有什么需要可以告诉我。

患者:好的。

制度介绍

护士甲:叔叔,我们是无红包医院。您的贵重物品请记得妥善保管,需要缴费时我们会提前通知您,不要留大量现金在身边,住院期间不允许私自离院,外出请提前告知我们,请您遵守我们的病房管理制度。

患者:好的。

安全介绍

护士甲:叔叔,微波炉使用需要专门的微波炉碗,病房内不能使用电器,也不能抽烟,要穿防滑拖鞋。

患者:好的。

留取标本告知

护士乙(拉起床栏):叔叔,医生已经给您下达医嘱,明天早晨完成常规检查。今天晚上 10 点以后禁饮、禁食,明日清晨采集空腹血标本,留取第一次小便、大便,您能记得吧?

患者:我能记得。

表 2-3-4 分级护理

分级护理情境

检查前

辨证分型

护士:叔叔,您好,医生根据您的病情,结合查体、评估,对您的疾病进行了辨证,您的证型是胃阴不足证,护理的级别是二级护理。

饮食调护

护士:叔叔,您半个月前出现上腹部疼痛,既往有慢性胃炎,从现在开始您的饮食需要调整一下了,要清淡饮食。

患者:好的。

护士:您现在饮食以清淡为主,可以选食健脾和胃之品,如山药、枸杞、莲子等,禁食辛辣刺激、肥甘之品。

患者:什么是胃阴不足?

护士:胃阴不足证是我们的中医辨证分型,这个证型表现为胃脘部灼热疼痛,胃中嘈杂,似饥而不欲食,口干舌燥,大便干结。叔叔,您最近有这些方面的反应吗?

患者:我最近胃不是很舒服,大便干燥。

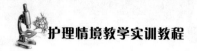

情志护理

护士:这就是胃阴不足证患者的临床表现。所以您平日的休息环境宜清静,保持良好睡眠。

患者:我还需要注意其他哪些方面?

护士:叔叔,您尽量保持情绪稳定,平时可以听一点舒缓的音乐帮助您调节情绪。

患者:好的。

起居护理

护士:叔叔,您今天刚入院,下午需要做这些检查……,今晚10点之后禁食、禁水,明早空腹抽血检查,项目有……

患者:好的。

专科护理

护士:叔叔,您今日下午将行无痛肠镜检查,因为肠道准备不充分,现在遵医嘱给您进行灌肠。

患者:灌肠主要有什么作用?

护士:叔叔,您不要紧张,肠道准备不充分将会影响内镜下的视野,导致诊断不明确。灌肠是通过灌肠液刺激肠蠕动,清除粪便,清洁肠道,为肠镜检查做好肠道准备。

患者:谢谢!

检查后

检查后宣教

护士:叔叔,您现在肠镜检查后回到病房,需要卧床休息2小时,2小时后进温软饮食,下床如厕要有家属搀扶,防止摔倒,24小时内不得驾驶车辆和进行机械性操作,如有其他不适请及时告知我,我也会随时巡视病房。

患者:谢谢!

护士:叔叔,您现在生命体征正常,不要紧张。之后您的生命体征我们会继续监测。

患者:好的。

穴位按摩

护士:叔叔,您无痛肠镜检查后,现在感觉如何?

患者:感觉腹胀很明显。

护士:叔叔,根据医嘱需为您进行穴位按摩,取穴中脘、天枢、气海,以促进排气,减轻腹胀。

患者:穴位按摩是什么?

护士:穴位按摩就是以按法、点法、推法、叩击法等手法作用于经络腧穴,具有减轻疼痛、理气消胀等作用的一种操作方法。

患者:我知道了。

艾盒灸穴位贴敷

护士:叔叔,您因上腹部疼痛而入院,请问现在感觉如何?

患者:上腹部仍然胀痛不适,疼痛评分有4分。

护士:因为您腹痛未缓解,医嘱予中医操作治疗,进行艾盒灸及穴位贴敷。

患者:中医操作可以治好我的腹痛?

护士:这两项中医技术是利用温热及药物的作用,通过经络传导,以温中散寒、消肿散结,从而达到治病强身的作用。

患者:好的,谢谢!

护士:不用谢,我马上为您进行中医操作治疗。

饮食调护

护士:叔叔,您肠道已排气,腹胀缓解,现在可进食清淡易消化半流饮食,如稀饭、面条等。

患者:我知道了。

起居护理

护士:叔叔,您可以适当下床活动,但是要注意检查后容易出现头晕等现象。如有不适及时告知我,我也会随时巡视病房。

患者:好的。

情志护理

护士:叔叔,现在您恢复还是很好的,不要着急,不适感会逐渐缓解。

患者:好的,我现在疼痛评分只有2分了。

表2-3-5 出院指导

出院指导情境

出院通知

患者:护士,我明天可以出院了!

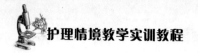

护士:是的,我们也接到您明日出院的医嘱,我把明天办理出院的手续提前准备好,明天上午9点您来护士站办理出院。

出院指导

护士:叔叔,出院回家要注意胃脘部保暖,饮食宜清淡,少食多餐为原则,忌烟、酒、浓茶、咖啡及其他刺激性食物。生活要有规律,劳逸适度,加强锻炼,以增强机体的抗病能力。

患者:一定的。

护士:叔叔,住院期间教过您,还能记住那些保健穴位吗?

患者:记住了,你们教得很仔细。

护士:回家以后注意休息,如出现疼痛及呕吐等症状,及时就诊,定期复诊。

患者:好的! 如果回家后遇到问题怎么咨询医生?

护士:若有问题咨询,请拨打我科的咨询电话×××××××,也可以在门诊楼消化内科诊室咨询医生。

表2-3-6 延续护理

延续护理情境

电话回访

护士:您好,我是××医院消化内科护士×××,请问您是王××吗?

患者:我是,你好。

护士:叔叔,今天给您打电话,是想问一下,您现在恢复得怎么样? 上腹部还有疼痛感吗?

患者:没有,现在一切都很正常。

护士:叔叔,您对我们的工作还有什么意见和建议?

患者:医生和护士都很好。

护士:谢谢叔叔对我们的肯定。您居家注意保暖,避免腹部受凉,忌食辛辣、刺激、肥甘、厚腻的食品,防止复发,定期复诊。

患者:谢谢!

2. 操作流程

根据医嘱,需要相继为患者实施:①灌肠;②穴位按摩;③艾盒灸;④穴位贴敷。情境如表2-3-7~表2-3-10。

表2-3-7 灌肠

灌肠情境

操作评估

（经两人核对无误后,护士对患者进行灌肠。）

护士（携治疗单到床旁）:1床您好,请问叫什么名字?

患者:王××。

护士:请让我核对一下您的腕带。

患者:好的。

护士（核对完腕带）:住院号×××××××,我是您今天的治疗护士,我叫×××,因您今日下午将行无痛肠镜检查,肠道准备不充分,内镜下视野不清晰将影响诊断,现在遵医嘱给您进行灌肠,您以前做过这项操作吗?

患者:没有。

护士:那我跟您解释一下,灌肠是用导管自肛门插入直肠灌注液体,以达到通便的治疗方法。需要协助您去卫生间吗?

患者:不需要。

护士:请问您有过痔疮病史吗?

患者:没有。

护士:好的,您先稍事休息,我准备用物,待会进行灌肠。

（环境光线明亮,安静整洁,温湿度适宜。）

（护士回治疗室准备用物。）

护士（携治疗单到床旁）:1床王××,再让我核对一下您的腕带信息,住院号×××××××。

患者:好的。

操作过程

护士(灌肠治疗开始,并为患者铺上吸水床垫):王××,我协助您取左侧卧位,双腿屈膝,尽量靠近床沿。灌肠过程中如有腹胀,请深呼吸,放松全身肌肉,保持到药液完全进入肠腔,灌肠过程中如有任何不适及时告知我。

患者:好的。

(插管至 15 cm,调节滴数为 80~100 滴/分,保持药液缓慢滴入。)

护士:王叔叔,灌肠已经开始了,您现在有不适的感觉吗?

患者:没有。

护士(为患者清洁肛周皮肤并撤出吸水床垫):现灌肠结束,需要我协助你上卫生间吗?

患者:不需要。

护士:排出粪水为淡黄色或透明无色为肠道准备充分。如有其他不适及时告诉我,传呼铃在这里,我也会经常来巡视。您现在还有什么需要吗?

患者:没有。

护士:谢谢您的配合。

健康教育

(1) 操作前排空二便。
(2) 指导患者灌肠后深呼吸,减轻便意,延长药液的保留时间。
(3) 灌肠后大便次数增加,注意对肛周皮肤的观察及保护,必要时可局部涂抹油剂或膏剂。

护理评价

(1) 患者了解灌肠相关知识及注意事项,肠道准备充分,提高肠镜检查的成功率。
(2) 患者有良好的遵医行为。

表 2-3-8 穴位按摩

穴位按摩情境

操作评估

(经两人核对无误后护士对患者进行穴位按摩。)

护士(携治疗单到床旁):1 床您好,请问叫什么名字?

患者:王××。

护士:请让我核对一下您的腕带。

患者:好的。

护士(核对完腕带):我是您今天的治疗护士,我叫×××,您因无痛肠镜检查后腹胀明显,现在遵医嘱给您进行穴位按摩,您以前做过这项操作吗?

患者:没做过。

护士:那我给您解释一下,穴位按摩是以按法、点法、推法、叩击法等手法作用于经络腧穴,具有调节胃肠功能、促进排气等作用的一种操作方法,这是一项无创的操作,请问您可以接受吗?

患者:可以接受。

护士:请问您以前有过出血性疾病或心血管方面疾病吗?

患者:没有。

护士:请问,您对疼痛的接受程度如何?

患者:能够接受轻微的疼痛。

护士:根据医嘱需取穴中脘、天枢、气海,选用揉法,请让我检查腹部皮肤情况。

患者(暴露腹部皮肤):好的。

(对于年轻的女患者,护士应询问是否在经期、孕期。)

护士:(患者皮肤完好无破损,无红肿,无硬结)王××,您的皮肤适合进行此项操作,需要协助您上卫生间排空小便吗?

患者:不需要。

护士:好的,您先稍事休息,我去准备用物,马上进行穴位按摩治疗。

(环境光线明亮,安静整洁,温湿度适宜。)

护士(携带准备好的用物至病房):1床王××,住院号××××××××,您好,再让我核对一下您的腕带信息。

患者:好的。

操作过程

护士:根据医嘱需取穴中脘、天枢、气海(采用手指同身寸法)。

患者:可以。

护士:王××,进行穴位按摩过程中,局部会有酸麻胀痛,中医称得气,属于正常现象,您先取仰卧位,根据医嘱取中脘穴(位于上腹部,前正中线上,当脐中上4寸),天枢穴(位于脐旁1.5寸),气海穴(位于下腹部,脐下3寸)。这三个穴位选用揉法,以手掌掌面掌根部位着力按压的施术部位,带动皮下组织做环形运动,每穴按揉10分钟。请问您现在有不适的感觉吗?

患者:没有。

护士:王××,您好,穴位按摩治疗结束了,局部皮肤无红肿,无破溃,请问感觉如何?

患者:感觉要排气。

护士:排气后腹胀即可缓解,传呼铃放于床边,如有不适,及时告知我们,我们也会随时巡视病房。您现在还有什么需要?

患者:没有。

护士:谢谢您的配合!

健康教育

(1) 穴位按摩时及穴位按摩后可能会出现酸胀的感觉。
(2) 穴位按摩后局部注意保暖,可饮温开水。

护理评价

(1) 患者自行排气,感觉舒适,腹胀缓解。
(2) 被按摩穴位潮红,皮温微热,并感酸、麻、胀、重。

表 2 - 3 - 9　艾盒灸

艾盒灸情境

操作评估

(经两人核对无误后护士对患者进行艾盒灸。)

护士(携治疗单到床旁):1 床您好,请问叫什么名字?

患者:王××。

护士:请让我核对一下您的腕带。

患者:好的。

护士(核对完腕带):我是您今天的治疗护士,我叫×××,您因上腹部疼痛而入院,诊断为慢性胃炎,现在遵医嘱给您进行艾盒灸,您以前做过这项操作吗?

患者:没做过。

护士:那我给您解释一下,艾盒灸就是利用艾盒将艾柱和穴位间隔开,借助艾柱产生的艾热刺激体表穴位,从而达到健脾和胃、理气止痛目的的一种治疗方法。这是一项无创的操作,请问您可以接受吗?

患者:可以接受。

护士:请问您能接受艾叶燃烧的味道吗? 对艾绒过敏吗?

患者:可以接受,没有过敏史。

护士:请问您以前有过出血性疾病或哮喘病史吗?

患者:没有。

护士:根据医嘱需取穴神阙(位于脐部)、中脘(位于上腹部前正中线上,脐上4寸),请让我看下您腹部皮肤的情况。

患者(暴露腹部皮肤):可以。

(注:对年轻的女患者,护士应询问是否在经期、孕期。)

护士:(患者皮肤完好无破损,无红肿,无硬结)王××,您的皮肤适合进行此项操作,需要协助您上卫生间排空小便吗?

患者:不需要。

护士:好的,您稍事休息,我准备用物,马上进行艾盒灸治疗。

(环境光线明亮,安静整洁,温湿度适宜。)

护士(携带准备好的用物至病房):1床王××,住院号×××××××,您好,再让我核对一下您的腕带信息。

患者:好的。

操作过程

护士:根据医嘱需取穴神阙、中脘(采用手指同身寸法)。

患者:可以。

护士:王××,您先取仰卧位,施灸过程中局部皮肤会有温热感和微微发红,这是正常现象,如有任何不适及时告知我。

患者:好的。

(护士截取3.5 cm的艾条,点燃置于艾灸盒内,备用大浴巾,以防烫伤。)

护士:(根据医嘱将点燃后的艾灸盒放于相应穴位上方)王××,现点燃的艾灸盒放在选定的穴位上,请不要随意变换体位,以防烫伤,艾灸过程为30分钟,如感觉温度过热,请您及时告知我,以便调整。

患者:好的。

(艾灸过程中,护士巡视病房。)

护士:王××,请问您现在感觉如何?

患者:温热的感觉。

护士:感觉温热就可以了(观察局部皮肤状况)。皮肤完好无水泡,轻微红热,属于正常现象。

(30分钟艾灸结束。)

护士:王××,您好,现艾盒灸结束了,局部皮肤无红肿,无水泡,请问感觉如何?

患者:上腹痛明显好多了,腹部温热、很舒服。

护士:王××,传呼铃放于床边,如有不适,及时告知我们,我们也会随时巡视病房。您现在还有什么需要?

患者:没有。

护士:艾灸后4小时内不要洗澡,避免外出吹风,请立即喝一杯温热的白开水。

健康教育

(1)施灸过程中出现头昏、眼花、恶心、颜面苍白、心慌、出汗等不适,及时告知护士。
(2)个别患者艾灸部位可能出现水泡。
(3)灸后注意保暖,饮食宜清淡。

护理评价

(1)患者理解灸法的目的并主动配合。
(2)施灸后局部皮肤潮红,患者感觉温热、舒适,症状缓解。
(3)患者安全,无皮肤灼伤、烧伤。

表2-3-10 穴位贴敷

穴位贴敷情境

操作评估

(经两人核对无误后护士对患者进行穴位贴敷。)

护士(携治疗单到床旁):1床您好,请问叫什么名字?

患者:王××。

护士:请让我核对一下您的腕带。

患者:好的。

护士(核对完腕带):我是您今天的责任护士,我叫×××,您因上腹部疼痛而入院,诊断为慢性胃炎,刚进行了艾盒灸治疗,现在遵医嘱需为您进行穴位贴敷治疗,您以前做过这项操作吗?

患者:没做过。

护士:那我给您解释一下,穴位贴敷是指在选定的穴位上贴敷药物,通过药物和穴位的共同作用治疗疾病的一种外治方法。这是一项无创的操作,请问您可以接受吗?

患者:可以接受。

护士:请问您以前有过出血性疾病或心血管方面疾病吗?

患者:没有。

护士:请问您有药物过敏史吗?

患者:没有。

护士:根据医嘱需要取穴神阙、中脘、天枢、章门,这些穴位都位于腹部,请让我看下您腹部皮肤的情况。

患者(露出腹部):好的。

(注:对于年轻的女性患者,护士应询问是否在经期、孕期。)

护士:(患者局部皮肤完好无破损、无硬结、无红肿)王××,您的皮肤适宜进行此项操作,需要协助您上卫生间排空小便吗?

患者:不需要。

护士:那您先稍休息,我先准备用物,待会儿进行穴位贴敷治疗。

(环境光线明亮,安静整洁,温湿度适宜,护士将配制好的中药均匀涂抹于贴敷纸上备用。)

护士(携带准备好的用物至病房):1床王××,住院号××××××××,您好,再让我核对一下您的腕带信息。

患者:好的。

操作过程

护士:根据医嘱需取穴中脘、天枢、神阙、章门。

患者:可以。

护士:王××,根据医嘱取穴神阙(在脐中央),中脘(在上腹部,前正中线上,脐上4寸),天枢(位于腹部,横平脐中,前正中线旁开2寸),章门(位于腹侧,腋中线第十一肋骨端稍下处,屈肘合腋时,当肘尖尽处)。贴敷过程中出现痒、热、微痛等感觉或皮肤色素沉着,为正常反应,不必担心。中药贴敷2~4小时后方可撕除,如有其他不适请您及时告知我,以便调整。

患者:好的。

(穴位贴敷过程中,护士巡视病房。)

护士:叔叔,观察了您贴敷部位无渗漏、局部皮肤无皮疹等现象。请问您现在有不适感吗?

患者:没有。

(4 h后穴位贴敷结束,护士协助患者撕除贴敷。)

护士:叔叔,穴位贴敷治疗结束了,局部皮肤无红肿,无破溃,请问局部皮肤有不适感吗?

患者:没有。

护士:贴敷部位如有红肿、瘙痒等不适,及时告知我,我也会随时巡视病房。请问还有什么需要?

患者:没有。

护士:谢谢您的配合!

健康教育

(1) 贴敷部位出现皮肤微红为正常现象,若出现皮肤瘙痒、丘疹、水泡等,应立即告知护士。

(2) 贴敷时间一般为2~4小时,可根据病情、年龄、药物、季节调整时间。

(3) 贴敷后局部皮肤不宜用肥皂或刺激性物品擦洗。

护理评价

(1) 患者症状缓解,安全、舒适,皮肤无红肿。

(2) 敷药摊制大小、厚薄均匀合适。

四、相关知识平台

(一)中医特色治疗护理

1. 药物治疗

内服中药。

2. 特色技术的应用

穴位贴敷、耳穴贴压、穴位按摩、艾灸。

(二)健康指导

1. 生活起居

(1) 生活规律,劳逸结合,适当运动,保证睡眠。急性发作时宜卧床休息。

(2) 指导患者注意保暖,避免腹部受凉,根据气候变化及时增减衣服。

2. 饮食指导

宜食健脾和胃之品,如莲子、薏苡仁、枸杞等。食疗方:山药枸杞薏米粥等。

3. 情志调理

(1) 责任护士多与患者沟通,了解其心理状态,指导其保持乐观情绪。

(2) 鼓励病友间多沟通交流疾病防治经验,提高认识,增强治疗信心。

(3) 指导患者和家属了解本病的性质,掌握控制疼痛的简单方法,减轻身体痛苦和精神压力。

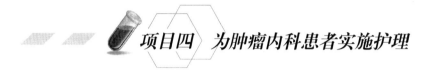

项目四　为肿瘤内科患者实施护理

一、任务导入

患者王××,女,52 岁,因"胃癌术后 2 月余"于 2019 年 1 月 28 日 08:21 由门诊拟"胃角低分化腺癌术后Ⅳ期(T4aN3bMX)"(中医诊断:胃癌,证属胃阴虚证;西医诊断:胃癌)收入我科。

患者 2018 年 11 月 6 日因上腹部饱胀不适就诊于我院脾胃病科,行胃镜检查提示:胃窦胃角巨大溃疡(Ca?)。于 2018 年 11 月 19 日在全麻下行腹腔镜探查＋远端胃癌根治术(残胃—空肠 Uncut RouX-en-Y 吻合术),术后病理提示:(胃角)低分化腺癌,部分为印戒细胞癌,术后行替吉奥 50 mg,BidD1—14,奥沙利铂 188 mg,D1 方案化疗 2 程,此次为行下一程化疗入住我科。

患者目前精神尚可,乏力,食欲差,口干、口渴,便干,舌红少苔乏津,夜寐欠安。外带 PICC 导管入院。

2019 年 1 月 31 日 09:00 患者行化疗,化疗过程中患者诉恶心欲吐,医嘱予胃复安 10 mg足三里穴位注射,注射后症状缓解。

2019 年 2 月 2 日 10:00 患者诉大便难行,医嘱予十二味蒲公英 200 ml 灌肠,灌肠后大便畅行。

2019 年 2 月 4 日 09:00 患者血常规示 Hb 60 g/L,患者自诉乏力不适,医嘱予以申请备血并静脉输注红细胞悬液。

2019 年 2 月 6 日 15:00 患者血常规 Hb 100 g/L,患者夜间盗汗明显,予床上洗头及床上擦浴。

2019 年 2 月 10 日 10:00 患者无不适主诉,办理出院。予以出院指导及 PICC 维护指导。

二、任务目标

1. 患者安心入住,情绪稳定。

2. 患者了解各项护理操作,积极配合。

3. 化疗期间,患者舒适感增加。

4. 为患者提供优质的护理服务,提高满意度。

三、任务实施

1. 工作过程

工作过程包括:患者入住;住院评估;入院介绍;分级护理;出院指导;延续护理。相应情境见表2-4-1~表2-4-6。

表2-4-1　患者入住

患者入住情境

热情接待

(患者走到护士站。)

护士(微笑迎接):您好,请问有什么可以帮到您吗?

患者:你好,我来住院的,这是我的住院证。

护士(接过住院证):好的,请您稍等。(看着住院证的姓名)王××,我来给您安排床位。

患者:好的。

护士:给您安排了一个靠窗的床位,17床,可以晒晒太阳。我先给您称体重,再带您去病房好吗?

患者:好的。

安排病床

护士:(称完体重后)您跟我一起这边走(护士和患者往病房走去)。

(护士为患者安置好床位。)

完成告知

护士:王阿姨,这是您的床位,您先躺一会,(说完转向患者家属)请问叔叔,您和阿姨是什么关系啊?

患者家属:我是她爱人。

护士:看阿姨比较累了,为了完善住院病历,有几份告知书需要您签一下,这是我们的入院告知书(介绍重点内容……),请在这里签名,这份是无红包医院告知书(介绍重点内容……),这份是陪护告知书(介绍重点内容……),有不清楚的地方可以问我,我会给你们答疑解惑的。

患者家属:好的。

护士:另外为了治疗的延续性,住院期间不能擅自外出。

患者:我知道,我不会外出。

护士:谢谢您的配合。(护士填好腕带)王阿姨,这是您的腕带,给您带上好吗?

患者:好的。

护士:王阿姨您平卧,我来给您进行生命体征测量,先将体温表放在带有 PICC 导管侧肢体腋下,数好脉搏和呼吸后,我将会在对侧上肢进行血压测量。

患者:好的,谢谢!

通知医生

护士(生命体征测量完毕):生命体征测量完毕,都是正常的,那您先休息,我去通知医生。

患者:好的,谢谢你了!

(护士将生命体征写入病历,并将病历递给医生。医生拿着病历向病房走去。)

表 2-4-2 住院评估

住院评估情境

入院评估

护士:王阿姨,我要查看您的 PICC 导管,能把您的导管维护手册先给我看一下吗?

患者:可以的。

护士:您的 PICC 导管置入时间是 2018 年 11 月 26 日,置入长度 40 cm,外露长度 4 cm,外露部分未见回血,穿刺点是正常的,没有红肿、渗液,贴膜没有卷边,PICC 导管维护时间还未到,请问您有什么不适吗?

患者:没有,都挺好的。

护士:王阿姨,请问您以前生过病吗?比如有糖尿病、高血压、心脏病吗?有没有药物过敏或对某种食物过敏?

患者:以前没有生过病,也没有过敏史。

护士:请问您食欲怎么样?饮食习惯呢?

患者:吃饭不好,不太想吃东西。

护士:那您睡眠、大小便是否正常呢?

患者:睡眠也不是很好,大便有点干,小便还算正常的。

护士:那您有没有烟酒嗜好?

患者:不抽烟、不喝酒。

护士:听力、视力怎么样啊?

患者:都还好。

护士:皮肤有没有哪里破损或者不舒适的?

患者:胃做手术留了疤痕,其他就没有了。

护士:王阿姨,为了完善病历记录我需要查看疤痕情况。

患者:可以的。

护士:王阿姨,这个手术疤痕愈合得非常好。

患者:是的。

护士:请问您平时有没有觉得哪里疼痛呢?

患者:疼痛倒是没有。

护士:请问您有假牙么?

患者:没有。

护士:王阿姨,请您将舌头伸出来让我看一下。

(患者伸出舌头。)

护士:阿姨,您舌红、少苔乏津,脉细弱,属于胃阴虚证。宜食滋补胃阴的食品,如莲子、山药、百合、大枣、薏苡仁、枸杞等。

患者:好的。

护士:那王阿姨您好好休息,有需要请按床头铃呼叫我们,我们也会过来巡视的。

患者:好的。

表 2-4-3 入院介绍

入院介绍情境

环境介绍

护士:王阿姨,我先给您介绍一下病区环境,刚才您办理入院的地方是我们的护士站,护士站隔壁是医生办公室,有什么事您都可以来找我们。

患者:好的,我知道了。

护士:水瓶在床头柜里,出门左转是开水间,开水是 24 小时供应,开水间里面有微波炉可以热饭菜,微波炉加热食物是需要投币的,带金属制品的盘子不能加热。

患者:好的,我记住了。

护士:这是您的柜子。您可以将物品都放进去。贵重物品请您一定要保管好。

患者:谢谢,介绍这么详细。

医护人员介绍

护士:王阿姨,我们科室主任是××,护士长是××,您的床位医生叫××,我是您的责任护士,我叫×××。有什么需要可以告诉我。

患者:好的。

制度介绍

护士:王阿姨,住院期间不可擅自外出,为了确保用电安全,不可以私自在病房使用电器,希望您能够配合我们工作,好吗?

患者:好的,听你们的,一定配合你们。

护士:谢谢您的配合。我们是无烟医院,请家属和访客不要在室内抽烟,我院在小花园有专门的吸烟区。如想要吸烟,我可以指引你们去那里。

安全介绍

患者:好的,谢谢! ××护士,我怕冷,能不能使用热水袋啊?

护士:王阿姨,热水袋千万不能用,因为发生烫伤很难愈合,我们病房都有中央空调,会帮您调节到合适的温度。

护士:住院期间请您穿合适的鞋袜,防止跌倒。必须有家属陪护。晚夜间我们会给您安装护栏。起床时注意安全。

患者:好的,太感谢了! 我都记下了。

留取标本介绍

护士:医生已经给您下达医嘱,明天早晨完成常规检查。今天晚上 10 点以后禁饮、禁食,明日清晨采集空腹血标本,留取第一次小便、大便。

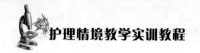
表 2-4-4　分级护理

分级护理情境

辨证分型

护士:王阿姨,您好,医生对您病情检查评估后,对您的疾病进行了中医辨证,您的证型是胃阴虚证,护理的级别是一级护理。

患者:什么是胃阴虚证? 我不明白。

护士:胃阴虚证是我们中医辨证分型,这个证型的人会感觉胃脘嘈杂、灼痛,饥不欲食,口干、口渴、便干,舌红少苔乏津(乏津就是舌头上没有多少水分的意思)。

患者:是的,非常符合我的症状。难怪我又没力气还不想吃东西呢。

饮食调护

护士:王阿姨,根据您的辨证分型,我来给你做个饮食指导。

患者:好的,感谢!

护士:根据您现在情况宜食滋补胃阴的食品,如莲子、山药、百合、大枣、薏苡仁、枸杞等。

患者:山药红枣粥可以吃不?

护士:当然可以啊,平时您要多喝温水。

患者:好的。

情志护理

护士:王阿姨,住院期间有什么需要就跟我说。

患者:好的。

护士:平时要保持心情舒畅,情绪稳定,您可以跟同病室的阿姨聊聊天。

患者:隔壁床的大姐我们上次就住在一起,很聊得来,我们熟悉得很。

起居护理

护士:王阿姨,您要注意保暖,早晚可以多穿点,避免受凉感冒,尤其是胃部保暖。

患者:好的,这个我会注意的。

护士:多注意休息,晚上可以早点睡觉。

患者:好的,现在晚上也没有电视看,我会睡得很早。

治疗方案告知

护士:王阿姨,您的治疗方案出来了,静脉用奥沙利铂加口服替吉奥,跟您上次的方案是一样的。

患者:好的,上次用的避光的就是奥沙利铂吧?输注的时候你们告诉我,不要碰冷水,不要吃生冷的东西,是么?

护士:对的,您记性真好,在您治疗期间,我们会运用中医穴位注射操作,给您缓解恶心、呕吐。

护士:您的血红蛋白是 60 g/L,血小板是 70×10^9/L,需要输血治疗与绝对卧床休息,请您不要紧张。

患者:好的,我不紧张。××护士,我最近出汗较多,我能不能洗头、洗澡啊?

护士:您体质比较虚弱,不适宜自己洗头、洗澡。我们会为您进行床上洗头、擦浴,您看可以吗?

患者:那就太感谢你们了。

表 2-4-5 出院指导

出院指导情境

出院通知

护士:王阿姨,您今天可以出院了,这是您的出院通知单和出院小结,您需要将您的医保卡和住院期间所有的缴费单带齐去办理。

患者:在哪里办理呢?

护士:去出入院管理处办理。就是我们这栋楼的一楼。

患者:好的,我知道了,来的时候看到了。

出院指导

护士:王阿姨,您出院以后要定时来我们 PICC 门诊进行 PICC 导管维护,正常情况下每 7 天维护一次,如果您的 PICC 穿刺点有渗血、渗液,贴膜卷边需要及时更换。

患者:好的,我知道 PICC 门诊,周一到周五上午。

护士:是的,王阿姨。您出院以后多注意休息,饮食要按我们平时教您的去食用,还要注意保暖,尤其是胃部。避免去人多的地方,定期来医院复查血常规。

患者:好的,刚才××医生也跟我说过了。

护士:那您知道就可以了,祝您生活愉快!

患者:感谢你们的精心护理!

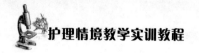

表 2-4-6　延续护理

延续护理情境

延续护理

护士：您好！我是××医院肿瘤内科护士×××,请问您是王××吗？

患者：我是,你好！

护士：阿姨,您好！我是您住院时的责任护士小×。

患者：小×,你好啊！

护士：阿姨,今天打电话主要是想问一下,您现在恢复得怎么样？您住院期间对我们的工作还有什么意见和建议？

患者：医生和护士都很好！我恢复得还行,就是身上没力气,上下楼都成问题了,明天就是 PICC 导管维护的日子,我都不知道该怎么办了。

护士：王阿姨您别犯愁,这样,我向护士长汇报一下您的情况,给您上门进行 PICC 导管维护。

患者：那太好了,太感谢了！

(护士汇报情况后,确定家庭访视,第二天上门进行延续护理,电话与患者约好时间。)

(护士到患者家。)

护士：王阿姨,您好,我们来进行 PICC 导管维护了。

患者：坐在这里换可以吗？

护士：可以的,王阿姨,请将您的导管维护手册给我看一下。(协助患者暴露 PICC 导管侧肢体)您的穿刺点是正常的,有没有不舒服的地方？

患者：没有。

护士：好的,接下来请您保持手臂外展 20 分钟左右,我来给您进行维护,如有不舒服的地方,请及时告诉我。

患者：好的。我完全配合你们。

护士(按照规范进行消毒、冲管、更换接头和贴膜)：王阿姨您的导管维护已完成,我协助您穿衣防止受凉。

患者：好的,谢谢了！

护士：王阿姨,每次导管维护不要超过 7 天,您下次维护时间不要忘记了,在家多注意点,穿刺点有什么异常情况及时返回医院,我们会给您处理。

患者：太感谢你们了,我都知道了。

2. 操作流程

根据医嘱,需要相继为患者实施:①穴位注射;②静脉输血;③床上洗头;④床上擦浴;⑤PICC换药。情境如表2-4-7~表2-4-11。

表2-4-7 穴位注射

穴位注射护理情境

操作评估

护士(评估):您好,我是您的责任护士×××,请问您叫什么名字?请将腕带给我看一下。

患者(将有腕带的手伸出):我叫王××。

护士:王阿姨,请问您有什么不适吗?

患者:做完化疗后我有点恶心,想吐又吐不出来,很难受。

护士:王阿姨,刚才×医生给您下了一个胃复安足三里穴位注射的操作,可以缓解您的恶心、呕吐症状。

患者:足三里穴位注射是什么?

护士:我给您解释一下!这是我们中医所特有的操作技术,足三里是足阳明胃经上的一个穴位,选择这个穴位就是为了更好地治疗您恶心、想吐又吐不出来的症状。穴位注射又称水针疗法,它是根据所患疾病,按照穴位的治疗作用和药物的药理作用,选用相应的腧穴和药物,将药液注入穴内,以充分发挥腧穴和药物对疾病的综合作用,从而达到治疗疾病目的的一种方法。该方法能减少用药量,提高疗效,您愿意接受吗?

患者:愿意。

护士:请问您以前有什么药物过敏吗?

患者:没有!

护士:您平时对疼痛的耐受程度怎么样?

患者:还可以。

护士:我来看看您注射部位的皮肤情况可以吗?

患者:可以的。

护士:您的注射部位皮肤是完整的,(手指同身寸取穴)我这样按压(护士拇指按压足三里处),您可以耐受吗?

患者:可以。

护士:在注射的过程中,您能保持肢体不晃动,很好地配合我吗?

患者:可以的。我好好配合你。

护士:王阿姨,您需要去上个卫生间吗?

患者:不用。

护士:好的。

操作过程

护士:我给您取一个舒适的卧位,您这样睡可以吗?(患者取舒适的平卧位)冷不冷?

患者:这样睡可以的,不冷。

护士:请将您的右腿屈曲(协助患者取注射体位),我这样按压您的穴位有感觉吗?(用拇指按压足三里穴)

患者:有酸胀感。

护士:好的,这是中医所说的得气,我将在这个部位进行注射。

患者:好的。

护士:再次核对一下您的姓名。

患者:王××。

护士:好的,(注射进行中)您感觉还好吗?

患者:有点酸胀感,能忍受。

护士:酸胀感是正常的中医得气感,不要紧张。现在注射完毕了,我给您按压穿刺点。

患者:谢谢你了,小×护士。

护士:您感觉还好吧? 有没有什么不舒服的地方。

患者:稍微有点酸胀感,但能忍受,其他还好。

护士:这是正常的,请您不要紧张,我给您取一个舒适的卧位吧。

患者:好的,谢谢,我这样睡可以的。

健康教育

护士:王阿姨,穴位注射已操作结束,给您进行关于本次操作和疾病相关的健康宣教。

患者:那太好了。

护士:注射部位皮肤不要抓挠,以防感染,可以用大拇指指腹进行按摩,促进药物吸收和刺激穴位,更好地发挥本次操作效果。

患者:好的。

护士:饮食应多食滋补胃阴之品,如山药粥,并且少食多餐,同时注意胃部保暖。

患者:好的,我会注意的。

护理评价

(1) 操作熟练,无菌操作。
(2) 关心患者,动作轻柔。
(3) 定位准确,操作规范。

表 2 - 4 - 8　静脉输血

静脉输血情境

操作评估

护士:您好! 我是您的责任护士×××,请问您叫什么名字?

患者:王××。

护士:请让我再核对一下您的腕带。

患者(将有腕带的手伸出):好的。

护士(核对无误后):请问您以前输过血吗?

患者:没有输过。

护士:因为您的血红蛋白为 60 g/L,刚才医生应该也和您交谈过了,需要给您输血。

患者:是的,我知道了。

护士:现在遵医嘱留取您的血样送血库做交叉配血试验。

患者:好的。

操作过程

(血库血交叉配血试验完成,通知病区取回 A 型 Rh 阳性红细胞悬液 2U,两位护士进行输血前的"三查八对"。)

护士:王阿姨您要输的血液已配到,由于血液要在半小时内进行输注,而您的 PICC 管路正在进行常规输液治疗,现在需要重新开通一组静脉通道进行输血,我现在来看一下您的静脉情况,可以吗?

患者:好的。

护士:您前臂这条静脉粗直、有弹性,等下我就在这里给您穿刺,您看可以吗?

患者:可以的,我听你们的。

护士:在输血前我需要测量您的生命体征。

患者。好的。

护士(生命体征测量完毕):王阿姨,您的生命体征都是正常的,请问您知道您的血型吗?

患者:我知道,是 A 型 Rh 阳性吧?

护士(经两人"三查八对"核对无误后):是的,我们刚才核对了您的血型是 A 型 Rh 阳性。我再核对一下您的姓名、住院号。

患者:你们真仔细。

护士:我马上给您穿刺了(0.9%生理盐水开通静脉),会有点疼,请您忍耐一下。

患者:没关系,我不怕疼。

护士:已经为您输注上了,再核对一下您的姓名。

患者:王××。

护士:(接输血袋,待血液灌注整个输血器时开始调节滴速)王阿姨,您输血的滴速我调节好了(20 滴/分),请您不要随意调节,如果在输血过程中有发冷、寒战、心慌、胸闷等不适反应,请随时告诉我们,床头铃在这里,我们也会按时巡视的。

患者:好的,我知道了。

(护士填写输血全程监控单,输液 15 min 后巡视。)

护士:王阿姨,我现在给您测量一下生命体征,您感觉怎么样?

患者:挺好的。

护士(生命体征测量完毕):好的,您生命体征都是正常的,我来给您调节一下滴速(根据需输血总量必须在 4 小时内输完的要求来计算输血速度)。

患者:谢谢你们一直这么细心。

(输血结束护士用 0.9%生理盐水冲洗一下输血器。)

健康教育

护士:王阿姨,输血结束了,我给您测量一下生命体征。

患者:好的,谢谢!

护士:您的生命体征是正常的,如果感觉还好的话,我给您拔针了。

患者:我感觉还好,不难受。

护士:王阿姨,针眼处已经给您按好了。

患者:谢谢。

护士:由于您贫血严重,饮食上注意增加补益气血的食品,如山药大枣粥,请您多喝温水,注意保暖。

患者:好的,谢谢你!

护士:您现在抵抗力差,要注意防寒保暖,防止受凉感冒。

患者:我一定会注意的。

(护士做好所有的输血护理记录和输血全程监控记录单。)

护理评价

(1) 护理操作时,严格执行无菌操作原则。
(2) 关爱患者,动作轻柔。

表 2 - 4 - 9　床上洗头

床上洗头情境

操作评估

护士:您好!我是您的责任护士×××,请问您叫什么名字?

患者:王××。

护士:好的,王阿姨,让我再核对一下您的腕带。

患者(将有腕带的手伸出):好的,有什么事?

护士(核对无误后):王阿姨,您今天早晨说出汗较多,再加上您体质比较虚弱,我们准备给您进行床上洗头,能清洁头皮,减少感染机会,也增加您的舒适感,您愿意吗?

患者:那最好不过了,就是怕麻烦你们了。

护士:不麻烦,您只需要配合我们,在洗头过程中有任何不适及时告诉我们就可以了。

患者:好的,那我肯定好好配合你们。

操作过程

护士:王阿姨,您头皮有破损吗?

患者:没有。

护士:我来检查一下您的头部皮肤情况。

患者:好的。

护士:您头部皮肤是完整的。请问您需要排便么?

患者:不需要的。

护士:好的,那您先休息一下。我回去准备用物,我们待会儿见。

患者:待会儿见。

(护士衣帽整洁,携带所需护理用物来到床边,关闭门窗,调节室温。)

护士:王阿姨,我的用物准备好了,我们现在开始吧。

患者:好的,我需要怎么配合你?

护士:王阿姨,我先铺好一次性护理垫,再协助您取仰卧位,上半身斜向床边,可以吗?

患者:好的。

护士:我用棉球和纱布保护好您的耳朵和眼睛,请您不要紧张,过程中有任何不适请及时告诉我。

患者:好的,我配合你。

护士:我现在给您开始洗了。感觉还好吗? 水温、力度可以吗?

患者:可以。

(护士湿润头发,均匀涂上洗发液,按摩头皮,温水冲洗头发,擦干头发,毛巾包好头发,擦干面部。)

护士:王阿姨,您的头发洗好了,我给您将头发吹干。

患者:好的。

(护士撤除护理用物,吹干头发,梳理成型。)

护士:王阿姨,头发吹好了,我协助您取一个舒适的卧位。

患者:好的。

护士:有什么需要就按床头铃呼叫我们哦,我们也会定时来巡视的。

患者:好的。

健康教育

护士:王阿姨,为了避免受风寒,请您半小时内不要外出。

患者:好的。

护士:王阿姨您最近体质弱,清洗头发不方便,我建议您不要留长发,以便更好地打理。

患者:好的,这次出院我就去剪成短发。

护士:王阿姨,您夜间盗汗严重是典型的气虚症状,主要是脾胃虚弱导致的,平时要多食薏仁瘦肉粥或山药茯苓粥。

患者:好的,谢谢你给我这么多指导。

护理评价

(1) 动作熟练轻柔,关心、爱护患者。
(2) 患者无受凉及其他不适反应发生。

表 2 - 4 - 10 床上擦浴

床上擦浴情境

操作评估

护士:您好! 我是您的责任护士×××,请问您叫什么名字?

患者:王××。

护士:好的,王阿姨,让我再核对一下您的腕带。

患者(将有腕带的手伸出):好的,有什么事?

护士(核对无误后):王阿姨,您今天早晨说出汗较多再加上您体质比较虚弱,我们准备给您在床上擦浴,去除皮肤污垢,促进血液循环,减少感染机会,您愿意吗?

患者:那是最好不过了,就是怕麻烦你们了。

护士:不麻烦,你只需要配合我们,在擦浴过程中有任何不适及时告诉我们就可以了。

患者:好的,那我肯定好好配合你们。

护士:请问您身上有没有破溃的地方?

患者:没有哦,我的皮肤都是完整的。

护士:请问您需要排便么?

患者:不需要的。

护士:好的。那您先休息一下。我回去准备用物,我们待会儿见。

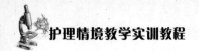

患者:待会儿见。

操作过程

(护士衣帽整洁,携带所需护理用物来到床边,关闭门窗,调节室温,拉上隔帘。)

护士:王阿姨,我的用物准备好了,我们现在开始吧。

患者:好的,我需要怎么配合你?

护士:王阿姨,我先铺好一次性护理垫,再协助您取仰卧位,身体靠近我,可以吗?

患者:好的。

护士:我现在开始给您擦洗了哦。感觉还好吗?水温、力度可以吗?(按照顺序擦洗:a. 擦洗脸部、颈部:眼睛、内外眦、额、鼻翼、脸颊、耳后、下颌、颈部。b. 擦洗上肢及双手:近端、远端。c. 擦洗胸腹部:脱衣先健侧后患侧,自上而下。d. 擦洗背部:侧卧,穿衣先患侧后健侧。e. 擦洗下肢。f. 擦洗会阴。)

患者:好的,我配合你。

护士:感觉还好吧?力度可以吗?不冷吧?

患者:感觉还好。力度可以,不冷。

护士:王阿姨,您如果有什么不舒服的地方及时告诉我啊。

患者:好的。

护士:王阿姨,现在全部擦洗好了,需要使用润肤品吗?

患者:不用了,谢谢!

护士:我协助您取一个舒适的卧位。您感觉怎么样?

患者:挺好的。

护士:有什么需要就按床头铃呼叫我们,我们也会定时来巡视的。

患者:好的。

健康教育

护士:王阿姨,为了避免受风寒,请您半小时内不要外出。

患者:好的。

护士:王阿姨,您体质弱,夜间出汗多,又不能及时洗澡,我建议您多备几套棉质睡衣,及时更换,以免受凉,也能增加舒适度。

患者:好的,我一整夜至少要换两套的,不然衣服湿了没法睡觉了。

护士:是的,您夜间盗汗严重是典型的气虚症状,主要是脾胃虚弱导致的,平时要多食薏仁瘦肉粥或山药茯苓粥。

患者:好的,谢谢你给我这么多指导。

护理评价

(1) 动作熟练轻柔,关心爱护患者。

(2) 患者无受凉及其他不适反应发生。

表 2-4-11　PICC 换药

PICC 换药情境

操作评估

护士:您好,我是您的责任护士×××,请问您叫什么姓名,让我看一下您的腕带。

护士:王阿姨,您好!您的 PICC 今天到了维护的时间,我要给您进行维护。

患者:好的。

护士:我们所有带管患者都是有记录的,王阿姨,请让我看一下您的 PICC 导管维护手册,以便我们更全面地了解您的导管情况。

患者:好的,给你!

护士:王阿姨,您的 PICC 导管维护本也确定今天到了维护的时间,我给您进行导管维护。

患者:好的。

护士:维护需要 20 分钟,您需要上卫生间吗?

患者:我不需要上的。

操作过程

护士:等一下我给您维护的时候,您可以保持穿刺肢体外展 20 分钟吗?(护士展示手臂外展的方法。)

患者:可以的。

护士:王阿姨,我协助您取一个舒适的卧位,您这样睡可以吗?

患者:可以的。

护士:王阿姨,带管这侧手臂不可以动了。

患者:好的。

护士:谢谢您的配合。从外观看您的 PICC 穿刺点没有渗血、渗液,贴膜也没有卷边、潮湿。请问我这样按压您的穿刺点有疼痛感吗?(用手指触碰穿刺点)

患者:没有疼痛感。

护士:好的,给您量个臂围(测量臂围,用卷尺测量肘横纹上 10 cm 处臂围,记录到患者导管维护本上),接下来我就要给您进行维护了,请您将头偏向我的对侧,如有任何不适,请告诉我好吗?

患者:好的。

护士:(按无菌技术原则更换输液接头,评估冲洗导管)王阿姨,冲洗导管过程中没有不舒服吧?

患者:没有的。

护士:(正确揭除原贴膜,固定好 PICC 导管外露部分,防止管道滑脱,开始消毒)阿姨,我这样消毒,您没有不舒服的感觉吧?(护士边消毒边询问。消毒顺序与要求:按照无菌操作原则顺时针、逆时针使用酒精碘附消毒各三遍,面积为 15 cm×15 cm。)

患者:没有,挺好的。

护士(消毒待干、无张力贴膜,妥善固定导管):王阿姨,PICC 导管维护已经结束了。您感觉贴膜紧不紧,活动是否受限制?

患者:没有,挺好的。

(护士操作结束,登记好患者的导管维护手册,同时做好护理记录。)

健康教育

护士:王阿姨,PICC 是每周维护 1 次,不能超过 7 天,住院期间,我们会定时查看的。出院后,请您在 PICC 门诊维护。

患者:好的。

护士:穿刺手臂可以做简单家务,但负重不超过一热水瓶满瓶重量。

患者:你把重量给我一个实物参考我就知道了。

护士:如果您的穿刺点有渗血、渗液及时告诉我们,我们会帮您处理的。携带导管只能淋浴,不能盆浴和泡浴,沐浴时可以使用防水袖套来保护透明贴膜,沐浴后及时观察穿刺点,如有潮湿、渗液,请及时返院更换。

患者:好的,上次隔壁床大姐说她在网上买的什么保护套就是防水的吗?

护士:是的,您根据自身的臂围买适合自己的防水保护套。

患者:好的,我记下了。谢谢你了,交代的这么详细。

护理评价

(1) 操作熟练,程序流畅。

(2) 严格无菌操作。

(3) 关爱患者,导管固定有效、美观,不影响活动。

四、相关知识平台

(一)中医特色治疗护理

1. 药物治疗

内服中药、注射给药:康莱特、榄香烯、鸦胆子油乳。

2. 特色技术

穴位贴敷、耳穴贴压、穴位注射、中药外敷、中药灌肠。

(二)健康指导

1. 生活起居

(1) 室内注意通风,保持空气清新,温、湿度适宜。

(2) 指导患者注意保暖,避免腹部受凉。

(3) 适当运动,切勿过度操劳,可进行太极拳、八段锦等锻炼,注意劳逸结合。

2. 饮食指导

宜食补中健脾的食品,如瘦猪肉、山药、茯苓。

3. 情志调理

(1) 指导患者采用移情相制疗法、暗示疗法转移患者注意力,缓解不良情绪。

(2) 指导患者和家属掌握缓解疼痛的简单方法,减轻身体痛苦和精神压力,多陪伴患者,给予患者安慰、精神支持。

(3) 鼓励患者多与医护人员及病友沟通,了解疾病相关知识,增强自身应对疾病的信心,树立积极乐观的人生态度。

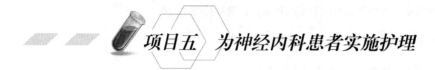

项目五 为神经内科患者实施护理

一、任务导入

患者,王××,男,50岁,因"头痛、言语欠流利2 d"于2019年1月18日09:20由门诊拟"中风恢复期"(中医诊断:中风恢复期 证属:风痰阻络型;西医诊断:脑梗死)收入我科。

患者3 d前饮酒后感头昏沉不适,16日下午3点出现头痛,言语表达欠流利,有恶心欲吐感,无视物旋转,无耳聋耳鸣,无行走不稳,当时未就诊,自行休息后无缓解,晚夜间因头痛而入睡困难,今为进一步诊治,来我院就诊。患者自诉有"高血压"病史3年,"脑梗塞"病史1年,无药物过敏史。患者未有明显皮肤、巩膜黄染,食纳尚可,二便正常,睡眠及精神尚可,体重未见明显降低。

患者入院后予其生命体征测量。

| 2019年1月18日10:00 | 患者中风,需卧床,压疮风险高予预防压疮。 |

2019年1月18日10:00　患者中风,需卧床,压疮风险高予预防压疮。

2019年2月2日10:00　患者主诉腰痛,遵医嘱予拔罐及走罐治疗。

2019年2月3日10:00　医嘱予中药热奄包治疗,缓解腰部疼痛。

2019年2月6日08:00　遵医嘱办理出院。

2019年2月10日09:00　患者在门诊行督灸治疗。

二、任务目标

1. 患者头痛减轻,直至消失,血压稳定。

2. 患者能配合治疗及护理。

3. 患者情绪稳定,有效应对能力提高。

4. 患者能得到优质的护理服务,对医护人员满意。

三、任务实施

1. 工作过程

工作过程包括:患者入住;住院评估;入院介绍;分级护理;出院指导;延续护理。相应情境见表2-5-1～表2-5-6。

表2-5-1 患者入住

患者入住情境

热情接待

(患者在家属陪同下来到住院部护士站。)

护士甲:您好,这里是神经内科,您是来住院的吗?

患者(递上住院证):是的。

护士甲(接过住院证):请先称一下体重,我带您去病房,请随我来。我叫×××,是您的床位责任护士,现在为您介绍病区环境及规章制度,并且需要了解您的一些情况。

患者:好的。

护士甲:大叔,您是哪里不舒服?

(此时,护士乙拿来病历并放入病历夹,递给护士甲。)

患者:我是因为头痛来住院的。

护士甲:痛得厉害吗?

患者:痛得挺厉害的,昨夜都痛得睡不着。

安排病床

护士甲(来到患者身边扶助患者):大叔慢一点,我扶着您去病房。

(护士甲将患者安置好床位,此时护士乙拿着体温表、血压计走进病房。)

护士乙:大叔,您的生命体征都在正常范围值之内。您有过敏史吗?

患者:没有。

采集病史

护士乙:您有其他病史吗?

患者:高血压 3 年了,去年还得了脑梗。

护士乙:以前有没有做过手术?

患者:没有。

通知医生

护士甲:您先休息,我去通知医生。

患者家属:好的,谢谢。

(护士甲将生命体征写入病历,并将病历递给医生,告知医生患者诊断。医生拿着病历向病房走去。)

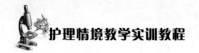

表 2-5-2　住院评估

住院评估情境

主动评估

护士:大叔,您好! 请问您叫什么名字?

患者:王××。

护士:请问您是因为哪里不舒服来入院的?

患者:头痛入院的。

护士:现在还感觉到哪里不舒服吗?

患者:头有点痛,今早开始手脚活动不利索,左侧手臂有点麻木,说话也有点不利索。

护士:您平时口服哪些药?

患者:施慧达、立普妥、阿司匹林。

护士:排便、排尿、睡眠怎么样?

患者:大小便、睡眠都正常,就昨晚头有点痛,没怎么睡。

护士:饮食习惯呢? 有没有烟酒嗜好?

患者:平时喜欢吃比较咸的食物,不抽烟、不喝酒。

护士:听力、视力怎么样?

患者:都还好。

护士:皮肤有没有哪里破损或者伤疤?

患者:没有。

护士:您有假牙吗? 口腔有无破溃?

患者:都没有。

护士:大叔,我现在给您进行生命体征测量,请您平卧。

患者:好的。

护士:大叔,您的体温 36.8 ℃、脉搏 86 次/分、呼吸 20 次/分、血压 128/76 mmHg。

患者:好的。

护士:大叔,您现在生活都能自理吧?

患者:可以自理,但昨晚头开始痛,手脚活动不利索了。

护士:您最近有跌倒过吗?

患者:没有。

(患者 Braden 评分 16 分,达到低危。)

护士:大叔,请把舌头伸出来给我看一下。

护士:大叔,您的舌质淡,苔薄白,脉弦滑。您先休息,医生将为您进行体格检查及采集病史。

患者:好的,谢谢!

量化评估

使用疼痛数字评估量表(NRS 评分表)及面部表情疼痛评分量表评估患者疼痛主观感受程度、Braden(压疮)评分表、Morse(跌倒/坠床)评分表、ADL(生活自理能力)评估单。

疼痛评分 5 分。

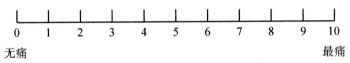

数字疼痛评估量表(NRS-10)

具体量化:0 分:一点不痛;

1 分:安静平卧时不痛,翻身咳嗽时疼痛;

2 分:咳嗽时疼痛,深呼吸时不痛;

3 分:安静平卧时不痛,咳嗽深呼吸时疼痛;

4 分:安静平卧有时痛;

5 分:安静平卧持续痛;

6 分:安静平卧时较重;

7 分:疼痛严重翻转不安,疲乏无法入睡;

8 分:持续疼痛难忍,全身大汗;

9 分:疼痛剧烈无法忍受;

10 分:生不如死。

疼痛等级线性图

0	2	4	6	8	10
无痛	轻微疼痛	轻度疼痛	中度疼痛	重度疼痛	剧烈疼痛

疼痛等级脸谱图

0	2	4	6	8	10
无痛	轻微疼痛	轻度疼痛	中度疼痛	重度疼度	剧烈疼度

Braden 评分 16 分,达到低危。

Braden(压疮)评分表

评分内容	评分标准			
	1分	2分	3分	4分
感觉	☐完全丧失	☑感觉迟钝	☐感觉异常	☐感觉正常
潮湿	☐持久潮湿	☐非常潮湿	☑偶尔潮湿	☐很少潮湿
活动	☐卧床不起	☐可坐轮椅	☑偶尔步行	☐经常步行
移动	☐完全受限	☐严重受限	☑经常受限	☐不受限
营养	☐恶病质	☐可能营养摄入不足	☑营养摄入适当	☐营养摄入良好
摩擦/剪动力	☐存在	☑潜在	☐无	

注:①适用人群:卧床患者,截瘫患者,大小便失禁患者,坐轮椅患者,大手术后患者,营养不良、病危、病重患者,意识不清患者。

②15～16 分为低危,13～14 分为中危,≤12 分为高危,需上报护理部,<12 分时,90%～100%可能发生压疮。

③测评频度:评分 13～16 分,1 次/周;≤12 分,2 次/周;病情变化随时评估。

Morse 评分 50 分。

Morse(跌倒/跌床)评分表

☐20 分 迷糊-迷失方向-幻觉	☐10 分 术后镇静状态	☐10 分 使用麻醉剂,利尿剂
☑20 分 步态不稳,体质虚弱	☐10 分 药物或酒精戒断综合征	☐10 分 直肠、膀胱刺激征、大小便失禁
☐15 分 晕厥或心脏病发作史	☐10 分 使用拐杖等	☐10 分 年龄≥70 岁
☐15 分 最近有跌倒史	☐10 分 直立性低血压	☐5 分 语言障碍
☐15 分 年龄≤12 岁	☐10 分 视力低下	☐5 分 听力低下
☑15 分 瘫痪,偏瘫,中风	☑15 分 新的用药(镇静剂、降压药)	

跌倒/坠床风险评估-总分≥25 分,请做好预防措施。

ADL 评分 70 分。

ADL（生活自理能力）评分表

项目	评分标准			
日常活动项目	独立	部分独立或需要部分帮助	需要大帮助	完全依赖
进餐	☑ 10	☐ 5	☐ 0	
洗澡	☐ 5	☑ 0		
修饰（洗脸、刷牙、刮脸、梳头）	☑ 5	☐ 0		
穿衣（包括系鞋带等）	☐ 10	☑ 5	☐ 0	
可控制大便	☑ 10	☐ 5（每周小于 1 次失控）	☐ 0（失控）	
可控制小便	☑ 10	☐ 5（每 24 h 小于 1 次失控）	☐ 0（失控）	
用厕（包括擦净、整理衣裤、冲水）	☐ 10	☑ 5	☐ 0	
床旁椅转移	☐ 15	☑ 10	☐ 5	☐ 0
平地行走 45 m	☐ 15	☑ 10	☐ 5	☐ 0
上小楼梯	☐ 10	☑ 5	☐ 0	

日常生活功能评估-如果总分＜60 分,需要协助完成日常生活。

表 2-5-3　入院介绍

入院介绍情境

环境介绍

护士甲:热水瓶在床头柜里,出门右转是开水间,里面有微波炉可以热饭菜,开水 24 小时供应。

患者:好的。

医护人员介绍

护士甲:大叔,我们科室主任是×××,护士长是××,您的床位医生叫×××,我是您的床位护士,我叫×××,有什么需要可以告诉我。

制度介绍

护士甲:大叔,我们是无红包医院,是不收红包的。入院期间不允许私自离院,请您配合。

安全介绍

护士甲:大叔,微波炉使用需要专门的微波炉碗,病房内不能使用电器,也不能抽烟,您现在病情不适合下床活动,最好卧床休息,并有家属陪伴。

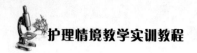

留取标本告知

护士乙(拉起床栏):大叔,医生已经给您下达医嘱,明天早晨完成常规检查。今天晚上10点以后禁饮、禁食,明日清晨采集空腹血标本,留取第一次小便、大便。

患者:好的。

表2-5-4 分级护理

分级护理情境

医生体格检查前

辨证分型

护士:大叔,您好,医生根据您的病情,结合查体、评估,对您的疾病进行了辨证,您的证型是风痰阻络型中风,护理的级别是一级护理。

患者:好的。

饮食调护

护士:您是头痛入院的,并有高血压、脑梗病史,从现在开始您的饮食需要调整一下了,饮食要清淡,少吃盐,少吃油脂含量高的食物,多吃新鲜水果蔬菜,能记住吗?

患者:能,少吃荤菜,多吃蔬菜。

护士:是的,饮食以清淡为主,宜进食化痰通络之品,如米粥、玉米面、山楂、莲心、燕麦、芹菜等。禁食辛辣、油腻及过咸之品,戒烟酒。

情志护理

患者:什么是风痰阻络?

护士:风痰阻络证是我们的中医辨证分型,这个证型的人会有眩晕、头痛、口眼歪斜、舌强语謇或失语、半身不遂、肢体麻木等症状。您有头痛、讲话不顺畅、手脚麻木的症状吧?

患者:是的,我现在讲话就有点不流利,讲快了还有点口吃,手脚也不利索。

护士:这就是风痰阻络证患者的临床表现,您今天刚入院,头痛没有那么快好转,脑梗死一系列症状伴随病情有可能会进行性加重,但不要紧张,已经在做治疗了,慢慢会好转的。

患者:我还需要注意哪些方面?

护士:保持情绪稳定,保持病房安静,避免刺激,可以听一点轻缓的音乐帮助您调节情绪。

患者:好的。

起居护理

护士:头痛发作时应绝对卧床休息,改变体位时应动作缓慢,现阶段您肢体活动不利时绝对卧床休息,24小时陪护,防止跌倒,避免深低头、旋转等动作。环境宜清静,避免声光刺激,保持充足睡眠。(拉起床栏,以防跌倒坠床)下床如厕要有家属搀扶防止摔倒,如有不适请及时告知我,我也会按时巡视病房。

患者:好的。

专科护理

护士:根据您目前的情况,遵医嘱进行压疮的预防,以保持全身皮肤完整。输液及口服药物可改善头痛症状。针对您腰痛症状可进行中医护理技术操作,如拔罐治疗、走罐治疗、中药热奄包。

患者:好的。

体格检查后

神经内科体格检查后宣教

护士:大叔,医生已给您检查结束,您现在需卧床休息。

患者:谢谢。

护士:不用谢!大叔,您现在生命体征正常,不要紧张。之后我们会继续监测您的生命体征,您现在感觉如何?

患者:头痛,左侧肢体不利,还有腰痛。

压疮的预防

护士:大叔,您是因中风入院的,左侧肢体活动不利,一会儿我将根据医嘱给您进行压疮的预防。压疮是由于身体局部组织长期受压,血液循环受到障碍,不能适当供给皮肤和皮下组织所需营养,以致局部组织失去正常功能而形成溃烂和坏死。六一散是滑石粉、甘草按6:1比例调和而成,主要功效是清热、燥湿、解毒,将六一散涂于身体的骶尾部,勤翻身,保持病床平整和干净,能达到预防压疮的目的。您能理解并配合我吗?

患者:好的。

拔罐

护士:您是因头痛入院的,现在头痛好转了,又有腰痛症状,遵医嘱给您做个拔罐治疗。

患者:好的。

护士:拔罐主要是以罐为工具,利用燃烧使罐内形成负压,吸附在人体表面特定的部位或穴位上,以达到治病、防病的作用,缓解您腰痛的症状。

患者:可以。

护士:我将在您背部的督脉和膀胱经上进行拔罐。

患者:好的。

走罐

护士:您腰痛症状已经缓解了一些,现在再给您做个走罐治疗。

患者:好的。

护士:大叔,走罐是拔罐操作中的一种手法,跟之前拔罐差不多,这样对于治疗腰痛效果会更好。

患者:可以。

护士:走罐的位置将在您背部的督脉和膀胱经上进行。

患者:好的。

中药热奄包

护士:您现在腰部还有点疼痛对吧? 遵医嘱给您做中药热奄包治疗。

患者:好的。

护士:中药热奄包是将药包和海盐包加热置于身体的患病部位,通过奄包的热蒸汽使局部的毛细血管扩张,血液循环加速利用,达到温经通络、除湿驱寒的作用。

患者:可以。

督灸

护士:遵医嘱给您进行督灸治疗。

患者:好的。

护士:这是中医外治方法,它是将艾绒捏成柱状放置在姜泥上,背部涂上督灸液,在督脉上进行烧灼、温熨,借灸火的热力、药和姜的药性作用,通过经络、腧穴、药物、艾灸、发泡等综合作用融为一体,从而预防疾病和治疗亚健康等症状的一种中医治疗。

患者:可以。

中医护理操作推广

护士:我们有个中医护理门诊,可以进行一些中医护理特色治疗,出院后可以在门诊进行挂号、缴费,进行延续治疗保健。

患者:好的,医生也和我说了,出院后需要继续调理一段时间。

饮食调护

护士:大叔,您头痛、肢体不利、言语不利缓解,现在可进食清淡、易消化饮食,如米粥、玉米面、山楂、莲心、燕麦、芹菜等,禁食辛辣、油腻及过咸之品,戒烟酒。

患者:好的。

起居和安全护理

护士:经过一段时间的治疗,现在您的头痛明显好转,肢体不利、言语欠利好转,您可以适当下床活动了,但是要注意是否出现头痛等现象。如有不适及时告知我,我也会按时巡视病房。

患者:好的。

情志护理

护士:现在您恢复得还不错,请不要着急,头痛会一天比一天好的。

患者:好的。

护士:您要保持心情舒畅,不要激动,多休息。

患者:好的。

表 2 - 5 - 5   出院指导

出院指导情境

出院通知

患者:护士,我明天可以出院了。

护士:是的,我们也接到您明天出院的医嘱,今天我给您把明天办理出院手续的东西准备好,明天上午9点来护士站办理出院。

出院指导

护士:大叔,出院回家后要按时服药,注意监测血压。饮食要清淡,少吃盐,少吃油脂含量高的食物,多吃新鲜水果蔬菜,禁食辛辣、油腻及过咸之品,戒烟酒。要按照我们教您的方法进行功能锻炼。

患者:一定的。

护士:回家以后注意休息,还有就是×医生让您去我们中医护理门诊进行督灸治疗,这项中医治疗对您的疾病调理很有帮助,请您按时来门诊。

患者:督灸? 那是什么,是艾灸吗?

护士:督灸是艾灸的一种,它主要是在督脉上将艾灸液、生姜泥和艾绒灸融于一体进行艾灸。督灸既可温肾壮骨、补益精髓,又可温经通络、行气活血、驱寒除湿、豁滞破瘀以治督脉瘀滞之标,具有预防、保健、增强抵抗力等功效。

患者:好的,那什么时候去做督灸?

护士:出院后每周可进行一次,每次操作前都会跟您预约的。

患者:好的,如果回家后遇到问题如何联系医生?

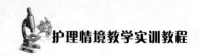

护士:若有问题咨询,请拨打我科的咨询电话××××××××,也可以前往脑病科(神经内科)诊室咨询医生。

表2-5-6 延续护理

延续护理情境
电话回访
护士:您好,我是××医院神经内科护士×××,请问您是王××吗?
患者:是的,你好!
护士:大叔,今天给您打电话,是想问一下,您现在恢复怎么样?头还痛吗?
患者:没有,现在一切都很正常。
护士:请问您对我们的工作还有什么意见和建议?
患者:医生和护士都很好。
护士:谢谢您对我们的肯定。您居家注意休息,保持情绪稳定,注意保暖,忌食辛辣、刺激、肥甘、厚腻的食品,防止复发,定期复诊。
患者:谢谢!
护士:大叔客气了。还有,下周您开始做督灸,我会给您预约好时间。
患者:好的。

2. 操作流程

根据医嘱,需要相继为患者实施:①压疮的预防;②拔罐;③走罐;④中药热奄包;⑤督灸。情境如表2-5-7~表2-5-11。

表2-5-7 压疮的预防及护理

压疮的预防及护理情境
操作评估
(经两人核对无误后护士予患者压疮的预防。)
护士(携治疗单到床旁):1床您好,请问叫什么名字?
患者:王××。
护士:请让我核对一下您的腕带,好吗?

患者:好的。

护士(核对完腕带):您好,我是您的责任护士,我叫×××,您的压疮评分达到低危。为了避免压疮的发生,一会儿我将给您进行相应的护理措施。压疮是由于身体局部组织长期受压,血液循环受到阻碍,不能适当供给皮肤和皮下组织所需营养,以致局部组织失去正常功能而形成溃烂和坏死。六一散是一种中药,由滑石粉、甘草按 6∶1 比例调和而成,主要功效是清热燥湿解毒,将六一散涂于骶尾部,勤翻身,保持病床平整和干净,以达到预防压疮的目的。您能理解并配合我吗?

患者:好的。

护士(拉起隔帘):您不用担心,让我先看一下您皮肤情况(患者骶尾部红晕,压之褪色,感觉一般,肢体活动不利),等会儿我过来帮您涂六一散,您不要紧张,希望您配合我一下。

患者:好的,我配合。

护士:我去准备用物,一会儿来给您做治疗。

操作过程

(环境整洁安静,光线明亮,室内温度适宜,适合操作,必要时用隔帘遮挡。)

护士(携带准备好的用物至病房):大叔,物品我准备好了,现在来给您做治疗,您准备好了吗?

患者:准备好了。

护士:再次核对一下您的腕带。

患者:好的。

护士(关上房门,拉上床边隔帘):现在我要给您骶尾部涂药了。

患者:好的。

护士:我帮您翻身侧卧(暴露骶尾部,注意保暖,保护隐私)。大叔,您现在这样冷吗?

患者:不冷,房间里面挺暖和的。

护士:好的,现在我要给您骶尾部涂六一散预防压疮了(清洁皮肤,用温水擦拭,保持皮肤干净、干燥),您需要翻身侧卧,要是觉得哪里不舒服就告诉我。

患者:好的。

护士:(六一散涂于骶尾部片刻,协助患者侧卧位,背后垫翻身垫)您先侧卧,每1~2小时翻身一次,这样的体位舒适吗?

患者:可以。

护士(整理床单位,保持床单位整洁、干燥、平整):如果皮肤出现红、肿、痛等征象,及时告知我,我也会每隔2小时过来协助您翻身。如有其他不适及时告诉我,传呼铃在这里,我也会经常来巡视。您现在还有什么需要吗?

患者:没有。

护士:谢谢您的配合!

健康教育

(1) 保持皮肤清洁、干燥,避免潮湿、刺激,勤翻身,勤擦洗,勤按摩,勤整理,勤更换,消除压疮的高危因素。

(2) 中药涂擦后,每2小时翻身一次,避免皮肤受压。

护理评价

(1) 患者皮肤完整。

(2) 患者有良好的遵医行为。

表 2-5-8　拔罐治疗

拔罐治疗情境

操作评估

(经两人核对无误后护士予患者拔罐治疗。)

护士(携治疗单到床旁):1床您好,请问叫什么名字?

患者:王××。

护士:请让我核对一下您的腕带。

患者:好的。

护士(核对完腕带):大叔,我是您的床位护士,我叫×××。今晨查房,您主诉腰痛,针对您的腰痛症状,遵医嘱给您做拔罐治疗。拔罐主要是以罐为工具,利用燃烧使罐内形成负压,吸附在人体表面特定的部位或穴位上,以达到治病、防病的作用。您以前做过拔罐吗?

患者:做过。

护士:好的,那让我检查您操作部位皮肤情况(患者后背平坦,无破溃,无毛发,无骨骼凹凸不平,肌肉丰满)。王叔叔,等会要给您进行操作了,您对疼痛的耐受度怎么样?

患者:还好。

护士:那等会儿需俯卧位进行操作,您能配合保持俯卧位 20 分钟吗?

患者:可以。

护士:您不要紧张,我现在去准备用物,您需要去上厕所吗?

患者:不用。

护士:好的。

(环境安静整洁,温度适宜,适合操作。)

操作过程

(护士检查火罐罐口是否光滑,罐体有无裂痕,95％酒精棉球、灭火罐、打火机、止血钳是否适用。)

护士(携带准备好的用物至病房):大叔,物品我准备好了,现在来给您拔罐,您准备好了吗?

患者:准备好了。

护士:让我再核对一下您的腕带。

患者:好的。

护士:现在我要进行拔罐了,拔罐的时候请您不要随意更换体位,您要是觉得累了或是有点烫都要及时跟我沟通。

患者:好的。

护士:那我现在协助您翻个身,俯卧在床上(充分暴露拔罐部位,注意保暖,保护隐私),您现在这样冷吗?

患者:不冷,房间里面挺暖和的。

护士:现在开始操作了,根据医嘱是在您后背的督脉、膀胱经进行拔罐(督脉位于腰背正中,膀胱经是在脊柱旁开 1.5 寸及 3 寸)。

(护士一手持罐,另一手持血管钳夹取酒精棉球并点燃,将其在罐内中段燃烧 1～2 圈,迅速准确扣在选定的拔罐部位,燃烧的棉球置于灭火瓶内熄灭,检查火罐吸附情况。)

护士:大叔,感觉还好吧? 如果感觉烫要跟我说。

患者:好的,感觉还好。

护士:现在已经帮您拔好罐了,(盖上被子)我们留罐 15 分钟,这 15 分钟尽量不要动。(记录时间)

(留罐期间护士巡视,观察患者拔罐部位皮肤、罐体附着情况。)

护士:您现在有没有什么不舒服?

患者:没有。

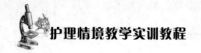
（10～15分钟后）

护士：大叔，时间到了，我现在给您起罐（一手手指腹向下按压罐口周边皮肤，另一手握住罐体将其略向对侧扳动，使罐口与皮肤间形成一空隙，空气进入罐内，起罐。）。

患者：好的。

护士：我先帮您把衣服穿好，您后背皮肤有淡红色的罐印，这是正常的，您不用担心，您先休息一会，如有其他不适及时告诉我，传呼铃在这里，我也会按时来巡视，您现在还有什么需要？

患者：没有。

护士：谢谢您的配合！

健康教育

（1）避风寒，半小时内不要外出，4个小时内不要洗澡，注意保暖。
（2）注意背部拔罐皮肤，若出现水泡、破溃及时处理。

护理评价

（1）患者皮肤完整。
（2）患者有良好的遵医行为。

表 2-5-9　走罐治疗

走罐治疗情境

操作评估

（经两人核对无误后护士予患者走罐治疗。）

护士（携治疗单到床旁）：1床您好，请问叫什么名字？

患者：王××。

护士：请让我核对一下您的腕带。

患者：好的。

护士（核对完腕带）：大叔，您好！我是您的责任护士，我叫×××。您腰痛症状已经缓解了一些，为增强治疗效果，遵医嘱将再给您进行走罐治疗。走罐是拔罐手法中的一种，原理和拔罐一样，主要是以罐为工具，利用燃烧使罐内形成负压，吸附在人体表面特定的部位或穴位上，以达到治病、防病的作用。您以前做过走罐吗？

患者：没有，只做过拔罐。

护士:好的,走罐就是在您的督脉和膀胱经位置涂上甘油,将罐体往返推动,至所拔部位的皮肤红润、充血,以起到防治疾病的作用。

患者:好的。

护士:那让我检查一下您操作部位皮肤情况(患者后背平坦,无破溃,无毛发,无骨骼凹凸不平,肌肉丰满)。大叔,等会儿要给您进行操作了,您怕疼吗? 等会儿需要趴着进行操作,您不要紧张,希望您配合我一下,我现在去准备东西,您需要去上个厕所吗?

患者:不用。

护士:好的。

(环境安静整洁,温度适宜,适合操作。)

操作过程

(检查火罐罐口是否光滑,罐体有无裂痕,甘油、95%酒精棉球、灭火罐、打火机、止血钳是否适用。)

护士(携带准备好的用物至病房):大叔,物品我准备好了,现在来给您走罐,您准备好了吗?

患者:准备好了。

护士:让我再次核对一下您的腕带。

患者:好的。

护士:大叔,现在我要给您走罐了,走罐的时候不要随意更换体位,您要是趴累了或是有点烫都要及时告诉我。

患者:好的。

护士:那我现在协助您翻身趴在床上(充分暴露走罐部位,注意保暖,保护隐私),您现在这样冷吗?

患者:不冷,房间里面挺暖和的。

护士:好的,我现在先给您走罐(走罐的部位是在督脉和膀胱经上。督脉起于长强穴止于龈交穴,所以走罐的方向是从下而上;膀胱经起于睛明穴止于至阴穴,所以走罐的方向是从上而下)。等会儿要是不舒服您及时跟我沟通。

患者:好的。

[护士涂少量甘油于背部皮肤,使用闪火拔罐法将罐吸拔住,灭火,手握罐具,沿督脉及膀胱经走向走罐(顺序:先中间后两边,督脉自下而上,膀胱经自上而下),所拔皮肤红晕为宜。]

护士:大叔,您感觉怎么样?

患者:挺好的。

护士(3个来回结束):大叔,走罐已经结束了,您感觉还好吧?走罐部位的皮肤有点潮红是正常的,不要紧张(无菌纱布擦净皮肤)。

护士:大叔,感觉还好吧?

患者:很好。

护士:好的,现在已经走罐结束了,我协助您把衣服穿好,取舒适卧位,盖上被子,床头铃就在您旁边,有什么不舒服您及时按铃。

患者:好的,我先休息一会,谢谢!

护士:不用谢。

健康教育

(1) 避风寒,半小时内不要外出,4个小时内不要洗澡,注意保暖。
(2) 注意背部拔罐皮肤,若出现水泡、破溃及时处理。

护理评价

(1) 患者皮肤完整。
(2) 患者有良好的遵医行为。

表 2－5－10　中药热奄包治疗

中药热奄包治疗情境

操作评估

(经两人核对无误后护士予患者中药热奄包治疗。)

护士(携治疗单到床旁):1床您好,请问叫什么名字?

患者:王××。

护士:请让我核对一下您的腕带。

患者:好的。

护士(核对完腕带):大叔,您好,我是您的责任护士,我叫×××。您腰痛,为增加治疗效果,遵医嘱给您进行中药热奄包治疗。中药热奄包是将药包置于身体的患病部位,通过奄包的热蒸汽使局部的毛细血管扩张,血液循环加速,利用其温热达到温经通络、除湿驱寒的作用。您以前做过中药热奄包治疗吗?

患者:我没有做过。

护士:您不用担心,这没有疼痛感,让我检查下您的腰背部皮肤情况(患者腰背部皮肤平坦,无破溃,无毛发,肌肉丰满,护士确定腰部痛点)。等会儿需要趴30分钟进行操作,您可以保持俯卧位30分钟吗?

患者:可以。

护士:您不要紧张,希望您配合我一下,需要我协助您去上个厕所吗?

患者:不用。

护士:那我先去准备用物,一会儿来给您做治疗。

操作过程

(环境整洁安静,光线明亮,室内温度适宜,适合操作,必要时屏风遮挡。)

护士(携带准备好的用物至病房):大叔,我已经准备好了,现在来给您做治疗,您准备好了吗?

患者:准备好了!

护士:请让我再次核对一下您的腕带。

患者:好的。

护士:现在我要给您做中药热奄包治疗了,治疗时不要随意更换体位,您要是趴累了或是有点烫都要及时告诉我。

患者:好的。

护士:那我现在协助您翻身俯卧在床上(暴露腰部,注意保暖,保护隐私)。您现在这样冷吗?

患者:不冷,房间里面挺暖和的。

护士:那我现在给您做中药热奄包治疗了,希望您配合我完成。

患者:好的。

(护士先用棉签在药熨部位涂一层凡士林,将药袋放到患处或相应穴位处用力来回推熨。)

护士:感觉怎么样呀? 烫吗?

患者:不烫。

(30分钟后)

护士:时间到了,我现在给您取下热奄包。

护士:大叔,我先将您的衣服穿好,您的皮肤发红是正常现象,无水泡。您先休息一会儿,如有其他不适及时告诉我。传呼铃在这里,我也会按时来巡视,您现在还有什么需要?

患者:没有。

护士:谢谢您的配合。

健康教育

(1)半小时内不要外出,避免风寒入侵,4个小时内不要洗澡,注意保暖。

(2)注意腰部皮肤,若出现水泡、破溃及时处理。

护理评价

(1)患者皮肤完整。

(2)患者有良好的遵医行为。

表 2-5-11　督灸治疗

督灸治疗情境

操作评估

(患者至中医护理门诊行督灸治疗。)

护士:大叔,您好,请问叫什么名字呀?

患者:我叫王××。

护士:好的,大叔。让我核对一下您的门诊病历。

患者(将病历递给护士):好的。

护士(核对无误后):现在给您进行督灸治疗。

患者:督灸有什么用?

护士:这是一种中医外治方法,它是将艾绒捏成柱状置在姜泥上,背部涂上督灸液,在督脉上进行烧灼、温熨,借灸火的热力、药和姜的药性作用,通过经络、腧穴、药物、艾灸、发泡等综合作用融为一体,从而预防疾病和治疗亚健康等症状的一种中医治疗。大叔,请让我检查一下您的后背皮肤情况。

患者:好的。

护士:大叔,您以前有没有过出血病史?

患者:没有。

护士:那您对艾绒过敏吗?

患者:不过敏。

护士:那您有哮喘病史吗?

患者:没有。

护士:那您平时是不是挺怕冷的?

患者:是的,一到冬天手脚就冰凉。

护士:那是因为您属于寒性体质,所以这个操作特别适合您,请让我检查一下您的后背皮肤。

患者:好的。

护士:(患者后背平坦,无破溃,无毛发,肌肉丰满)大叔,等会要给您进行操作了,需要俯卧位进行操作,时间1～2个小时,您尽量趴久一点,如果坚持不了就告诉我,我协助您稍微侧身趴着。

患者:可以。

护士:您不要紧张,希望配合我一下。我现在去准备用物,您需要去上厕所吗?

患者:不用。

护士:好的。

(环境安静整洁,温度适宜,适合操作。)

操作过程

(护士按照医嘱正确地为患者实施督灸操作。)

护士:我已经准备好了,现在可以操作了,请问您叫什么名字呀?(核对门诊病历)

患者:王××。

护士:我协助您暴露后背督脉部位。您这样冷吗?

患者:不冷。

护士:艾绒点燃后您不要随意更换体位,您要是觉得累了或是有点烫都要及时告诉我。

患者:好的。

护士:现在是消毒皮肤,这是酒精,有点冰凉的感觉,您不要紧张。

患者:好的。

(护士沿患者脊柱涂抹督灸液,背部铺宽 10 cm、长 40 cm 的桑皮纸,把姜泥牢固地铺在桑皮纸中央(要求姜泥底宽 3 cm、高 2.5 cm、顶宽 2.5 cm、长为大椎穴至腰俞穴的长度,形如梯形),最后在姜泥上面放置梭形艾柱,首尾相接(艾柱直径如患者的中指中节直径),点燃艾柱的上、中、下三点,任其自燃自灭,打开排烟机,观察患者局部皮肤情况。)

护士:大叔,感觉还好吧? 如果感觉烫要跟我说。

患者:还好。

(护士在旁边巡视。)

护士:大叔,您现在有没有什么不舒服?

患者:没有,这样很舒服。

(20～30分钟后)

护士(待第一波艾柱燃尽后):大叔,现在第一波艾柱已经烧尽了,我这就给您换上第二波。如果感觉烫,您及时跟我沟通,好吗?

患者:好的。

(操作同第一次摆放、点燃艾柱。督灸期间护士不要离开患者,随时观察患者皮肤情况及询问患者感受。待第三波艾柱燃尽后,撤除背上的姜泥和模具。两人一起施行,避免姜泥或艾绒掉出烫伤患者皮肤。)

护士:大叔,现在督灸已经结束了,感觉还好吧?

患者:感觉很舒服。

护士:我先帮您把衣服穿好。您后背皮肤有瘀红,这都是正常的,您不用担心。您先休息一会儿。

患者:好的,谢谢!

健康教育

(1) 半小时内不要外出,避免风寒入侵,4个小时内不要洗澡,注意保暖。
(2) 注意背部皮肤,若出现水泡、破溃及时处理。

护理评价

(1) 患者皮肤完整。
(2) 患者有良好的遵医行为。

四、相关知识平台

(一)中医特色治疗护理

1. 药物治疗

内服中药,如醒脑治瘫胶囊、双核枣仁颗粒;其他(内服中药汤剂)。

2. 特色技术的应用

压疮的预防、拔罐、走罐、中药热奄包、督灸。

（二）健康指导

1. 生活起居

（1）病室宜安静、整洁，光线柔和，避免噪声、强光等一切不良刺激。

（2）指导患者起居有常，慎避外邪，每日监测血压，保持大便通畅，养成定时排便的习惯，勿努挣。

（3）注意安全，防呛咳窒息、防跌倒坠床、防烫伤等意外，做好健康宣教，增强患者及家属的防范意识。

2. 饮食指导

饮食以清淡为主，宜进食化痰通络之品，如米粥、玉米面、山楂、莲心、燕麦、芹菜等，禁食辛辣、油腻及过咸之品，戒烟酒。

3. 情志调理

（1）关心尊重患者，多与患者沟通，了解其心理状态，及时予以心理疏导。

（2）保持心情舒畅、情绪稳定，解除患者因突然得病而产生的恐惧、焦虑、悲观情绪。可采用释放、宣泄法，使患者心中的焦躁、痛苦释放出来。

（3）鼓励家属多陪伴患者，亲朋好友多探视，多给予情感支持。

（4）鼓励病友间相互交流治疗体会，提高认知，增强治疗信心。

4. 康复护理

（1）安全防护：康复锻炼时必须有人陪同，防外伤，防跌倒，防坠床。

（2）落实早期康复计划，鼓励患者坚持锻炼，如肢体运动、语言功能、吞咽功能训练等，增强自我照顾的能力。

（3）康复过程中经常和康复治疗师联系，及时调整训练方案。

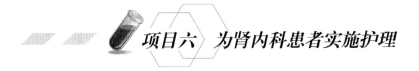

项目六 为肾内科患者实施护理

一、任务导入

患者，王××，女，65岁，因"反复腰酸乏力不适2年，加重1周"于2019年1月21日08:36由门诊拟"慢性肾功能衰竭"（中医诊断：慢性肾衰，证属肾气亏虚夹淤；西医诊断：慢性肾功能衰竭）收入我科。

患者自诉2年前无明显诱因下出现腰酸、腰痛，伴有乏力不适，无明显口干、多饮，症状时轻时重。近一周来患者自觉腰酸、乏力症状加重，小腹坠胀，小便难解，舌淡有齿痕，脉细弱。

2019年1月21日10:00 遵医嘱予以中药火疗及隔龟板盐灸，每日一次。

2019 年 1 月 22 日 14：00　检查结果显示患者血红蛋白 109 g/L，遵医嘱予以重组人促红素3 000 IU 皮下注射，每周三次。

2019 年 1 月 23 日15：00　患者诉小腹坠胀，小便难解，遵医嘱予以导尿术。

15：30　患者诉小腹坠胀较前好转。

2019 年 1 月 26 日 15：00　患者腰酸、腰痛症状较前好转，血红蛋白 115 g/L。

2019 年 1 月 27 日 8：00　遵医嘱办理出院。

二、任务目标

1. 患者腰部酸痛症状较前缓解，能够进行自我保健。

2. 患者能够配合治疗及护理，了解相关疾病知识。

3. 患者住院期间情绪稳定，无操作不良反应发生。

4. 患者能得到优质的护理服务，对医护人员满意。

三、任务实施

1. 工作过程

工作过程包括：患者入住；住院评估；入院介绍；分级护理；出院指导；延续护理。相应情境见表 2-6-1～表 2-6-6。

表 2-6-1　患者入住

患者入住情境
热情接待
（患者在家属陪同下持住院证走往护士站。）
护士：您好！您是来住院的吗？
患者（递上住院证）：是的。
护士（接过住院证，仔细核对）：您是叫王××吗？ 是您本人吗？
患者：是的。
护士：请您稍等，我来安排床位，通知您的责任护士。
安排病床
护士：我给您安排了×床，朝南的房间，比较安静，环境好。
患者：好的，谢谢！
采集病史
护士（面带微笑寻声走来）：您好！我是您的责任护士×××，请您称下体重，我现在扶您去病房。

患者:好的。

护士:这边有需要您签字的地方,麻烦看一下(向患者解释签字内容)。

患者:好的。

护士:阿姨,您还有其他疾病吗?

患者:没有了,身体一直还可以。

护士:有没有做过什么手术?

患者:没有。

护士:有没有药物或者食物过敏?

患者:没有。

护士:好的,我来通知今天的值班医生,您稍等一下!

患者:好的,谢谢!

通知医生

护士甲:您先休息,我去通知医生。

患者:好的,谢谢。

(护士将生命体征写入病历,并将病历递给医生,告知医生患者诊断。医生拿着病历向病房走去。)

表2-6-2 住院评估

住院评估情境

入院评估

护士:阿姨,我给您测下生命体征,请您平躺好吗?

患者:好的。

护士:阿姨,您的生命体征都是正常的,您退休了吧?请问您是什么文化程度?

患者:退休了,初中文化。

护士:请问您吃饭、睡眠、大小便都还好吗?视力怎么样?有假牙吗?

患者:夜尿有点多,小便有泡沫,视力没有以前好了,没有假牙。

护士:那您身上有没有破损的地方?有没有伤疤?

患者:没有。

护士:近期胃口怎么样?平时吃东西口味如何?

患者:这两天食欲有点下降,平时吃东西喜欢吃偏咸的。

护士:您吸烟、喝酒吗?

患者:不吸烟、不喝酒。

护士:好的,那您睡眠好吗?

患者:睡眠都还好。

护士:现在生活都能自理吧?

患者:那是可以的,没有问题。

表 2-6-3　入院介绍

入院介绍情境

环境介绍

护士:阿姨,这是肾内科。刚才办理入院那里是护士站,医生办公室就在护士站隔壁,有什么问题都可以随时来问我们。

患者:好的。

护士:阿姨,开水间、微波炉在病房尽头的左边,微波炉加热食物需要投币,带金属的盘子是不能使用的。热水瓶在床头柜里,是免费使用的,24 小时提供热水,病房内淋浴时间是晚上 6:30～8:00。

患者:好的,我知道了。

护士:这是您的柜子,您可以将物品放进去。贵重物品妥善保管,防止丢失。房间内不允许晾晒衣物,若有衣物可以晾到阳台去。病室内陪护椅是无偿提供的,白天是不允许拉开使用的,希望您能配合。

患者:好的。

医护人员介绍

护士:阿姨,我们科主任是×××,护士长是×××,您的床位医生是×××,护士是×××。

患者:好的。

制度介绍

护士:阿姨,住院期间不允许私自外出,外出请履行请假手续,以免影响您的治疗或出现其他意外。自带药物须在医生指导下使用,希望您能配合我们,好吗?

患者:好的。

安全介绍

护士:阿姨,病房内有卫生间,使用时请小心地滑。病区保洁人员拖地时地面会潮湿,请您穿防滑鞋。病房里有中心供氧、中心负压装置,请您避免在病区内吸烟及使用大功率电器。夜间睡觉时拉起床边护栏,防止跌倒坠床。这个床栏先给您拉一边起来了,卧床休息时另一边床栏也要拉起来,每次起床的时候要缓慢一点,需要家人扶一下。保洁员打扫卫生拖地时,先不要下床活动,当心地滑,等地面干透了再下床活动,阿姨您记住了吗?

患者:好的,我会小心的。

护士:阿姨,热水袋也不能使用,因为发生烫伤很难愈合,我们房间都有空调,不会很冷的。

患者:好的,我会注意的。

采集标本介绍

(护士发放检查单,通知抽血。)

护士:阿姨您好,请问叫什么名字?

患者:王××。

护士:请让我核对一下您的腕带好吗?

患者(伸出佩戴腕带的手):好的。

护士:阿姨,这是您接下来需要做的检查,现在发给您,等会儿我安排您去做检查,具体的检查地点在检查单上已经给您标注清楚了。这是明天早上需要留取的大小便标本,标本盒放在您的床头了,今晚 10 点以后禁食、禁水,明天早上护士会来床边抽血。

患者:好的,谢谢你。

表 2 - 6 - 4　分级护理

分级护理情境

辨证分型

护士:王阿姨,您好!医生根据您的病情,结合查体、评估,对您的疾病进行了辨证,您的疾病辨证分型是肾气亏虚夹瘀型。

患者:哦,还是你们专业。

患者:我能吃些什么?

护士:炖红枣、肉桂等,食疗方有红枣煲鸡粥。服食期间不宜食萝卜。

患者:我知道了,那我哪些不能吃啊?

护士:寒凉性食物、生冷瓜果、冷饮、辛辣刺激物都不能食用,可以多饮温热茶饮。

患者:那我大概知道了,我会控制的。

情志护理

护士:您这个疾病是个慢性过程,希望您保持心情舒畅,要对我们有信心,积极配合医生护士的治疗。

患者:你这样一说,我就放心了。

起居护理

护士:阿姨,您住院期间注意休息,起卧姿势宜缓,起床时先翻身侧卧,再慢起床,晨起可以做深呼吸缓屏气运动,在家人陪同下散步、练习八段锦等。

患者:好的,我会配合你们的。

护士:阿姨,在睡前可以服热牛奶,温水泡脚,听听舒缓的音乐都可以帮助您睡眠的,我现在教您按摩足三里、肾俞穴,早晚各一次,每次15分钟。

患者:好的,我今晚就试试。

治疗方案告知

护士:阿姨,您的治疗方案出来了。因腰酸腰痛,行背部火疗,每日一次,可以起到平衡阴阳,防治疾病的作用。隔龟板盐灸,每日一次,可以起到温经通络、调和气血的作用。重组人促红素3 000 IU皮下注射,每周三次以纠正贫血。小便难解情况下临时导尿一次缓解您的小腹坠胀。

患者:好的。

护士:火疗及隔龟板盐灸都是中医特色治疗,针对您的病症及体质来制定的,请您放心。

患者:好的,我特别相信你们医院。

护士:那您先休息一下,过会儿就给您操作。

表 2 - 6 - 5 出院指导

出院指导情境

出院通知

护士:阿姨,您好!您现在症状较前好转,各项指标稳定,我们现在遵医嘱给您办理出院手续,账目已经核算清楚了,这是出院小结和结账单,请带好您的交钱发票前去办理。

患者:好的,那我去哪办啊?

护士:乘电梯去一楼出入院处办理就可以了。

出院指导

护士:出院医生给您开的药在用药指导这一栏,您知道怎么吃吗?

患者:住院期间都是你们每餐发的,出院回家还真搞不清呢。

护士:那我来给您讲下。叶酸片每天三次,每次两粒;百令胶囊每天三次,每次四粒。这些药都是饭后服用。

患者:好的。

护士:回家要严格按照医嘱服用,定期门诊复查,饮食也要注意,现在天气变化大,穿、脱衣服一定要注意,避免感冒。

患者:好的,我会注意的。

护士:在家如果有什么不舒服的话及时来医院就诊,或者打电话咨询,我们病区护士站电话是×××××××××。

患者:好的,非常感谢你们!谢谢你们的精心护理!

表 2 - 6 - 6 延续护理

延续护理情境

出院回访

护士:您好,我是××医院肾内科的护士×××,请问您是王××吗?

患者:是的,请问有什么事?

护士:您好,王阿姨,您前段时间在我们科住院的,现在出院对您进行电话回访。请问您现在在家怎么样?

患者:挺好的,谢谢关心。

护士:那就好,在家吃药要严格按照医嘱服用,定期门诊复查。饮食也要注意,现在天气变化大,穿、脱衣服一定要注意,避免感冒。

患者:好的,我会注意的。

护士:在家如果有什么不舒服的话及时来医院就诊,或者打电话咨询,我们病区护士站电话是×××××××。

患者:好的,我会注意的。

护士:那您在住院期间对我们的服务是否满意呢? 有没有什么意见或建议?

患者:满意! 满意! 你们病区的医护人员都很热情,对我们患者也非常上心,感谢你们的付出。

护士:这是我们应该做的,谢谢您的配合,祝您生活愉快!

患者:谢谢!

2. 操作流程

根据医嘱,需要相继为患者实施:①火疗;②隔龟板盐灸;③皮下注射;④留置导尿术操作。相应情境如表2-6-7~表2-6-10。

表2-6-7　火疗

火疗情境

操作评估

护士:1床阿姨您好,请问您叫什么名字呀?

患者:王××。

护士:好的,王阿姨,请让我核对一下您的腕带好吗?

患者(将有腕带的手伸出):好的。

护士:(核对腕带和治疗单)王您好,我是您的责任护士×××,您今天的治疗和操作将由我来为您进行,请问您现在有什么不舒服吗?

患者:腰酸、腰痛。

护士:因为您是由于腰酸、腰痛而入院的,现在遵医嘱为您进行一项中医治疗——火疗,可以缓解您的腰痛症状,请问您以前做过这项操作吗?

患者:没有。

护士:那我为您简单介绍一下,火疗是利用酒精燃烧的热力,使中药透过皮肤刺激体表穴位和病位,通过经络传导,激活人体脏腑经络的功能,从而起到扶正祛邪、平衡阴阳、防治疾病、保健康复作用的中医治疗方法。请问您可以接受这项治疗吗?

患者:可以。

护士:请问您有酒精过敏史吗?

患者:没有。

护士:请问您对冷热感觉如何?

患者:感觉正常。

护士:请问您可以配合保持俯卧位40分钟吗?

患者:可以。

护士:好的,那我看下您腰部皮肤情况。

(护士协助患者翻身,腰部皮肤完好无破损,无硬结,适宜操作。)

护士:整个过程大概持续40分钟,请问现在需要我协助您去卫生间吗?

患者:不需要。

护士:那请您稍微休息一下,我去准备一下用物。

患者:好的。

[药物准备:将中药粉末用温水调至糊状,均匀涂抹在防火圈内部,药物分布均匀,薄厚适当(0.2~0.3 cm),用测温仪测温。]

操作过程

护士:我现在要为您进行火疗了,让我来协助您俯卧好吗?

患者:好的。

护士:(清洁患者皮肤,将中药泥均匀敷于操作部位,覆以保鲜膜,将湿毛巾盖在保鲜膜上,用注射器吸取95%酒精20 ml均匀喷涂于涂有中药部位上方的湿毛巾上,沿防火圈内侧S形滴注酒精,力度适中,完毕后用点火器点燃酒精)王阿姨,现在开始操作了,请问您有什么不适吗?

患者:没有。

护士:在操作的过程中,会有温热的感觉,这是正常现象,如果出现灼热的感觉,请及时告知我好吗?

患者:好的。

(30分钟后)

护士:(清洁患者皮肤)王阿姨,现在操作已经结束了,您局部皮肤会出现红晕的现象,这是正常的,请您不要紧张,结束后4个小时内不要洗澡,尽量避免外出,防止寒邪入侵,多喝温开水。让我再次核对下您腕带可以吗?

患者(伸出佩戴腕带的手):好的,我知道了。

护士:床头铃放置在您左手边,有什么事您及时呼叫我,我也会随时来看您的,请问您现在还有什么需要帮助的吗?

患者:没有了。

护士:好的,那您好好休息,谢谢您的配合。

健康教育

(1) 注意保暖,可饮适量温开水。
(2) 治疗后4小时内禁止沐浴。

护理评价

患者治疗结束后皮肤完好,无烫伤,腰酸、腰痛症状较前好转。

表 2-6-8　隔龟板盐灸

隔龟板盐灸情境

操作评估

护士(核对床头卡):1床您好,我是您的责任护士×××,请问您叫什么名字?

患者:王××。

护士:王阿姨您好,可以让我先核对一下您的腕带吗?

患者(伸手):可以。

护士(核对腕带和治疗单):王××您好,因为您是慢性肾衰入院,遵医嘱给您进行隔龟板盐灸治疗,请问您以前做过这项操作吗?

患者:没有。

护士:那我先给您解释一下。隔龟板盐灸就是将纯净的艾绒用手指搓捏成圆锥状,间接置于穴位上施灸,利用温热及药物的作用,通过经络传导,以温经通络、调和气血、消肿散结,从而达到防病保健、治病强身的目的。施灸后局部皮肤出现微红灼热,属于正常现象。操作过程中不可随意更换体位,防止烫伤,希望您可以配合我。

患者:可以。

护士:请问您对疼痛的耐受程度如何?

患者:还好。

护士:是否有出血性疾病?

患者:没有。

护士:请让我看下您的腹部皮肤情况。

患者(掀衣服):可以。

护士:您的皮肤完好无破损、无瘢痕、无丘疹。遵医嘱给您取神阙位进行施灸。神阙穴位于脐窝正中,操作过程时间比较长,现在需要我协助您进行排尿或排便吗?

患者:不需要。

(护士洗手、戴口罩。病房环境安静整洁、温湿度适宜,光线适中,无易燃易爆物品,必要时屏风遮挡。检查用物:打火机处于备用状态,纱布、压舌板、速手消毒剂均在有效期内。将艾绒置于龟板上,制作五个艾柱:艾柱直径(1±0.2 cm),高度(1±0.2 cm))。

操作过程

护士(携用物至病房,核对床头卡):王阿姨,我现在用物已经准备好了,马上给您进行治疗,请您让我再次核对一下腕带。现在给您取平卧位,这样睡舒服吗?

患者:舒服。

护士:(关闭门窗,松解患者衣物,暴露施灸部位,用毛巾遮盖上腹部,注意保暖,必要时用屏风遮挡,保护隐私)(再次核对治疗单)隔龟板盐灸,取神阙穴。
(涂凡士林于施灸部位,涂抹面积≥龟板面积。将盐置于两层纱布之间,放置于神阙穴。龟板放置于纱布之上。点燃艾柱,放置在龟板上方,待艾柱燃尽,进行更换。)

护士:现在感觉怎么样?局部有无灼热、疼痛感?

患者:没有。

护士:现在不可以随意更换体位,防止烫伤,如有疼痛、灼热感,请立即告知我,停止操作。

护士:(五个隔龟板盐灸操作结束后,护士清洁患者局部皮肤,协助患者穿衣,整理床单位)王阿姨您好,现在操作结束了,麻烦让我再次核对您的腕带。您的局部皮肤微红,无破损。您现在感觉怎么样?

患者:挺舒适的。

健康教育

护士:因为您是肾衰入院的,宜食益气养阴之物,忌辛辣、生冷、油腻之品。可食用莲子、红枣、山药、木耳等食物。操作结束后 4 小时内不能洗澡、外出,避风寒,防感冒。如果您有任何不适,请及时呼叫我们(将呼叫铃放置在患者易取处)。我们也会定时巡视的。感谢您的配合。

患者:好的。

护理评价

患者能够配合治疗,治疗结束后皮肤完好无破损。

表 2-6-9 皮下注射

皮下注射情境

操作评估

护士:您好,请告诉我您的床号和姓名。

患者:1 床,王××。

护士:王阿姨,您好,我是您的责任护士×××,您今天所有的治疗和护理都由我来完成,请让我核对一下您的腕带,可以吗?

患者:可以。

护士:由于您是慢性肾衰入院的,现在出现贫血现象,将遵医嘱为您进行促红素 3 000 IU 皮下注射,请问您是否可以接受此项操作?

患者:可以。

护士:在操作过程中皮下注射局部会有些疼,请问您是否可以忍受?

患者:可以。

护士:阿姨您有药物过敏史吗?

患者:没有。

护士:在操作过程中,我希望您可以配合我做一个坐位叉腰的动作,请问您是否可以配合?

患者:可以。

护士:我为您选择的是上臂三角肌下缘进行皮下注射,请问您选择哪一侧?

患者:右侧。

护士:请让我观察一下您的手臂皮肤情况,可以吗?

患者:可以。

护士:(患者局部皮肤完好,无破溃,无硬结)王阿姨,这样按压疼吗?

患者:不疼。

患者:这个部位是适合此项操作的。在操作前需要我陪您去一趟卫生间吗?

患者:谢谢,不需要。

护士:您请稍等,我回去准备用物。

操作过程

(经双人核对无误,护士检查所有用物,用物均在有效期内可以使用,按无菌原则配药,配好后放入无菌盘内,在治疗卡上签上配药时间及签名,推治疗车去病房。)

护士:王阿姨,您好,我是您的责任护士×××,现在物品已准备齐全,请再让我核对一下您的腕带,可以吗?

患者:可以。

护士:阿姨,现在我将为您进行操作了,让我协助您取坐位,可以吗?

患者:可以。

护士:请双手叉腰。

(护士消毒皮肤,拿治疗卡和药物再次和患者核对。进针:左手绷紧注射部位的皮肤,夹一干棉签于环指与小指之间,右手持注射器,食指固定针栓,针头斜面向上与皮肤成30°～40°,快速将针尖的$1/2～2/3$刺入皮下。抽无回血后,缓慢、均匀注入药液。)

护士:请问您现在感觉疼吗?

患者:还好,可以忍受。

护士:(注射完毕,快速拔针,用棉签轻压穿刺点直至不出血)皮下注射已经注射完毕了,您感觉手臂还好吧?

患者:还好。

护士:我将呼叫铃放在您旁边,如果您有什么不舒服,及时按铃通知我,我也会过来巡视的。

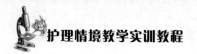

健康教育

您的饮食应该以清淡为主,忌食辛辣、刺激、油腻之品,多食一些优质蛋白,如鸡蛋、鱼、瘦肉。注意休息。

护理评价

患者能够配合治疗,通过皮下注射给予药物治疗,局部皮肤未出现硬结。

表 2-6-10　留置导尿术

留置导尿术情境

操作评估

护士:您好,请问您叫什么名字?

患者:王××。

护士:您好,我是您的床位护士,我叫×××,您今天的治疗和护理由我来完成,能让我看一下您的腕带吗?

患者(伸出佩戴腕带的手):可以。

护士:王阿姨,您现在的症状是小腹坠胀,请问您现在小便解了吗?

患者:没有。

护士:根据您的病情,我马上遵医嘱给您进行导尿术,请问您以前做过这项治疗吗?

患者:没有。

护士:那我简单跟您介绍一下。导尿术就是将一根导尿管经尿道口插入,将膀胱内的尿液引流出来以缓解您腹部的膨胀不适感,请问您可以接受这项操作吗?

患者:可以,会很难受吗?

护士:操作过程中可能有轻微不适,但是我尽量动作轻柔,请问您可以配合我吗?

患者:可以。

护士:现在让我来评估一下您的腹部情况(膀胱充盈,适宜操作)。王阿姨您稍等一下,我回去准备用物。

操作过程

(护士七步洗手法洗手,戴口罩,检查用物,一次性导尿包在有效期内,所有用物已备齐,携用物再次到床旁。)

护士:1床您好,请问您叫什么名字?

患者:王××。

护士:让我看一下您的腕带(核对腕带),王阿姨,您现在准备好了吗?

患者:准备好了。

护士:我现在给您导尿,操作过程中需要您平躺、屈膝、两腿分开呈截石位,请问您可以配合我吗?

患者:可以。

护士:我先帮您脱去对侧的裤腿盖住近侧大腿(注意保护患者隐私,注意保暖),王阿姨,麻烦您抬一下臀部,我协助您垫一块治疗巾。

(快速手消毒,取出外阴消毒盘,戴手套,打开消毒棉球。开始消毒:阴阜—对侧大阴唇—近侧大阴唇—对侧小阴唇—近侧小阴唇—尿道口—尿道口及肛门,再次快速手消毒。打开导尿包,戴无菌手套,铺洞巾,连接尿袋,检查导尿管,气囊性能良好,润滑导尿管前端。再次消毒:尿道口—对侧小阴唇—近侧小阴唇—尿道口。)

护士:王阿姨,我现在给您插导尿管,插入的过程中可能有轻微的不适,您尽量不要紧张,放松好吗?

患者:好的。

(见尿液后再插入1～2 cm,注入20 ml生理盐水,轻轻牵拉固定良好,加强固定导尿管,擦拭外阴,固定尿袋,将尿袋挂在床边,整理用物,保护患者隐私,记录导尿的时间,贴上导管标识,撤出治疗巾,协助患者穿裤子,盖好被子。)

护士:王阿姨,现在操作结束了,我给您介绍一下注意事项。留置导尿期间尽量多饮水,尿道口有什么不舒服及时告诉我们。尿袋不要高于您臀部,以防逆行感染。床头铃在边上,有什么事及时叫我们,我们也会经常过来看您的,谢谢您的配合。

健康教育

(1) 指导患者
①指导患者放松,在插管过程中协调配合,避免污染。
②指导患者在留置尿管期间保证充足入量,预防发生感染和结石。
③告知患者在留置尿管期间防止尿管打折、弯曲、受压、脱出等情况发生,保持通畅。
④告知患者保持尿袋高度低于耻骨联合水平,防止逆行感染。
⑤指导长期留置尿管的患者进行膀胱功能训练及骨盆底肌的锻炼,以增强控制排尿的能力。

（2）注意事项

①患者留置尿管期间，尿管要定时夹闭。

②尿潴留患者一次导出尿量不超过 1 000 ml，以防出现虚脱和血尿。

③患者尿管拔除后，观察患者排尿时的异常症状。

护理评价

（1）休克或者危重患者，准确记录尿量、比重，为病情变化提供依据。

（2）患者能够配合治疗，导尿过程顺利，患者小腹坠胀症状较前缓解。

四、相关知识平台

慢性肾功能衰竭中医护理方案

肾衰因暴病及肾，损伤肾气或肾病日久所致，病变在肾，涉及膀胱、三焦，以急起少尿甚或无尿，继而多尿，或以精神萎靡、面色无华、口中尿味等为主症。

（一）常见证候要点

1. 正虚诸证

（1）脾肾气虚证：倦怠乏力，气短懒言，食少纳呆，腰酸膝软，脘腹胀满，大便溏，口淡不渴。舌淡有齿痕。

（2）脾肾阳虚证：畏寒肢冷，倦怠乏力，气短懒言，食少纳呆，腰酸膝软，腰部冷痛，脘腹胀满，大便溏，夜尿清长。舌淡有齿痕。

（3）气阴两虚证：倦怠乏力，腰酸膝软，口干咽燥，五心烦热，夜尿清长。舌淡有齿痕。

（4）肝肾阴虚证：头晕，头痛，腰酸膝软，口干咽燥，五心烦热，大便干结，尿少色黄。舌淡红少苔。

（5）阴阳两虚：畏寒肢冷，五心烦热，口干咽燥，腰酸膝软，夜尿清长，大便干结。舌淡有齿痕。

2. 邪实诸证

（1）湿浊证：恶心呕吐，肢体困重，食少纳呆，脘腹胀满，口中黏腻，舌苔厚腻。

（2）湿热证：恶心呕吐，身重困倦，食少纳呆，口干口苦，脘腹胀满，口中黏腻，舌苔黄腻。

（3）水气证：全身浮肿，尿量少，心悸、气促，甚则不能平卧。

（4）血瘀证：面色晦暗，腰痛，肌肤甲错，肢体麻木，舌质紫暗或有瘀点、瘀斑。

（5）浊毒证：恶心呕吐，口有氨味，纳呆，皮肤瘙痒，尿量少，身重困倦，嗜睡，气促不能平卧。

（二）常见症状/证候施护

1. 倦怠乏力

加强患者安全宣教,采取相关的安全措施;遵医嘱艾灸(取关元、足三里等穴);遵医嘱穴位按摩足三里、三阴交等穴。

2. 腰酸膝软

指导患者起卧势缓;遵医嘱穴位按摩取气海、足三里、三阴交等穴位;遵医嘱艾灸,取肾俞、气海、关元等穴位行温和灸;遵医嘱耳穴贴压,取肾、神门等穴;遵医嘱低频脉冲治疗,取中极、三阴交、阴陵泉等穴;遵医嘱药熨法,每日治疗 2 次(或遵医嘱加减),每次治疗时间为 40～60 min。

3. 恶心呕吐

观察及记录呕吐物的色、质、量,及时报告医师;遵医嘱按摩合谷、内关等穴。

4. 皮肤瘙痒

协助患者剪指甲,指导患者避免用力搔抓皮肤;遵医嘱按摩曲池、合谷、血海、足三里等穴,水肿明显者不宜采用;遵医嘱中药保留灌肠、中药药浴。

5. 水肿

监测体重、腹围、出入量等指标;重度水肿者宜卧床休息,头面眼睑水肿者应头高位,下肢水肿明显可抬高;足部、阴囊水肿可用阴囊托托起。遵医嘱药熨法;遵医嘱中药泡洗,重度水肿者禁用。

（三）中医特色治疗护理

1. 药物治疗

外用中药(如院内制剂清肾灌肠方);内服中药汤剂或清肾膏方。

2. 特色技术的应用

中药泡洗、中药保留灌肠、耳穴贴压、艾灸、药熨法、穴位按摩、中药药浴。

（四）健康指导

1. 生活起居

(1) 指导患者晨起做深呼吸屏气运动,在家属或医护人员陪同下散步、练习八段锦等。

(2) 协助患者进行自我保健,如按摩足三里、肾俞等穴,早晚各 1 次,每次 15 min。

(3) 遵循运动的个体化原则,协助患者制定运动计划,鼓励患者长期坚持,持之以恒。

(4) 做好皮肤护理,涂抹润肤品,减少皮肤瘙痒。

2. 饮食指导

施行持续性饮食营养管理,记录出入量,增加优质蛋白摄入。

（1）正虚诸证

①脾肾气虚证:宜食健脾补肾益气的食品,如炖服红枣、肉桂等。食疗方:红枣煲鸡粥。服食期间不宜食萝卜。

②脾肾阳虚证:宜食温阳的食品,如肉桂、羊肉等。食疗方:羊骨粥等。

③气阴两虚证:宜食滋阴补气的食品,如玉竹、桑葚等。

④肝肾阴虚证:宜食补益肝肾、滋阴清热的食品,如红枣、枸杞、山药、扁豆、薏苡仁等。食疗方:红枣山药粥。

④阴阳两虚证:宜食阴阳双补的食品,如牛肉、羊肉、韭菜、山药等。

（2）邪实诸证

①湿浊证:宜食健脾化浊的食品,如薏苡仁、白扁豆、山药等。食疗方:苡仁煲瘦肉。

②湿热证:宜食清热化湿的食品,如赤小豆、薏苡仁、冬瓜等。食疗方:苡仁煲鲫鱼。

③水气证:宜食化气利水的食品,如冬瓜、丝瓜、萝卜等。食疗方:萝卜煲瘦肉。

④血瘀证:宜食活血化瘀的食品,如葡萄、慈姑、桃子等。食疗方:桃仁粉冲服。

⑤浊毒证:宜食解毒化浊的食品,如绿豆、赤小豆、薏苡仁等。食疗方:绿豆苡仁粥。

3. 情志调理

（1）语言疏导法:运用语言与患者沟通,引导患者化郁为畅,疏泄情志。

（2）移情易志法:鼓励患者采用一些自我放松的方法,如听音乐、做放松操等。

（3）鼓励病友间相互交流体会。

（4）加强肾脏替代治疗的宣教,缓解患者心理压力。

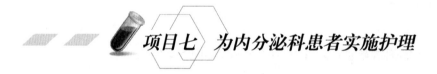

项目七 为内分泌科患者实施护理

一、任务导入

患者,王××,男,56岁,因"发现血糖升高5年,视物模糊2周"于2019年3月20日10:15由门诊拟"糖尿病"(中医诊断:消渴病,证属气阴两虚;西医诊断:2型糖尿病)收入我科。

患者病程中伴口干、多饮、多食、易饥,双下肢时有发凉、麻木,2周前出现视物模糊。患者平素食肥甘厚味,禀四体之劳,损及脾胃,致运化失司,积热内蕴,久而耗伤津液,阴虚火旺,上蒸肺胃,四诊合参,中医辨病为"消渴病"。

2019年3月21日10:00　患者诉视物模糊较前未见好转,遵医嘱予以中药眼部雾化。

2019年3月22日14:00　患者诉双下肢发凉、麻木感明显,遵医嘱予以中药足浴。

2019年3月29日15:00　患者诉双下肢偶有发凉、麻木,视物模糊的症状较前好转。

2019年4月5日08:00　患者未诉特殊不适,血糖控制稳定,遵医嘱办理出院。

二、任务目标

1. 患者积极配合各项治疗及护理措施。
2. 患者症状改善,血糖控制稳定。
3. 患者情绪舒畅,掌握疾病相关健康知识。
4. 患者得到优质的护理服务,就医满意度高。

三、任务实施

1. 工作过程

工作过程包括:患者入住;住院评估;入院介绍;分级护理;出院指导;延续护理。相应情境见表2-7-1~表2-7-6。

表2-7-1　患者入住

患者入住情境(接待新患者)
热情接待
(患者在家属陪同下来到住院部护士站。)
护士:您好,这里是内分泌科,请问您是来住院的吗?
患者:是的。
护士:好的,请您把住院证和医保卡给我看一下,我来给您安排床位。
患者(把住院证递给护士):请问我住哪一床呢?
护士:您稍等。
患者:好的。
安排病床
(护士根据患者的管床医生以及病房床位情况为患者安排床位。)
护士:您的床位是30床,我带您去病房。
患者:好的。
完成告知
(护士带患者来到床位。)
护士:您现在住在30床,这是您的腕带,我给您戴在这个手上可以吗?
患者:好的,请问戴上这个腕带我洗澡的时候可以取下来吗?

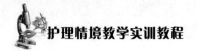

护士:不用取下来的,请您24小时戴在手腕上,上面有您重要的信息。如果腕带有破损,我们会帮您更换,这个不用担心的。

患者:好的,谢谢!

护士:不用客气,这个是您的床头铃,有什么需要的话可以按床头铃呼叫我们,我现在通知医生来看您,您先休息一会儿。

通知医生

(护士通知管床医生,并把住院证放在病历夹中。)

护士:×医生您好,30床的患者已经安置好了。

医生:好的,我马上去看患者。

表 2-7-2 住院评估

住院评估情境

入院评估

(评估患者,让患者在健康教育路径单上签字。)

护士:请问阿姨,您和伯伯是什么关系?

患者家属:我是他的爱人。

护士:请您一起看一下,这是我们的陪客告知书……看完请在这里签名。

患者家属:好的,我仔细看看。

护士:您在这陪伴,需要我们帮助的,请随时和我们说。

患者家属:好的,谢谢。

护士:王伯伯您好,我给您测量一下体重、身高和腰围、臀围。这是体温表,我给您夹在腋下。

患者:好的。

(护士为其测量身高以及腰、臀围。)

护士:您的身高是170厘米,腰、臀围是83/93厘米。请您留一个联系方式。

患者:好的,我的手机号为×××××××××××。

护士:您有哪些不舒服呢?

患者:我看东西模糊,而且经常口干,喝水也比较多,吃的东西多,但是也容易饿。两条腿有发凉、麻木的情况,血糖自己测比较高,不怎么能管住嘴,运动较少。

护士:好的,您平时胃口怎么样?偏向于哪种口味?平时吸烟喝酒吗?

患者:我胃口挺好的,想吃东西,但是我也会控制食量。我比较喜欢偏油腻的。以前吸烟、喝酒,不过现在已经戒了。

护士:您睡眠怎么样啊? 大小便正常吗?

患者:大小便都是正常的,睡眠也挺好的。

护士:您对什么东西过敏? 比如药物、食物或者其他的东西。

患者:暂时没有发现对什么东西过敏。

护士:好的,您除了血糖高以外,有没有因为其他的疾病住过院,比如高血压、心脏疾病、手术等等。

患者:没有,我就是血糖不稳定,没有其他的疾病,也没有做过什么手术。

护士:好的,您有假牙吗?

患者:没有。

护士:好的,现在时间到,可以拿出您的体温表了(看看体温表),36.8℃,正常的,我再给您测量一下血压。

(护士为患者测量血压、呼吸、脉搏。)

患者:都是正常的吗?

护士:是的,都是在正常范围内的。待会儿医生看过您,会安排一些检查和明天早晨的抽血项目,到时我会来告诉您检查的目的和注意事项,以及抽血需要做什么准备。

患者:好的,明白了,那请问我自己带来的口服药可以吃吗?

护士:暂时不要,看看医生根据您的情况是否需要调整药物。

患者:好的,我知道了,谢谢。

护士:您现在先休息一会儿。

患者:好的。

表 2-7-3　入院介绍

入院介绍情境

环境介绍

护士:王伯伯,我现在为您介绍病区环境及规章制度,希望您能熟悉环境,注意安全,配合我们的医疗护理工作。

患者:好的。

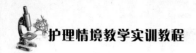

护士:开水间在走廊的最前端,每个床位都会提供一个热水瓶。每个房间都有卫生间,在卫生间内洗漱、沐浴时,注意踩在防滑垫上,旁边也有扶手,一定要严防跌倒。您房间门口正好是护士站,医生办公室在护士站旁边,有什么问题随时可找我们。

患者:好的,谢谢! 那谁是我的管床医生和护士呢?

护士:不用客气。我们科的护士长是×××,您的管床医生是×××,我是您的责任护士×××,住院期间有什么需要,您可以按这个床头呼叫铃。

患者:好的。

制度及安全介绍

护士:我还要给您重点讲一下,住院期间不得擅自离开医院,以免影响您的诊疗。如果有比较紧急的事情必须离开,请提前得到医生的同意,需在《住院患者外出申请单》上签字。住院期间,请配合保持良好安静的病房环境,病房内有中心供氧管道,不能吸烟。不能使用自带电器,严防火灾。医院为公共场所,注意防盗。其他的您再仔细看一下"入院须知单",不理解的我和您解释。如果看后都理解了请在上面签字。

患者:好的,我都理解了,×护士。

表 2-7-4 分级护理

分级护理情境

辨证分型

护士:请您将舌头伸出来看一下,手腕给我搭一下脉(看舌苔搭脉)。王伯伯,结合舌苔、脉象,根据医生的诊断,您属于气阴两虚证。

饮食调护

护士:结合您之前说的症状,我告诉您适宜吃哪些食物调理体质。

患者:好的,太好了,我一直在愁不知道应该怎么吃呢。

护士:饮食尽量清淡,您可以适当进食芡实、枸杞等补益肾气养阴之品。可选用鲜芦根煎水代茶饮、饮用菊花玉竹茶、苦丁茶、口含乌梅等以缓解口干、口渴。多食燕麦、芹菜、韭菜等膳食纤维增加饱腹感,以缓解多食、易饥。多食黄鳝、木耳等活血化瘀之品,以缓解肢体发凉、麻木。菊花枸杞泡茶饮以改善视物模糊,多按摩睛明、四白、丝竹空等穴位可以辅助通络明目。

患者:好的,这样我以后就知道哪些东西可以多吃了,谢谢你。

护士:王伯伯,怎么闷闷不乐啊? 您有什么担忧吗?

患者：我这个糖尿病已经有 5 年了，天天吃药打针血糖还是控制不好，也不敢吃，也没力气运动，想想真是难受。

护士：您不能这样想，您要保持好的心态，糖尿病现在治疗方法很先进，血糖是能降下去的，要有信心，我们都会帮您的。而且您看阿姨在您旁边照顾您，多好啊！这两天她一直在研究我发给您的饮食处方，还把我们科室的八段锦视频拷贝回去了，说要带您一起锻炼锻炼呢。而且您看，咱们病房很多糖尿病患者来的时候血糖都很高，现在都很平稳，症状也缓解了，每天下午都乐呵呵聚在一起，我们带着一起打八段锦呢。您也可以加入进去，大家一起聊聊，听听他们的经验，一起努力。

患者：谢谢，听您说了这些话我心情好多了，以前我还以为我老伴不怎么关心我，现在我知道了，她也很着急。为了她，我也要有信心，坚持下去，配合治疗，不让她担心。今天我就加入咱们病区的八段锦锻炼，到时候做得不好的话，您要指导一下哦。

护士：好的，您放心，运动我们循序渐进地来，一招一式地学八段锦。

患者：好的。

起居护理

护士：健康的生活习惯会有助于您的康复，下面再给您说一些生活上的注意事项。首先要顺应四时气候变化，及时增减衣物，注意防止感冒。还要保持充足的睡眠。要注意眼、口腔、会阴、皮肤清洁卫生。我们病区每周五下午会有医生、护士和药师联合进行健康知识小讲座和个体答疑，内容有糖尿病患者的饮食、运动、预防、低血糖的处理等等，您可以去听听，也可以提高您对糖尿病的认识，从而有效地预防并发症。

患者：好的，谢谢！我一定去听听，感谢你们病区为我们患者提供这么多的活动。

护士：不用客气。

治疗方案告知

患者：护士啊，我想知道医生给我制定了什么治疗方案？

护士：好的，我帮您看一下。您是二级护理，糖尿病饮食，静脉用药是盐酸川芎嗪和硫辛酸，起到扩张血管、营养神经的作用。口服的是丹蛭降糖胶囊，有益气养阴、活血通络的作用，一日三餐后口服。还有胰岛素早晚餐前注射降血糖。还有两项中医技术操作，中药眼部雾化和中药足浴。中药眼部雾化可以改善您的视物模糊；中药足浴改善您的足部麻木发凉。您还有其他的疑问吗？

患者：好的，谢谢护士，我知道了，没有其他疑问了。

护士：好的，不客气，接下来为您做中药眼部雾化。

患者：好的，谢谢。

（下午）

护士：王伯伯，中午休息的还好吗？可有什么不舒服？

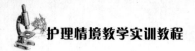

患者:还好。

护士:那等一会儿为您做中药足浴,一般需要 20~30 分钟,可以吗?

患者:可以。

表 2-7-5　出院指导

出院指导情境

出院通知

护士:王伯伯好,医生看您的血糖指标比较稳定了,症状也好转了,让我来通知您今天可以出院了。

患者:太好了,我可以出院了,那我需要办什么手续呢?

出院指导

护士:我把医生的出院小结和结账单给您,您到一楼缴费处打印费用清单核对后,办理结账就行了。我现在把医生给您开的药拿给您,告诉您出院要注意什么以及药怎么用。

患者:好的。

(护士去治疗室拿药。)

护士:这个药是饭后吃的,一天 3 次,一次吃 4 粒,每天不要忘了。胰岛素按照医嘱的剂量定时自行注射,三个月后来医院复查一下,看看血糖情况,自己在家也要注意每周测血糖并记录,到时带来给医生看。您回家以后吃饭要继续注意控制,清淡饮食,不能太油腻。而且要坚持运动,我跟阿姨说了,要每天陪您一起运动。祝您生活愉快!

患者:好的,谢谢您,我会记住的,再见。

表 2-7-6　延续护理

延续护理情境

出院回访

护士:您好,我是×××医院内分泌科的护士×××,请问您是王××吗?

患者:是的,我是。

护士:王伯伯您好,到了您出院后抽血复查血糖和胰岛功能的时间了。您来复查的前一天晚上10 点钟之后就不要吃喝了,早晨空腹抽血后,只吃一个馒头,在 15 分钟之内吃完,喝一杯温开水,不能吃其他食物。记住吃第一口馒头的时间,然后在半个小时、两个小时再各抽一次血,检查一下您的胰岛功能,这样说您能明白吗?(重复)

患者:好的,能明白,那检查当天早晨的口服药可以吃吗?

护士:可以的。

患者:好的,我知道了,谢谢。

护士:您的饮食、运动都要有规律? 按时吃药,注射胰岛素,严防低血糖,保持心情舒畅,如有不舒服的情况随时来门诊,三到六个月我们会再打电话给您。

患者:好的,我会听你们的,感谢您的关心!

2. 操作流程

根据医嘱,需要相继为患者实施:①中药眼部雾化;②中药足浴。相应情境如表 2 - 7 - 7、表 2 - 7 - 8。

表 2 - 7 - 7 中药眼部雾化

中药眼部雾化情境

操作评估

(护士遵医嘱携已核对的中药眼部雾化执行单来到病房,评估环境,看床头卡。)

护士:您好,请问您的姓名和年龄?

患者:王××,56 岁。

护士:好的,请让我核对一下您的腕带。

患者(将有腕带的手伸出):好的。

护士(核对无误后):王伯伯,医生给您开了中药眼部雾化来改善您视物模糊的症状。

患者:那要怎么做?

护士:是将中药药液放入雾化装置中,然后用眼罩佩戴在您的眼部,经氧气驱动的中药雾化后形成细小的雾滴,通过眼部和眼周皮肤吸收,具有活血化瘀、改善视网膜微循环的功效,从而改善您视物模糊的症状。

患者:那疼不疼呢?

护士:王伯伯您放心,这项操作是无创的,没有任何疼痛。请问您对中药过敏吗? 以前有过眼底出血吗? 能看下您眼周的皮肤有没有破损吗?

(护士查看眼周皮肤,未见破损。)

患者:没有过敏,眼底也没出血过。

护士:好的,我回去准备用物,您稍等。

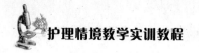

操作过程

（护士回到治疗室准备好 6～8 ml 中药液置于雾化器储液槽内，携带氧气流量表、雾化面罩及纱布来到患者床旁。）

护士（看一下床头卡）：王伯伯您好，再和您核对一下名字啊。

患者：好的，王××。

护士：我看一下您的腕带。

（患者伸出戴有腕带的胳膊。）

护士（核对无误后）：好的，王伯伯。（扶患者坐起，将 LCD 面罩与氧气流量表接好。打开氧气流量开关为 3～4 L/min。待雾滴出来后，将面罩佩戴在患者眼部，记录开始时间）您尽量把眼睛睁开，看着出雾的地方，一般做 15 分钟就好了，到时候我会帮您取下来的。

护士：王伯伯，我给您讲一下注意事项，如果您眼部有瘙痒或疼痛不适，要立即按床头铃呼叫，我会立即来给您停止。使用过程中如果遇到堵塞，这个接口处会脱离出，您不要紧张，我会帮您重新连接好。同时您要注意用氧安全，防火、防油、防热等。请问您现在有什么不舒服吗？

患者：好的，我知道了，我现在没有什么不舒服。

护士：好的，王伯伯，那您先做着，我一会来看您。

患者：好的。

（护士中途巡视。）

护士：王伯伯，您有没有什么不舒服的啊？

患者：没有，我感觉眼睛很舒服。

（15 分钟后，眼雾治疗结束。）

护士：王伯伯，眼雾治疗已经结束了，我帮您取下来（取下患者面罩，再关闭氧气流量表，用纱布帮患者擦干眼周雾滴）。您眼部周围皮肤没有异常，做完感觉怎么样啊？

患者：我没有感觉到什么不舒服，做完之后感觉眼睛清亮了些，看东西都清楚了一点呢。

健康教育

护士：那挺好的，您现在刚做完眼雾，千万不要吹风，尽量让眼睛休息 30 分钟。平时自己可以做眼部周围穴位按摩，如睛明穴、四白穴等，有助于改善视物模糊（教会患者找穴位位置）。

患者：好的。

护士（看一下床头卡）：王伯伯，我需要再核对一下您的信息。

患者（顺便伸出带有腕带的胳膊）：王××。

患者:好的。

护十:王伯伯,那您先休息吧,谢谢您的配合,我回去处理用物。

患者:好的,谢谢您。

(护士回到治疗室按照垃圾分类处理一次性物品,用 75% 的酒精消毒氧气流量表,LCD 面罩雾化器放入 500 mg/L 的含氯消毒液中浸泡消毒。护士洗手,记录。)

护理评价

患者接受此项技术操作后眼部皮肤完好,无瘙痒、疼痛、不适,视物模糊症状较前好转。

表 2-7-8 中药足浴

中药足浴情境

操作评估

(护士遵医嘱携已核对的中药足浴执行单来到病房,评估环境,看床头卡。)

护士:您好,请问您的姓名和年龄?

患者:王××,56 岁。

护士:好的,王伯伯,让我核对一下您的腕带。

患者(将有腕带的手伸出):好的。

护士(核对无误后):王伯伯,为了改善您现在下肢发凉麻木的症状,遵医嘱给您进行中药足浴。

患者:好,中药足浴有什么用?

护士:这是一种中医外治方法,它通过汤剂的药用和温热作用,刺激足部的皮肤血管和神经,改善微循环和周围神经功能,减轻足部发凉麻木感。您能告诉我您几点吃的饭吗? 我可以看一下您足部皮肤吗?

患者:可以,我吃饭有一个小时了。

护士:好的,皮肤无破损、出血。需要我协助您去下卫生间吗?

患者:不用了,谢谢。

操作过程

护士:那好,我去准备下用物,一会就来。

(护士准备好足浴药液,温度 37~40℃,检查足浴器性能。)

护士(顺便看一下床头卡):王伯伯您好,我已经准备好了,您现在可以吗?

患者:可以。

护士:好的,那咱们再来核对一下您的腕带。

患者(将有腕带的手伸出):好的。

护士(核对无误后):好的,足浴桶已经接通电源保持恒温,药液在桶内(协助患者把脚放在足浴桶内,药液浸泡过患者的足踝以上,并记录开始的时间),您感觉温度怎么样啊?

患者:我感觉温度正合适。

护士:好的。

患者:我需要泡多久呢?

护士:足浴时间不宜过长,以20~30分钟为宜。足浴过程如果有出汗、头晕、心慌等异常情况,要立即停止,您不用担心,我会经常来巡视的。

患者:好的,谢谢您。

护士:好的,不用客气。王伯伯,那您如果有什么不舒服就按床头铃呼叫我好吗?

患者:好的,您先去忙吧,麻烦您了。

(护士中途巡视。)

护士:王伯伯,您现在有没有什么不舒服啊?

患者:没有,很舒服,热乎乎的。

(20分钟后)

护士:王伯伯,现在时间到了,我来帮您用浅色毛巾擦一下脚。

(护士评估患者足部皮肤是完好无破损,无肿胀的。护士帮助患者取卧位休息,整理床单位。)

患者:谢谢您了。

健康教育

护士:不客气,您要注意足部保暖啊,可以喝一杯温开水。请问您现在还有其他的需要吗?

患者:没有了,谢谢。

护士:那我先回去处理用物。

(护士推用物至治疗室,处理好用物,洗手,记录。)

护理评价

患者双足未出现肿胀、烫伤。患者感觉足部温暖、舒适。

四、相关知识平台

消渴病(糖尿病)中医护理方案

(一) 常见证候要点

1. 肝胃郁热证

脘腹痞满,胸胁胀闷,面色红赤,形体偏胖,腹部胀大,心烦易怒,口干口苦,大便干,小便色黄,舌质红,苔黄,脉弦数。

2. 胃肠实热证

脘腹胀满,痞塞不适,大便秘结,口干口苦,或有口臭,或咽痛,或牙龈出血,口渴喜冷饮,饮水量多,多食易饥,舌红,边有瘀斑,舌下络脉青紫,苔黄,脉滑数。

3. 脾虚胃热证

心下痞满,胀闷呕恶,呃逆,纳呆,便溏,或肠鸣下利,或虚烦不眠,或头眩心悸,或痰多,舌淡胖,舌下迂曲如蚓,苔白腻,脉弦滑无力。

4. 上热下寒证

心烦口苦,胃脘灼热,痞满不痛,或干呕呕吐,肠鸣下利,手足及下肢冷甚,舌红,苔黄根部腐腻,舌下迂曲如蚓,脉弦滑。

5. 阴虚火旺证

五心烦热,急躁易怒,口干口渴,渴喜冷饮,易饥多食,时时汗出,少寐多梦,溲赤便秘,舌红赤,少苔,脉虚细数。

6. 气阴两虚证

消瘦,倦怠乏力,气短懒言,易汗出,胸闷憋气,脘腹胀满,腰膝酸软,便溏,口干口苦,舌淡体胖,苔薄白干或少苔,脉虚细无力。

7. 阴阳两虚证

小便频数,夜尿增多,浑浊如脂如膏,五心烦热,口干咽燥,畏寒肢冷,面色苍白,神疲乏力,腰膝酸软,脘腹胀满,食纳不香,五更泄泻,舌淡体胖,苔白而干,脉沉细无力。

(二) 常见症状/证候施护

1. 尿量增多

(1) 观察排尿次数、尿量及尿色。

(2) 嘱患者睡前少饮水。

(3) 指导患者饮食调理,适当进食芡实、枸杞等补肾之品。食疗方:芡实瘦肉汤。

2. 口干多饮

(1) 保持病室空气温湿度适宜。

(2) 观察口干、口渴、每日饮水量。

（3）多食生津润燥类食物，如百合、西葫芦等，可选用鲜芦根煎水代茶饮；口含乌梅、饮用菊花玉竹茶、苦丁茶以缓解口干口渴。食疗方：凉拌黄瓜、蓝莓山药、王根鱼汤。

（4）遵医嘱耳穴贴压（耳穴埋豆），根据病情需要可选择皮质下、内分泌、糖尿病点、脾、胰、三焦等穴位。

3. 多食易饥

（1）询问饮食习惯及饮食量。宜选择混合餐，每餐进食种类包含主食、蔬菜、肉蛋类等，粗细粮合理搭配，少食多餐，细嚼慢咽。

（2）适当增加膳食纤维的摄入，如燕麦、芹菜、韭菜等，以增加饱腹感，延缓食物吸收，稳定血糖。

（3）观察记录身高、体重、腰围、臀围。

（4）遵医嘱耳穴贴压（耳穴埋豆），根据病情需要可选择皮质下、内分泌、糖尿病点、脾、胰、饥点等穴位。

4. 倦怠乏力

（1）起居有时，避免劳累。

（2）进食补中益气类食物，如山药、鱼肉、香菇等。食疗方：乌鸡汤、香菇木耳汤、山药炖排骨。

（3）病情稳定者适量运动，循序渐进。

（4）遵医嘱艾灸，取穴足三里、关元、气海，或穴位贴敷肾俞、脾俞、足三里以调节脏腑气血功能。

5. 肢体麻木、疼痛、肢冷

（1）进食活血化瘀食物，如黄鳝、木耳等。食疗方：洋葱烧黄鳝。

（2）给予足部中药泡洗以祛风通络、活血通脉。

（3）双下肢穴位按摩，取足三里、阳陵泉、三阴交、涌泉穴等。

（4）遵医嘱穴位贴敷涌泉穴。

（5）遵医嘱耳穴贴压（耳穴埋豆），根据病情需要可选择皮质下、内分泌、糖尿病点、脾、足等穴位。

6. 视物模糊

（1）注意视力变化，定期检查眼底，减少阅读、看电视及使用电脑，宜闭目养神，饮用菊花茶或银杞明目汤等。

（2）按摩睛明、四白、丝竹空等穴位以辅助通络明目。

（3）遵医嘱予珍珠明目液滴眼或中药眼部雾化以改善症状。

（4）评估跌倒高危因素，落实防跌倒措施。

7. 皮肤瘙痒

（1）指导患者洗澡忌用刺激性强的皂液，洗后皮肤涂抹润肤露，穿棉质内衣，避免搔抓、热水烫洗；修剪指（趾）甲；瘙痒甚者，遵医嘱予以清热燥湿洗剂，如苦参、苍术、黄檗、白花蛇舌草、连翘等煎汤外洗,亦可涂尿素乳膏防止皮肤干燥。

(2)饮食宜清淡,少食辛辣油腻及海鲜之品。

8. 腰膝酸软

(1)适当食用枸杞、黑豆等固肾之品。食疗方:韭菜炒虾仁、山药芡实瘦肉饮。

(2)操练八段锦"两手攀足固肾腰"动作。

(3)指导患者按摩腰背部及气海、关元穴、涌泉穴,艾灸肾俞、关元、气海、三阴交等穴。

(4)遵医嘱耳穴贴压(耳穴埋豆),根据病情需要可选择皮质下、内分泌、糖尿病点、肾、胰等穴位。

(5)遵医嘱中药保留灌肠。

(三)中医特色治疗护理

1. 内服中药

遵医嘱用药,观察用药后反应;中药汤剂根据证型予温服或温凉服;中西药之间间隔 30 min 以上。

(1)汤剂类:肝胃郁热证、胃肠实热证、气阴两虚证、阴虚火旺证者宜温凉服;阴阳两虚证者宜温服。

(2)口服降糖药注意服用时间、方法及不良反应。

2. 注射用药

(1)中成药制剂建议单独使用,如需联合给药,应考虑时间间隔或中性液体过渡。

(2)滴速不宜过快,孕妇及哺乳期慎用,有出血倾向者禁用丹红注射液、苦碟子注射液。

(3)用药过程中观察有无不良反应。

(4)胰岛素治疗者注射方法、部位正确,观察有无低血糖反应。

3. 中药枕

遵医嘱将菊花、决明子、荞麦皮、绿豆皮、王根碎片、白术等装成药枕,通过药物的发散作用以达到清肝明目之功效。

4. 特色技术

(1)中药泡洗:适用于下肢麻、凉、痛者,遵医嘱选用活血通络止痛之剂。水温以 37～40 ℃为宜,时间 20～30 min,严防烫伤。

(2)耳穴贴压(耳穴埋豆):根据病情需要选择耳穴。

(3)穴位贴敷:遵医嘱选择手三里、足三里、涌泉等穴位,首次贴敷 2 h 左右即可,以后每日一次,每次保留 4 h,4 周为一疗程。

(4)艾灸:适用于阳虚者,遵医嘱取肺俞、脾俞、大椎、神阙、足三里、关元等穴位。

(5)穴位按摩。

(6)中药保留灌肠:适用于消渴病合并肾脏损害者,遵医嘱选用解毒泄浊之剂。

（四）健康指导

1. 饮食指导

根据身高、体重、年龄、体力活动强度,计算每日的总热量,合理分配餐次。碳水化合物占总能量的 50%～60%,蛋白质占总能量的 15%～20%,脂肪占总能量 20%～30%,饱和脂肪酸的摄入量不超过饮食总能量的 10%;不宜摄入反式脂肪酸;胆固醇摄入量<300 mg/d;食盐摄入量限制在 6 g/d 以内,伴有高血压、水肿者每日摄入盐量不超过 2 g;少食坚果类、油炸类食物及甜食;平衡膳食,定时定量进餐。

（1）肝胃郁热证:宜食开郁清热之品,如苦瓜、黄瓜、丝瓜、芹菜、莲子、银耳等。食疗方:苦瓜山药烧豆腐、凉拌黄瓜、丝瓜炒蘑菇等。

（2）胃肠实热证:宜食清利胃肠实热之品,如芦荟、马齿苋、苦瓜、冬瓜、荞麦、燕麦片等。食疗方:凉拌马齿苋、冬瓜炒竹笋、苦丁茶等。

（3）脾虚胃热证:宜食补脾清胃热之品,如山药、粟米、高粱、菠菜、赤小豆、鱼肉等。食疗方:山药芡实瘦肉饮等。

（4）上热下寒证:宜食清上温下之品,如白萝卜、狗肉、党参、鲜芦根等。食疗方:白萝卜汁等。

（5）阴虚火旺证:宜食滋阴降火之品,如甲鱼、老鸭、莲子、百合、银耳、茼蒿、枸杞子、桑葚等。食疗方:菊花茶、枸杞茶、银耳莲子百合饮等。

（6）气阴两虚证:宜食益气养阴之品,如瘦肉、蛋类、鱼肉、山药等。食疗方:皮蛋瘦肉粥等。

（7）阴阳两虚证:宜食温益肾阳、补肾滋阴之品,如牛肉、羊肉、虾仁、韭菜、猪胰、干姜、黑豆、黑芝麻等。食疗方:韭菜炒虾仁、香菇木耳汤等。

2. 运动指导

（1）根据病情选择合适的有氧运动方式,如太极拳、气功、八段锦、五禽戏、散步、快走、慢跑、游泳等。运动项目的选择要与患者的年龄、病情、经济、文化背景及体质相适应。每周进行 2 次轻度或中度阻力性肌肉运动。

（2）运动选择在饭后 1 h(第一口饭计时)左右,运动频率和时间为每周至少 150 min,如一周运动 5 d、每次 30 min,运动后脉搏宜控制在(170 −年龄)次/分左右,以周身发热、微微出汗、精神愉悦为宜。

（3）血糖>16.7 mmol/L、合并糖尿病急性代谢并发症及各种心、肾等器官严重慢性并发症者暂不宜运动。

（4）血糖<5.5 mmol/L,运动前需适量补充含糖食物如饼干、面包等。

3. 生活起居

（1）环境温、湿度适宜,顺应四时及时增减衣物。

（2）起居有常,戒烟限酒。

（3）保持眼、口腔、会阴、皮肤等清洁卫生。

（4）建立较完善的糖尿病教育管理体系，通过糖尿病健康大讲堂、小组式教育或个体化的饮食和运动指导，为患者提供生活方式干预和药物治疗的个体化指导。

4. 情志调理

（1）护士多与患者沟通，了解其心理状态，增强其与慢性疾病做斗争的信心，保持乐观心态。

（2）鼓励家属理解支持患者，避免不良情绪的影响。

（3）组织形式多样、寓教于乐的病友活动，开展同伴支持教育，介绍成功的病例，鼓励参与社会活动。

（4）应用中医七情归属，了解患者情志状态，指导采用移情易性的方法，分散患者对疾病的注意力，改变其不良习性。

5. 低血糖及酮症酸中毒的预防与处理

（1）向患者讲解低血糖、酮症酸中毒的诱因、临床表现及应急救护措施。

（2）生活有规律，定时定量进餐，不擅自停用胰岛素及口服降糖药。

（3）外出时随身携带急救卡和糖果、饼干。如运动量增加应适当增加碳水化合物摄入，定时监测血糖。

（4）严密观察患者有无心慌、头晕、大汗、手抖、面色苍白、饥饿等低血糖症状，意识清楚者立即口服含糖 15～20 g 糖类食物，15 min 后监测血糖；意识障碍者立即静脉注射 50％葡萄糖 20 ml。

（5）出现神昏、烦躁不安、呼吸深快、血压下降、肢冷、脉微欲绝时，及时报告医师，给予氧气吸入，针刺人中、十宣等穴，配合医师进行抢救。

6. 糖尿病足的预防

（1）所有患者每年至少进行一次足部检查，包括足有否畸形、胼胝、溃疡、皮肤颜色变化，足背动脉和胫后动脉搏动、皮肤温度以及有否感觉异常等。

（2）预防关键点：定期检查、识别是否存在糖尿病足的危险因素；教育患者及其家属重视足的保护；穿合适鞋袜，鞋底较厚而鞋内较柔软，透气良好；去除和纠正易引起溃疡的因素。

（3）有危险因素的患者给予下列教育：注意足部卫生，洗足水温在 37～40 ℃，洗后擦干，尤其注意擦干趾间；不宜用热水袋、电热器等直接暖足；避免赤足；勿自行修剪或用化学制剂处理胼胝；穿鞋前先检查鞋内有无异物或异常；干燥皮肤可以使用油膏类护肤品。

（4）定期足部穴位按摩，如涌泉、三阴交、足三里、阳陵泉等穴。

7. 自我监测

（1）学会自我规范监测血糖、血压、体重、腰臀围等，养成良好的记录习惯。

（2）每 3 个月检查 1 次糖化血红蛋白、心电图，每 6 个月检查肝肾功能、血脂、尿微量蛋白等。

（3）每年至少筛查 1 次眼底及外周血管、周围神经病变等。

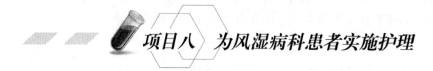

项目八　为风湿病科患者实施护理

一、任务导入

患者,刘××,女,53岁,因"反复四肢关节肿痛10余年,伴低热、乏力3 d"于2019年3月3日10:46由门诊拟"尪痹"(中医诊断:尪痹,证属痰瘀痹阻;西医诊断:类风湿关节炎)收入我科。

患者自诉于10年前无明确诱因情况下出现双膝关节肿痛,双肩疼痛,后渐出现双手近端指向关节、掌指关节、双腕、双足趾、双踝关节肿胀、疼痛,双手晨僵＞1 h/d,以及双肘双髋疼痛,而3 d前出现夜间低热症状,体温未测,自购退热药(药名不详)使用,体温可控制,但仍波动,今为求进一步诊治,来我院就诊,门诊拟"尪痹"收入我科。患者系先天不足,后天失养,正气亏虚,卫外不固,易致风寒湿邪乘虚侵入,痹阻筋骨、肌肉、关节、经络,不通则痛。病久气血津液运行不畅,血滞为瘀,津凝为痰,四诊合参,中医辨本病为"尪痹",证属"痰瘀痹阻证"。

2019年3月3日11:10　患者诉关节疼痛,遵医嘱按时予药物治疗。

2019年3月5日10:00　遵医嘱加用芙蓉膏外敷双膝。

2019年3月12日15:00　患者诉症状较前好转。

2019年3月27日10:00　遵医嘱办理出院。

二、任务目标

1. 患者关节疼痛症状较前缓解或消失,能够进行关节的功能锻炼。
2. 患者能够配合治疗及护理,了解疾病的相关知识。
3. 患者住院期间情绪稳定,护理操作未发生不良反应。
4. 患者能得到优质的护理服务,对医院和科室的医护人员满意。

三、任务实施

1. 工作过程

工作过程包括:患者入住;住院评估;入院介绍;分级护理;出院指导;延续护理。相应情境见表2-8-1～表2-8-6。

表2-8-1　患者入住

患者入住情境
热情接待
护士:阿姨您好,这里是风湿科,请问您是来住院的吗?

患者:是的。

护士:好的,请先称一下体重。

(护士起身扶着患者站上体重秤称体重,告知患者体重为 65 kg。)

护士:抱歉,阿姨,因 23 床患者出院手续还没办好,暂时只能在 2208 病房铺张折叠床先让您睡,等 23 床患者办好出院手续后,我们会更换床上用品,紫外线消毒后,您再住 23 床,这样可以吗?

患者(把住院证递给护士):好的。

安排病床

护士:您好,您的床位是 23 床,我带您去病房。

患者:好的。

护士:您现在暂时先睡在这个折叠床上,等这个患者走后再搬到 23 床,这是您的腕带,我给您戴在这个手上可以吗?

完成告知

患者:好的,请问戴上这个腕带我洗澡的时候可以取下来吗?

护士:不用取下来的,因为它防水、防酒精,所以请您 24 小时戴在手腕上,上面有您重要的信息。如果腕带上的字迹不清楚了,我们会帮您更换,这个不用担心的。

患者:好的,谢谢!

护士:不用客气,我现在通知医生来看您,您先休息一会儿。

通知医生

(护士通知管床医生,并把住院证放在病历夹中。)

护士:×医生您好,新 23 床的患者已经在 2208 病房的折叠床床位上了。

医生:好的,我现在去看一下患者。

表 2-8-2　住院评估

住院评估情境

入院评估

护士:阿姨,您好,这是体温表,我给您夹在腋下(腋下没汗)。

患者:好的。

护士:请您留一个联系方式,最好是家属的。

患者:好的,我爱人的手机号为×××××××××××。

护士:您有哪些不舒服呢?

患者:我四肢关节肿痛10多年了,而且最近3天总觉得没力气,发低烧,其他都还好。

护士:好的,您平时胃口怎么样? 偏向于哪种口味? 平时吸烟、喝酒吗?

患者:我胃口挺好的,比较喜欢吃清淡的东西,不抽烟、不喝酒。

护士:您睡眠怎么样啊? 大小便正常吗?

患者:大小便都是正常的,睡眠也挺好的。

护士:您对什么东西过敏吗? 比如药物、食物或者其他的东西。

患者:暂时没有发现对什么东西过敏。

护士:好的,您除了关节疼痛以外,有没有因为其他的疾病住过院,比如高血压、心脏疾病、手术等等。

患者:没有,我就是关节疼痛,最近发低烧,没有其他的疾病,也没有做过什么手术。

护士:好的,那您说的低烧是多少度? 在家用体温表量过吗?

患者:没有量过,只是感觉。

护士:好的,我知道了,现在可以拿出您的体温表了,是36.8℃,体温是正常的,我给您测量一下血压。

(护士为患者测量血压、呼吸、脉搏。)

患者:都是正常的吗?

护士:是的,都在正常范围内。

患者:好的。

护士:您有假牙吗?

患者:没有。

护士:您先休息。

患者:好的。

表 2-8-3 入院介绍

入院介绍情境

环境介绍

(护士为患者介绍医院环境,让患者在入院须知单上面签字。)

护士:开水间在走廊的最前端,每个床位都会提供一个热水瓶、床头柜。每个房间都有卫生间,每天下午在卫生间里面可以洗浴,使用时避免摔跤。您房间门口正好是护士站,医生办公室在护士站后面,有什么问题可以过来咨询我们。

患者:请问洗澡需要洗澡卡吗?

护士:洗澡卡是在您今天办理住院手续的住院处办理,但只有下午才可以办理。

患者:知道了,谢谢!那谁是我的管床医生和护士呢?

医护人员介绍

护士:不用客气。我们科的护士长是×××,您的管床医生是×××,我是您的责任护士×××,住院期间有什么需要您可以找我,也可以按床头铃。

患者:好的。

制度介绍

护士:除了以上那些呢,我还要给您讲一下我们的制度问题。比如住院期间如有欠费您需及时缴费,以免影响您的治疗。住院期间不得擅自离开医院,以免影响您的诊疗或出现其他意外。如果有比较紧急的事情必须离开,请提前得到医生的同意,然后需在《住院患者外出请假申请单》上签字。住院期间,请不要在室内大声喧哗,保持良好安静的病房环境。

患者:好的,护士。

安全介绍

护士:另外,您在活动以及洗浴时要注意防滑、防摔,住院期间要防盗,请妥善保管好您的贵重物品。

患者:好的,我知道了。

表 2 - 8 - 4 分级护理

分级护理情境

辨证分型

护士:刘阿姨,医生诊断您属于尪痹病的痰瘀痹阻证。

患者:那要咋办?

饮食调护

护士:刘阿姨,不同证型的饮食是很讲究的,您有一些东西不能吃,根据您的症状我给您简单地说一下。

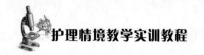

患者:好的,太好了,我一直在愁不知道能吃哪些东西呢。

护士:饮食尽量清淡、多样化、富含营养,多食新鲜蔬菜瓜果,多食活血化瘀的食品,如黄鳝、木耳、山楂、桃仁、陈皮、薏苡仁、绿豆等。食疗方有红花茶(500 ml清水煮沸后,关火放入红花5~10 g,浸泡5分钟后滤出汁液即可饮用),经期禁用,可以缓解肢体发凉、麻木。

患者:我已绝经呢,这样我以后就知道哪些东西可以多吃了,谢谢您。

护士:刘阿姨,最近看您有些焦虑,您遇到什么问题了吗?

患者:我类风湿关节炎已经有10年了,天天吃药打针控制得也不好,我都没有信心了。

护士:刘阿姨,您不能这样想,您要多想一些积极的事情,要保持一个良好的心态,您女儿把我们科室的功能锻炼操都拷贝回去了,说要带您一起锻炼锻炼。咱们病房很多患者都在晨晚间一起做手指操,一起聊天散步,您也可以加入进去。大家聊聊天、散散步,您的心情也会好很多,这样也会增加与疾病战斗的信心。

患者:××护士,谢谢您能这么有耐心地陪我聊天,听您说了这些话我心情好多了,以前我总以为我的家人不关心我,现在我知道了,她们都很爱我,为了她们我也要有信心,明天我就加入咱们病区的"锻炼"小队伍,到时候不会做,还得要您指导一下哦。

护士:好的,刘阿姨,您也不用太急,运动要循序渐进地来。

患者:好的,好的。

护士:刘阿姨加油。

患者:加油。

起居护理

护士:刘阿姨,健康的生活习惯会有助于您的恢复,下面给您简单说一些生活的注意事项:首先要顺应四时及时增减衣物,现在温差比较大,要注意防止感冒。其次就是保持充足的睡眠。再次就是要保持眼、口腔、会阴、皮肤等清洁卫生。最后就要适当运动,我们病区每天都在教授类风湿关节炎的功能操,您到时候可以跟病友一起学习锻炼,不过运动不能太急,要循序渐进。最后我们病区每周四下午会有医生或护士给患者们讲课,涉及的内容很多,比如类风湿关节炎的起居、饮食、运动、用药等等,您可以去听听,也可以提高您对类风湿关节炎的认识,从而有效地减缓并发症的发生等。

患者:好的,谢谢您,原来在病区我可以了解这么多疾病相关的知识,比在网络上、书本上看到的内容更易懂,也很适合我,感谢你们病区为我们提供这么多的活动。

护士:刘阿姨,不用客气。

治疗方案告知

患者:×护士,我想知道医生给我制定了什么治疗方案?

护士:好的,刘阿姨,我帮您看一下。您是二级护理,普食,静脉用药是天麻素注射液,起到活血、改善微循环的作用,可以预防一些并发症。口服药是甲泼尼龙片,起到消炎、止痛和调节免疫的作用。局部予芙蓉膏外敷,起到清热解毒、消肿止痛的功效。您还有其他的疑问吗?

患者:好的,谢谢您,我知道了,没有其他疑问了。

护士:好的,刘阿姨不客气。

表 2 - 8 - 5 出院指导

出院指导情境

出院通知

护士:刘阿姨,您好,医生看您的化验结果都比较正常了,而且您的关节也不疼痛了,让我来通知您今天可以出院了。

患者:真的吗?太好了,终于可以出院了,那我需要准备什么东西呢?

出院指导

护士:您先到护士站这边来,我把医生的出院小结给您,然后您带着结账单到一楼的住院处办理结账就行了,我现在把医生给您开的药拿给您。

患者:好的。

(护士去治疗室拿药。)

护士:刘阿姨,药给您,这个药是饭后吃的,一天2次,一次吃1粒,每天可不要忘了吃药。您三个月后来医院复查一下,看看类风湿关节炎控制的情况。刘阿姨您回家以后吃饭要注意,按照我们在医院给您制定的饮食,清淡饮食,不能太油腻,而且要坚持运动。

患者:好的,谢谢您,我会记住的,再见。

表 2 - 8 - 6 延续护理

延续护理情境

出院回访

护士:刘阿姨,您好,我是风湿科的×××护士,您出院到现在,关节有没有再疼啊?

患者:您好,最近又有点疼了。

护士:那您来复查一下吧。复查的前一天晚上10点之后就不要吃喝了(包括喝水、喝牛奶等),等抽血完成后再吃,这样说您能明白吗?

患者:好的,能明白,那请问第二天早晨的口服药可以吃吗?

护士:您可以抽完血后吃点东西后再吃药。

患者:好的,我知道了,谢谢。

护士:您要坚持饮食和运动控制,保持心情舒畅,来门诊复查有什么问题可以随时找我,电话是×××××××××。

患者:好的,谢谢。

2. 操作流程

根据医嘱需要予中药外敷,情境如表2-8-7。

表2-8-7 中药外敷

中药外敷情境

操作评估

(护士携医嘱单来到病房。)

护士:23床阿姨您好,请问您叫什么名字呀?

患者:刘××。

护士:好的,刘阿姨,麻烦让我核对一下您的腕带。

患者(将有腕带的手伸出):好的,有什么事?

护士(核对无误后):刘阿姨,为了缓解您关节的肿胀和疼痛症状,遵医嘱给您进行中药芙蓉膏外敷。

患者:好的,芙蓉膏外敷有什么作用啊?

护士:这是一种中药外治法,药物敷布于患处或穴位的一种治疗方法,应用时将所需药物研成粉末加适量赋形剂制成糊状敷贴于患处。药物在局部放置时间6~8小时。作用是通经活络、清热解毒、活血化瘀、消肿止痛。请问您哪个关节疼痛明显?关节部位皮肤是否破溃?有无药物过敏史?

患者:好的,我懂了。四肢关节都疼,疼痛部位皮肤没有破溃,也没有药物过敏的。

护士:刘阿姨,那要我协助您去下卫生间吗?

患者:不用,我自己可以的。谢谢。

护士:那好,我去准备下用物,一会儿就来。

操作过程

护士:刘阿姨,请您平卧,卷上您的衣服袖子和裤腿。

患者:好的。

护士:药物已均匀涂在关节疼痛的地方,厚度 2~3 毫米,保留时间 6~8 小时。您是否有不适的感觉?

患者:没有。

护士:在敷药过程中保持敷料的清洁干燥。如果感觉有红疹、瘙痒、水泡等过敏情况,请及时告知我。传呼铃在这里,我也会经常来巡视的。

患者:好的。

护士:您现在还有什么需要吗?

患者:没有。

护士:谢谢您的配合。

健康指导

(1) 药物留置时间 6~8 小时。
(2) 芙蓉膏外敷的部位皮肤若有红疹、瘙痒、水泡等情况,应立即停止处理。

护理评价

芙蓉膏外敷结束后皮肤完好,关节疼痛症状较前好转。

四、相关知识平台

尪痹(类风湿关节炎)中医护理方案

类风湿关节炎是因风寒湿热等外邪入侵,闭阻经络,客于关节,气血运行不畅所致,以全身关节和(或)肌肉呈游走性红肿、重着、酸楚、疼痛或晨僵为主要临床表现。病位在关节、经络。

(一) 常见证候要点

(1) 风湿痹阻证:肢体关节疼痛、重着或有肿胀,痛处游走不定,关节屈伸不利,舌淡红,苔白腻。

(2) 寒湿痹阻证:肢体关节冷痛,肿胀、屈伸不利,局部畏寒,得寒痛剧,得热痛减,舌胖,舌质淡暗,苔白腻或白滑。

(3) 湿热痹阻证:关节肿痛,触之灼热或有热感,口渴不欲饮,烦闷不安,或有发热,舌质红,苔黄腻。

（4）痰瘀痹阻证:关节肿痛日久不消,晨僵,屈伸不利,关节周围或皮下结节,舌暗紫,苔白厚或厚腻。

（5）气血两虚证:关节肌肉酸痛无力,活动后加剧,或肢体麻木,肌肉萎缩,关节变形,少气乏力,自汗,心悸,头晕目眩,面黄少华,舌淡苔薄白。

（6）肝肾不足证:关节肌肉疼痛,肿大或僵硬变形,屈伸不利,腰膝酸软无力,关节发凉,畏寒喜暖,舌红,苔白薄。

（二）常见症状/证候施护

1. 晨僵

（1）观察晨僵持续的时间、程度及受累关节。

（2）晨起用力握拳再松开,交替进行 50～100 次(手关节锻炼前先温水浸泡)。床上行膝关节屈伸练习 30 次。

（3）注意防寒保暖,必要时佩戴手套、护膝、袜套、护腕等。

（4）遵医嘱穴位按摩,取双膝眼、曲池、肩髃、阿是穴等。

（5）遵医嘱艾灸,悬灸阿是穴。

（6）遵医嘱予中药外洗。

2. 关节肿痛

（1）观察疼痛性质、部位、程度、持续时间及伴随症状。

（2）疼痛剧烈的患者,以卧床休息为主,受损关节保持功能位,局部保暖并在关节处加护套。

（3）勿持重物,可使用辅助工具,减轻对受累关节的负重。

（4）遵医嘱穴位贴敷,取阿是穴。局部皮肤色红,禁止穴位贴敷。

（5）遵医嘱予中药外洗。

3. 关节畸形

（1）做好安全评估,如日常生活能力、跌倒/坠床等,防止跌倒或其他意外事件发生。

（2）遵医嘱艾灸,取阿是穴。

（3）遵医嘱穴位贴敷,阿是穴。

（4）遵医嘱予中药外洗。

4. 疲乏无力

（1）急性期多卧床休息,恢复期适量活动,防止劳累,减少弯腰、爬高、下蹲等动作。

（2）遵医嘱艾灸,取足三里、关元、气海等穴。

（3）遵医嘱穴位贴敷,取肾俞、脾俞、足三里等穴。

（三）中医特色治疗护理

1. 药物治疗

（1）内服中药:风寒湿痹者中药宜温服;热痹者中药宜偏凉服。

（2）注射给药。

2. 特色技术

（1）中药外洗(院内制剂——熨洗 1 号)：建议在晚间进行，温度在 37～40 ℃，以患者耐受为宜，时间 30 min，夏季温度可偏凉，冬季温度可适当调高。

（2）艾灸。

（3）穴位按摩。

（4）穴位贴敷。

（四）健康指导

1. 生活起居

（1）居室环境宜温暖向阳、通风、干燥，避免寒冷刺激。

（2）避免小关节长时间负重，避免不良姿势，减少弯腰、爬高、蹲起等动作。

（3）每日适当晒太阳，用温水洗漱，坚持热水泡足。

（4）卧床时保持关节功能位，行关节屈伸运动。

2. 饮食指导

（1）风湿痹阻：宜食祛风除湿、通络止痛的食品，如鳝鱼、薏苡仁、木瓜、樱桃等。食疗方：薏仁粥、葱豉汤。

（2）寒湿痹阻：宜食温经散寒、祛湿通络的食品，如牛肉、山药、枣、红糖、红小豆等。食疗方：红枣山药粥、黄酒烧牛肉等。

（3）湿热痹阻：宜食清热祛湿的食品，如薏苡仁、红豆、黄瓜、苦瓜、冬瓜、丝瓜、绿豆芽、绿豆等。食疗方：丝瓜绿豆汤、冬瓜薏仁汤。

（4）痰瘀痹阻：宜食活血化瘀的食品，如山楂、桃仁、陈皮、薏苡仁、绿豆等。食疗方：薏苡仁桃仁汤、山芋薏仁粥等。

（5）气血两虚：宜食补益气血的食品，如大枣、薏苡仁、赤小豆、山药、阿胶、鸡肉、牛肉、乌骨鸡、黑芝麻、龙眼肉等。食疗方：大枣山药粥、乌鸡汤。

（6）肝肾不足：宜食补益肝肾的食品，如甲鱼、山药、枸杞子、鸭肉、鹅肉、芝麻、黑豆等。食疗方：山药芝麻糊、枸杞鸭汤等。

3. 情志调理

（1）多与患者沟通，了解其心理状态，及时给予心理疏导。同时鼓励患者与他人多交流。

（2）鼓励家属多陪伴患者，给予情感支持。

4. 康复指导

（1）保持关节的功能位，并在医护人员指导下做康复运动，活动量应循序渐进增加，避免突然剧烈活动。

（2）病情稳定后，可借助各种简单工具与器械，进行关节功能锻炼，如捏核桃、握力器、手指关节操等锻炼手指关节功能，空蹬自行车锻炼膝关节，踝关节屈伸运动等。逐步可进行太极拳、八段锦、气功等锻炼。

模块三 为外科患者实施护理

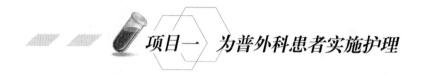 **项目一 为普外科患者实施护理**

一、任务导入

患者,王××,男,65岁,因"体检发现胆总管结石1月余"于2019年2月21日08:12由门诊拟"胆总管结石、胆囊结石伴慢性胆囊炎"(中医诊断:胆石胆胀,证属肝胆湿热;西医诊断:(1)胆总管结石;(2)胆囊结石伴慢性胆囊炎)收入我科。

患者自诉1月20日体检发现胆总管结石,今为求进一步诊治,来我院就诊。患者既往有慢性膀胱炎病史10年,无药物过敏史。患者入院后予以生命体征测量,患者未有明显皮肤、巩膜黄染,食欲欠佳,二便正常,睡眠及精神尚可,体重未见明显降低。

2019年2月23日08:00患者在全麻下行胆囊切除＋胆总管切开取石＋T管引流术,于10:58返回病房,腹腔引流管、"T"管、导尿管均一根,予以妥善固定,遵医嘱监测生命体征,并予以患者术后健康宣教及中医护理辅助治疗。

2019年2月24日	07:30	予以T管等引流管护理。
	10:00	予以切口敷料换药。
2019年2月26日	09:00	因患者出现血尿予以膀胱冲洗。
	09:35	为缓解患者静脉穿刺处疼痛,予以湿敷。
	11:00	患者诉静脉穿刺处疼痛明显减轻。
2019年2月28日	08:00	患者膀胱冲洗出液体澄清,遵医嘱停膀胱冲洗。
2019年3月1日	08:00	遵医嘱办理出院。

二、任务目标

1. 患者疼痛减轻,直至消失。
2. 患者能配合治疗及护理,体温正常。
3. 患者情绪稳定,有效应对能力提高。
4. 患者能得到优质的护理服务。

三、任务实施

1. 工作过程

工作过程包括:患者入住;住院评估;入院介绍;分级护理;出院指导;延续护理。相应情境见表 3-1-1~表 3-1-6。

表 3-1-1 患者入住

患者入住情境

热情接待

（患者在家属陪同下来到住院部护士站。）

护士甲：您好，这里是普外科，您是来住院的吗？

患者：是的（递上住院证）。

护士甲（接过住院证）：您好，请先称一下体重。

护士甲：我叫××，是您的床位责任护士，现在需要了解您的一些情况。

患者：好的。

护士甲：叔叔，您是哪里不舒服啊？

（此时，护士乙拿来病历并放入病历夹，递给护士甲。）

患者：我一个月前体检发现胆总管结石。

护士甲：请问您还感觉哪里有不适的感觉？

患者：没有。

安排病床

护士甲：叔叔，跟着我一起去病房。

（护士甲为患者安置好床位，引领患者步入病房。此时护士乙拿着体温表、血压计走进病房。）

生命体征测量

护士乙：叔叔，请您平卧，现在给您测体温（将体温表放入患者对侧腋下），再测量血压和脉搏。（详见生命体征监测）

护士乙：叔叔，您的体温 36.6 ℃、脉搏 80 次/分、呼吸 20 次/分。您先休息。

患者：好的，谢谢你。

通知医生

（护士甲将生命体征写入病历，并将病历递给医生，告知医生患者诊断。医生拿着病历向病房走去。）

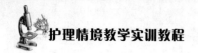

表 3 - 1 - 2　住院评估

住院评估情境

入院评估

护士:叔叔,您好! 请问您叫什么名字?

患者:王××。

护士:请问您是因为哪里不舒服来住院的?

患者:一个月前体检发现胆总管结石,所以想来进一步诊治。

护士:现在还感觉到哪里不舒服吗?

患者:没有。

护士:请问您之前有过什么疾病吗? 有过什么药物过敏吗?

患者:慢性膀胱炎十年了,没有药物过敏。

护士:排便、排尿、睡眠怎么样啊?

患者:都正常。

护士:饮食习惯呢? 有没有烟酒嗜好?

患者:饮食比较清淡,不抽烟、不喝酒。

护士:听力、视力怎么样啊?

患者:都还好。

护士:皮肤有没有哪里破损或者不舒适的?

患者:没有。

护士:叔叔,请伸舌给我看一下。

患者:好的。

护士:您的舌红,苔黄腻。请您休息一会,医生一会儿来为您进行体格检查及采集病史。

患者:好的,谢谢!

表 3-1-3 入院介绍

入院介绍情境

环境介绍

护士甲:叔叔,热水瓶在床头柜里,出门右转是开水间,里面有微波炉可以热饭菜,开水是24小时供应的。

患者:好的。

医护人员介绍

护士甲:叔叔,您的床位医生叫×××,我是您的床位护士,我叫×××。您可以叫我小×,有什么需要可以告诉我。

制度介绍

护士甲:叔叔,住院期间不允许私自离院,请您配合。这是入院告知书,这是无红包告知书……请您看完后在这里签名。(患者签署各项告知书。)

安全介绍

护士甲:叔叔,微波炉使用需要专门的微波炉碗,病房内不能使用电器,也不能抽烟,要穿防滑拖鞋。

留取标本告知

护士乙(拉起床栏):好的,叔叔您先休息一下,医生马上就来看您了。今天晚上十点以后禁饮禁食,明天清晨采集空腹血标本,留取第一次小便、大便,您能记得吧?

患者:好的。

表 3-1-4 分级护理

分级护理情境

术前

辨证分型

护士:叔叔,您好,医生对您的疾病进行了辨证,您的证型是肝胆湿热证,护理的级别是二级护理。

饮食调护

护士:叔叔,您是一个月前体检发现胆总管结石,既往有慢性膀胱炎,从现在开始您的饮食需要调整一下了,要低脂饮食,多饮水,能记住吗?

患者:就是要少吃荤菜,多吃蔬菜?

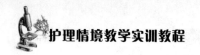

护士:是的,饮食以清淡为主,多吃清热利湿的食物,如冬瓜、绿豆、薏苡仁等,禁食辛辣、油腻及过咸。

情志护理

护士:肝胆湿热证是我们的中医辨证分型,这个证型的人右胁胀满疼痛,胸闷纳呆,恶心呕吐,口苦心烦,大便黏滞,或见黄疸。叔叔,您最近有这些方面的情况吗?

患者:是的,最近食欲不是很好,心里也比较烦。

护士:叔叔,您情绪易激动、烦躁,所以您要尽量保持情绪稳定,保持病房安静,避免刺激,可以听一点轻缓的音乐帮助您调节情绪。

患者:好的。

起居护理

护士:叔叔,请您保持环境清静,避免声光刺激。

患者:好的。

术后

术后宣教

护士:叔叔,您现在手术回到病房,要去枕平卧 6 小时,禁饮禁食,什么时候能进食我们会通知您的。这些导管是腹腔引流管、"T"管、导尿管,我给您固定好,您注意不要过度牵拉、反折、扭曲它们。现在给您做耳穴压豆,取左耳直肠、大肠、内分泌穴位,每日按压埋豆处 3~5 次,每次 1~2 分钟,有预防呃逆、止痛的效果。

护士(面向家属):阿姨,您可以给叔叔按压这几个穴位,合谷、内关、足三里。

患者家属:好的,谢谢!

护士:不用客气,阿姨。

护士:叔叔,您现在心电监护所显示的生命体征是在正常范围之内,不要紧张。之后您的生命体征我们会继续监测的。

T 管引流

护士:叔叔,现在根据医嘱为您做 T 管护理。

患者:T 管?

护士:就是这根引流管,名称和它的形状有关,手术取石时,在胆管开一切口,然后将 T 管的上面一横插入胆管连接胆道下端,F 面的一竖自然就是连接引流袋的,它主要是引流胆汁的,还有引流残余结石和支撑胆道的作用。

患者:我什么时候可以拔掉这根引流管? 放在身上不方便。

护士:您别急,一般来说,术后 4~6 周,引流量逐渐减少,颜色澄清,无泥石样结石和异物,您也没有发热、黄疸、腹痛等情况,我们就可以做胆管造影了,造影如果显示无残留结石并且通畅良好,就可以试夹管,夹管 2～3 天您也没有不适,就可以拔管了。

  患者:谢谢你,护士,今天学到不少知识。

  护士:不用谢! 医生一会儿就来为您进行换药。

膀胱冲洗

  护士:叔叔,由于您出现了血尿,医生诊断您是慢性膀胱炎急性发作,根据医嘱我要为您进行膀胱冲洗。

  患者:好的。这项操作主要有什么作用呀?

  护士:膀胱冲洗是为了清除膀胱内的血凝块、细菌等异物,防止感染,促进炎症消退,预防膀胱内血块的形成。慢性膀胱炎也需要系统治疗。现在请您不要紧张,积极配合治疗会好的。

  患者:谢谢!

湿敷法

  护士:叔叔,今天感觉怎么样啊? 输液没有什么不舒服吧?

  患者:现在输的这瓶白色的药液,感觉静脉穿刺处疼痛。

  护士:叔叔,您别急! 我来看看。

  护士:叔叔,输液处没有肿胀。如果您感觉疼痛厉害的话,我给您重新选择静脉进行穿刺吧。

  患者:好的,那就换个手吧。

  护士:叔叔,感觉疼痛的静脉穿刺处,我给您用硫酸镁湿敷,可以减轻疼痛。

  患者:谢谢你! 护士。

饮食调护

  护士:叔叔,您通气了。现在可进食少量清淡、低脂、半流质饮食,如稀饭、面条。牛奶、豆浆不可以喝,防止肠胀气。

  患者:谢谢!

起居护理

  护士:叔叔您可以适当下床活动,但是要注意引流管的摆放,不要高于引流处。

  患者:好的。

情志护理

  护士:叔叔,看得出来您现在恢复得还是很好的,不要着急,会一天比一天好的。

表 3-1-5　出院指导

出院指导情境

出院通知

患者:护士,我明天可以出院了。

护士:是的,我们刚刚也接到通知,您明天可以出院了,今天我给您把明天办理出院手续的资料准备好,明天上午 9 点来护士站办理出院。

出院指导

护士:叔叔,出院回家了要注意饮食。饮食宜清淡,忌食辛辣、刺激、肥甘、厚腻的食物,不要暴饮暴食,多饮水。

患者:一定的。

护士:叔叔,之前教过您和阿姨,会正确更换 T 管引流袋吗?

患者:会的,你们教得很仔细,谢谢你们了。

护士:不用谢,您回家以后注意休息,记得定期复诊。

患者:好的。

表 3-1-6　延续护理

延续护理情境

电话回访

护士:您好! 我是××医院普外科护士×××。请问您是王××吗?

患者:我是,你好!

护士:叔叔,今天给您打电话,是想问一下,您现在恢复得怎么样? 手术切口有疼痛等不适吗?

患者:没有,现在一切都不错。

护士:叔叔,那请问您住院期间对我们医生、护士还有什么意见和建议啊?

患者:医生和护士都很好。

护士:谢谢叔叔对我们的肯定。饮食上一定要注意,忌食辛辣、刺激、肥甘、厚腻的食品,注意不要暴饮暴食,定期复诊。

患者:谢谢!

护士:祝您早日康复!

患者:谢谢!

2. 操作流程

根据医嘱,需要相继为患者实施:①生命体征监测;②T 管引流护理;③换药;④膀胱冲洗;⑤湿敷法。情境如表 3-1-7~表 3-1-11。

表 3-1-7 生命体征监测

生命体征监测护理情境

护理评估

(经核对无误后护士予患者生命体征测量。)

护士(携治疗单到床旁):1 床您好,请问叫什么名字?

患者:王××。

护士:王××您好,我是您今天的责任护士,我叫×××,请让我核对一下您的腕带,可以吗?

患者:可以。

护士(核对完腕带):因为您是今天新入院的患者,需要给您做个生命体征的测量,包括体温、脉搏、呼吸、血压,需要您在床位上休息 30 分钟,这 30 分钟内不要进食、洗澡、运动及冷、热敷。

患者:好的。

护士:请问您以前做过腋下手术吗?

患者:没有。

护士:现在需要协助您上个厕所吗?

患者:不需要,谢谢!

护士:您先休息一会,我去准备用物。

患者:好的。

操作过程

(护士回治疗室准备用物。环境光线明亮,安静整洁,温、湿度适宜。)

护士(携治疗单到床旁):1 床,住院号××××××,再让我核对一下您的腕带信息,可以吗?

患者:可以。

护士:请问您叫什么名字?

患者:王××。

护士:现在给您进行生命体征测量,需要您平卧,这样睡可以吗?

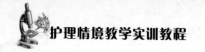

患者:可以。

护士:先给您测量腋温,让我帮您擦干右侧腋下的汗液,将体温计水银端放于您腋窝深处并贴紧皮肤,注意不要脱落,5～10分钟后取出。我来为您测量脉搏,请您伸出右手,需要数30秒到1分钟。同时会观察您的胸腹起伏次数来测量您的呼吸,一起一伏为一次。您的脉搏是正常的,78次/分,呼吸18次/分。现在帮您测量血压。

护士:您的血压是正常的,120/70 mmHg,这样的卧位可以吗?

患者:可以。

护士:体温36.5 ℃,是正常的。

护士:生命体征已测量好,现在您还有什么需要吗?

患者:没有,谢谢!

护士:床头有呼叫铃,有什么需要可以按铃,我也会定时巡视病房的,谢谢您的配合!

健康教育

(1) 测量体温时,护士要询问患者有无饮热水、激烈运动等。

(2) 护士告知患者避免紧张、剧烈运动、哭闹等情绪波动,以免影响测量结果。

(3) 护士告知患者,测量血压时若衣袖过紧或太多时,应当脱掉衣服,以免影响测量结果。

护理评价

护士准确测量、记录患者体温、脉搏、呼吸、血压,配合医生做好诊疗工作。

表3-1-8 T管引流护理

T管引流护理情境

护理评估

(经核对无误后护士予患者T管引流护理。)

护士(携治疗单到床旁):1床您好,请问您叫什么名字?

患者:王××。

护士:王××,您好,我是您今天的责任护士,我叫×××,请让我核对一下您的腕带,可以吗?

患者:好的。

护士(核对完腕带):您现在是胆总管结石术后第二天,为了保持T管引流通畅,防止逆行感染。我将根据医嘱给您更换T管引流袋。让我先来看一下您的手术切口情况。

患者:好的。

护士:手术切口纱布外观清洁干燥。您先休息一会儿,我去准备用物。

患者:好的。

(护士回治疗室准备用物。环境光线明亮,安静整洁,温、湿度适宜。)

护士(携治疗单到床旁):1 床您好,再让我核对一下您的腕带信息,可以吗?

患者:好的。

操作过程

护士(携带准备好的用物至病房):王××,物品我准备好了,现在来给您更换 T 管引流袋,您准备好了吗? 需要您平卧,这样睡可以吗?

患者:好的。

(护士观察胆汁的量、颜色、性质,并准确记录。)

护士:王××,您无论下床活动还是休息时一定要妥善固定好管路,防止牵拉,以防 T 管牵拉脱落。平卧时引流管应低于腋中线,站立或活动时不可高于腹部引流口平面,防止引流液逆流。也注意不要反折引流管,以免影响引流的通畅性。

患者:好的。

护士:您现在还有什么需要? 及时告诉我。传呼铃在这里,我也会经常来巡视的。

患者:好的,谢谢!

护士:谢谢您的配合!

健康教育

(1)护士告知患者放置或者更换引流袋的注意事项。
(2)护士指导患者在身体活动过程中保护 T 管。
(3)如有任何不适,及时告知医护人员。

护理评价

操作规范,引流通畅,无不适主诉。

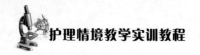

表 3-1-9　换药

换药情境

护理评估

（经核对无误后护士予患者伤口换药。）

护士（携治疗单到床旁）：1 床您好，请问您叫什么名字？

患者：王××。

护士：请让我核对一下您的腕带，好吗？

患者：好的。

护士（核对完腕带）：我是您今天的治疗护士，我叫×××，根据您的病情需要，为了防止伤口感染，遵医嘱给您进行伤口换药，过程中可能有些不适，希望您能尽量配合，需要协助您上厕所吗？

患者：不需要，谢谢！

护士：那您先休息一会儿，我去准备下用物。

患者：好的。

操作过程

（护士回治疗室准备用物。环境光线明亮，安静整洁，温、湿度适宜。）

护士（携带准备好的用物至病房）：1 床，住院号×××××××。您好，再让我核对一下您的腕带信息，可以吗？

患者：好的。

护士：王××，我协助您平卧拉上隔帘，解开衣扣，充分暴露创面，马上为您换药，请不要紧张。

患者：好的。

护士：我来给您取下伤口原有的敷料，看下伤口恢复情况。

患者：好的。

护士：您的伤口恢复情况良好。现在为您消毒伤口，顺伤口及缝线口我会轻轻地用碘附消毒，用清洁纱布覆盖，胶布固定，要顺皮纹方向垂直，一般 3 条，两边压边粘贴，中间一条。叔叔，您现在感觉怎么样？有没有不舒服？

患者：感觉还好。

（由内向外："回"字形消毒，消毒范围超过覆盖的纱布，消毒 3 次。）

护士:现在伤口换药已换好,您平时注意保持伤口敷料的清洁干燥,避免潮湿。现在为您整理好衣物,床头有呼叫铃,我也会定时巡视病房的,您还有什么需要吗?

患者:好的,没什么需要了。

护士:谢谢您的配合!

健康教育

(1)护士告知患者换药的目的。
(2)护士告知患者保持敷料的清洁、干燥。
(3)护士告知患者如有伤口处疼痛等任何不适,及时告知医护人员。

护理评价

操作规范,伤口愈合良好。

表 3-1-10 膀胱冲洗

膀胱冲洗情境

护理评估

(经核对无误后护士予患者膀胱冲洗。)

护士(携治疗单到床旁):1床您好,请问您叫什么名字?

患者:王××。

护士:请让我核对一下您的腕带,好吗?

患者:好的。

护士(核对完腕带):我是您今天的治疗护士,我叫×××,您今天出现了血尿的症状,现在遵医嘱给您做膀胱冲洗,您以前做过这项操作吗?

患者:没有。

护士:那我跟您解释一下,膀胱冲洗是利用导尿管将溶液灌入膀胱内,再通过虹吸法将灌入的冲洗液引流出来的方法,以达到冲洗膀胱内的血凝块、防止感染的目的。需要协助您去厕所吗?

患者:不需要。

护士:那您先休息一会儿,我去准备用物。

患者:好的。

操作过程

(护士回治疗室准备用物。环境光线明亮,安静整洁,温、湿度适宜。)

护士(携带准备好的用物至病房):1床,住院号××××××××,再让我核对一下您的腕带信息,可以吗?

患者:好的。

护士:王××,您先屈膝、仰卧,我来为您把尿袋里的尿液清空。

患者:好的。

护士:王××,膀胱冲洗已经帮您接上了,膀胱冲洗速度是根据流出液的颜色进行调节,一般为80~100滴/分,您不要自行去调节速度(冲洗过程中观察患者面色,如有不适立即停止冲洗)。您现在有不适的感觉吗?

患者:没有。

护士:引流液中有鲜血时,及时告诉我,传呼铃在这里,我也会经常来巡视的。您现在还有什么需要吗?

患者(观察膀胱冲洗出液体的色、质、量):没有。

护士:谢谢您的配合。

健康教育

(1) 护士告知患者膀胱冲洗的目的。
(2) 膀胱冲洗时患者更换体位宜缓慢,避免管道的扭曲、反折、滑脱等。
(3) 患者多饮水。
(4) 患者不可自行调节冲洗速度。
(5) 患者引流液中有鲜血及有任何不适,及时告知医护人员。

护理评价

操作规范,无护理并发症。

表3-1-11 湿敷法

湿敷法护理情境

护理评估

(经核对无误后护士予患者硫酸镁湿敷。)

护士(携治疗单到床旁):1床,您好,请问叫什么名字?

患者:王××。

护士:王××,您好,我是您今天的责任护士,我叫×××,请让我核对一下您的腕带,可以吗?

患者:好的。

护士(核对完腕带):王××,您因为长期输液,输液静脉处出现肿胀、疼痛,遵医嘱予以50%硫酸镁湿敷,就是将浸泡了药液的纱布敷在您局部的皮肤上,以达到缓解局部肿胀、疼痛的作用。这个是无创性操作,请您不用担心。让我先看下您的皮肤好吗?

患者:好的。

护士:您的皮肤是完整的,没有破损,需要协助您上厕所吗?

患者:不需要。

护士:那您先休息一会儿,我回去准备用物。

患者:好的。

操作过程

(护士回治疗室准备用物。环境光线明亮,安静整洁,温、湿度适宜。)

护士:(携带准备好的用物至病房)1床,住院号×××××××,请再让我核对一下您的腕带信息,可以吗?

患者:好的。

护士:王××,物品我已经准备好了,现在来给您进行湿敷,您准备好了吗? 需要您平卧,这样睡可以吗?

患者:可以。

护士:王××,我现在帮您卷起衣袖,充分暴露前臂,马上为您湿敷,请不要紧张。

患者:好的。

护士:(纱布在药液中浸湿后,敷于患处,无菌镊子夹取纱布浸药后淋药液于敷布上,保持湿润。)您现在局部皮肤有无刺痛等不适感?

患者:现在感觉还好,没有不适感。

护士:王××,硫酸镁已经给您敷好了,保鲜膜缠绕覆盖湿敷纱布,每3~5分钟我会为您更换一次敷料,需要持续15~20分钟,这期间有什么需要可以按铃找我,我也会经常来看您的。

患者:好的。

(20 min到)

护士：现在为您取下纱布，是不是感觉好多了？

患者：现在感觉好多了。

护士：叔叔，床头有呼叫铃，我也会定时巡视病房的，您还有什么需要吗？

患者：没有。

护士：谢谢您的配合！

健康教育

（1）护士和患者做好解释沟通，以取得合作。
（2）护士给予患者保暖，防止受凉。
（3）如有任何不适，及时告知医护人员。

护理评价

患者局部不适感减轻。

四、相关知识平台

（一）中医特色治疗护理

1. 药物治疗

内服中药，药物宜偏凉服，药后要多饮水。

2. 特色技术

穴位贴敷、耳穴贴压、穴位按摩等。

（二） 健康指导

1. 生活起居

（1）病室安静、整洁、空气清新，温、湿度均应偏低。
（2）急性发作时宜卧床休息，宜右侧卧位。

2. 饮食指导

宜食清热利湿的食物，如薏苡仁、黄瓜、芹菜、冬瓜等。

3. 情志调理

（1）护士多与患者沟通，了解其心理状态，指导其保持乐观情绪。
（2）护士指导患者采用移情相制疗法，转移其注意力。
（3）护士鼓励家属多陪伴患者，给予患者心理支持。
（4）护士鼓励病友间多沟通，交流疾病防治经验，提高认识，增强治疗信心。

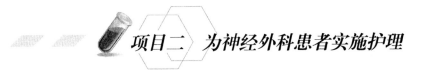

项目二　为神经外科患者实施护理

一、任务导入

患者,王××,男,68岁,因"突发左侧肢体无力伴意识障碍2 h余"于2019年4月21日08:12由急诊拟"右侧基底节区出血"(中医诊断:中风、中经络,证属风阳上扰证;西医诊断:右侧基底节区出血、高血压病)收入我科。

患者既往有"高血压"病史二十年,无手术史,无药物过敏史。入院后,患者嗜睡状,双侧瞳孔等大等圆,直径3 mm,对光反射灵敏,左上肢肌力Ⅰ级,左下肢肌力Ⅱ级,四肢肌张力亢进,腱反射++,GCS为13分。

2019年4月21日11:22巡视病房发现患者左侧瞳孔散大,直径约5 mm,意识为浅昏迷状,急诊头颅CT示:右侧基底节区出血量较前增多,约60 ml,中线左移。医嘱予病重,并拟定于即刻在全麻下行开颅血肿清除术,告知家属病情严重性,遵医嘱予完善备皮、备血等术前准备。

2019年4月21日16:35患者术后转ICU进一步治疗。

2019年4月24日10:30患者术后第三天由ICU转回我科。患者呈嗜睡状,双侧瞳孔等大等圆,直径约3 mm,对光反射灵敏,左侧脑室引流管一根,引流出血性液体150 ml,尿管一根。

2019年4月24日12:30患者躁动不安,予双上肢约束。

2019年4月25日10:30患者神志清楚,24 h引流出血性液体100 ml,给予脑室引流管护理。

2019年4月26日14:30由平车推入CT室,行头颅CT检查。检查结果显示:出血较前明显减少,24 h引流出淡血性液体30 ml,医生予拔除脑室引流管。

2019年4月27日10:30医嘱予停留置导尿,患者小便自解。

2019年4月28日08:30医嘱予停病重。

2019年5月19日08:30复查头颅CT:出血较前已明显好转。

2019年5月20日12:30医嘱予患者办理出院。

二、任务目标

1. 患者未发生脑疝等并发症。

2. 患者能配合治疗及护理,体温正常。

3. 患者情绪稳定,有效应对能力提高。

4. 患者能得到优质的护理服务。

三、任务实施

1. 工作过程

工作过程包括:患者入住;住院评估;入院介绍;分级护理;出院指导;延续护理。相应情境见表3-2-1~表3-2-6。

表3-2-1 患者入住

患者入住情境

热情接待

(患者在家属及医辅部人员陪同下由平车推入我科。)

护士甲:您好,我叫×××,是今天的主班护士,请把您的住院证给我,我来给您安排床位。

患者家属(递上住院证):好的。

护士甲(接过住院证,告知责任护士):来了一个新患者,安排在38床。

护士甲(轻拍患者肩膀喊道):爷爷,醒一醒,听得到我说话吗?(护士观察瞳孔:患者双侧瞳孔等大等圆,对光反射灵敏。)

患者:嗯。

护士甲:您现在感觉怎么样?

患者:头痛!

护士甲:好的,您不用紧张,我马上通知医生为您诊治。

患者:好的,谢谢。

(此时,护士甲拿来病历并放入病历夹,递给护士乙。)

安排病床

护士乙:家属您好,我叫××,是王老的床位责任护士,请跟我一起去病房。

患者家属:好的。

采集病史

护士乙(协助患者上床,转向患者家属):王老的床位是38床。请问您和王老是什么关系啊?

患者家属:我是他女儿。

护士乙(测生命体征):王老的体温36.6 ℃、脉搏80次/分、呼吸20次/分,血压是165/100 mmHg。

家属:好的,谢谢。

通知医生

（护士乙将生命体征写入病历,并将病历递给医生,告知医生患者诊断及生命体征。）

表 3 - 2 - 2　住院评估

住院评估情境

入院评估

护士乙:王老是什么原因入院?

患者家属:早上起床时我们发现他左侧肢体无力,意识也不清楚,当时我们很紧张,立即喊 120 送到你们医院来了。

护士:现在还有感觉到哪里不舒服吗?

患者家属:一直说头痛。

护士:请问王老之前有过什么疾病吗? 有过什么药物过敏吗?

患者家属:高血压病史二十年了,没有药物过敏。

护士:排便、排尿、睡眠怎么样啊?

患者家属:都正常。

护士:饮食习惯呢? 有没有烟酒嗜好?

患者家属:饮食比较清淡,偶尔抽烟、喝酒。

护士:听力、视力怎么样?

患者家属:都还好。

护士(翻身查看):皮肤有没有哪里破损或者不舒适的?

患者家属:没有。

表 3 - 2 - 3　入院介绍

入院介绍情境

环境介绍

护士:热水瓶在床头柜里,出门右转是开水间,开水 24 小时供应。开水间里面有微波炉可以加热饭菜。

患者家属:好的。

护士:传呼铃在这,有什么需要您随时按铃,我们每半小时也会过来看王老的。

患者家属:好的,谢谢。

医护人员介绍

护士:王老的床位医生叫××,我是责任护士,我叫××。您可以叫我小×,有什么需要可以告诉我。

患者家属:好的,谢谢×护士。

制度介绍

护士:这是我们的入院告知书、陪护告知书……,看完后请在这里签字。

患者家属:好的。

护士:请保管好自己的贵重物品,以防丢失。住院期间不允许私自离院,请您配合。

患者家属:好的。

护士:王老的病情需要有人24小时陪护,请您配合。

患者家属:我们24小时都会有人陪护的。

护士:为确保安全,设备带上禁止充电。我院是无烟医院,请不要在室内抽烟,如需抽烟,请去楼下抽烟点。

患者家属:好。

护士:关于每日费用查询您可以扫码查询,必要时我们也会给您提供纸质打印清单。

患者家属:好的,谢谢!

安全介绍

护士:家属您好,王老现在有点躁动,我们已经为他进行了保护性约束,请您不要随意松解约束带。王老一侧肢体活动受限,长期卧床,根据压疮评分达到高危,我们会采取措施预防压疮,但仍存在发生压疮的风险,您能理解吗?请确认后在这签字。

患者家属:好的,我们会积极配合你的。

留取标本告知

护士:遵医嘱明日清晨采集空腹血标本,今晚10点之后不要进食、喝水,留取晨起第一次小便、大便,您记住了吗?

患者家属:好的,记住了。

表 3－2－4　分级护理

分级护理情境

术前

辨证分型

护士：您好，医生对王老检查评估后，对王老的疾病进行了辨证，证型是风阳上扰证，护理的级别是一级护理。

饮食调护

护士：王老既往有高血压病史二十余年，从现在开始他的饮食需要调整一下了，可选择平肝潜阳、低盐低脂的食物，如芹菜汁、苦瓜汁、菠菜汁等。

患者家属：就是要少吃荤菜，多吃蔬菜？

护士：是的，饮食以清淡为主。长期卧床，牛奶暂时不要喝，以防肠胀气。忌食油腻、辛辣、刺激的食物，多饮水，保持大便通畅。

患者家属：好的。

起居护理

护士：床头抬高 15°～30°，以利于颅内静脉回流，降低颅内压，请勿随意调节。

患者家属：好的。

情志护理

护士：请保持室内光线柔和，环境安静整洁，减少探视人员，避免噪音刺激患者。

患者家属：好的。

术前准备

护士（巡视病房）：王老！王老！（观察患者瞳孔左侧瞳孔散大，直径约 5 mm，意识转为浅昏迷状。）我马上去叫医生！

患者家属：怎么突然……！

护士：家属，您别紧张，医生马上过来。

医生：马上安排急诊头颅 CT。

医生：家属，王老急诊头颅 CT 结果显示出血量较前增多，约 60 毫升，中线左移，需要马上急诊手术。

护士：根据医嘱，我们现在要给王老做术前准备工作，需要剃头，在剃头的过程中可能会出现刮伤头皮的现象，但我会动作轻柔，请勿担心。

患者家属：好的。

护士:我去填写手术腕带,更换病员服,写手术交接单。你查看下患者皮肤情况,完善各项术前准备,准备平车推入手术室。

(术后患者转 ICU 进一步治疗……)

术后

饮食调护

(患者术后第三天由 ICU 转回我科。)

护士:王老现在可进食少量清淡低盐低脂半流饮食,如稀饭、面条。牛奶、豆浆还不可以喝。

患者家属:谢谢!

引流管护理

护士:王老暂时还不能下床活动,引流管的高度及位置我们已经给您摆放好了(平卧位以外耳道为水平面上 15 cm),请不要随意调动高度。

患者家属:好的,我知道了。

情志护理

护士:王老,您现在恢复得很好,不要着急,一天会比一天好的。

患者:好的。

表 3-2-5　出院指导

出院指导情境

出院通知

患者:护士,我明天可以出院了。

护士:是的,我们刚刚也接到通知,您明天可以出院了。今天我准备好您明天办理出院手续的资料,明天上午 9:00 来护士站办理出院。

出院指导

护士:王老,平时饮食要以清淡为主,不能吃得太咸,多吃水果、蔬菜,保持大便通畅。要保持心情舒畅,勿激动。控制好血压,按时吃药,切忌自行停药。您一侧肢体活动欠利,要加强锻炼,同时要注意安全,防跌倒。一个月后来门诊复查。

患者:一定的。

护士:王老,如有不适随时来院。听明白了吗?

患者:好的。

护士:回家以后注意休息,定期复诊!

患者:好的。

表 3－2－6　延续护理

延续护理情境

电话回访

护士:您好! 我是××医院神经外科的护士××。请问您是王××家属吗?

患者家属:我是他女儿,你好!

护士:今天给您打电话,是想问一下,王老回家后现在感觉怎么样?

患者家属:都挺好的,就是血压有一点偏高。

护士:降压药一定要按时吃,定期测量血压。如有不适及时来院就诊。

护士:那请问王老住院期间对我们医生护士还有什么意见和建议啊?

患者家属:没有意见,非常满意! 谢谢你们了!

护士:好的,谢谢!

2. 操作过程

根据医嘱,需要相继为患者实施:①患者约束;②脑室引流管护理;③平车搬运。情境如表 3－2－7～表 3－2－9。

表 3－2－7　患者约束

患者约束情境

操作评估

(患者意识模糊,烦躁不安,双腕部皮肤完好,适合约束。护士确认病室环境安静安全,适合操作。)

护士:家属您好,可以告诉我患者的床号和姓名吗?

患者家属:38 床,王××。

护士:38 床家属您好,我是患者今天的责任护士××,现在我需要再次核对下患者腕带,可以吗?

患者家属:好的。

护士:王老现在躁动不安,为确保安全、保证治疗及护理的顺利进行,根据医嘱我们需要对王老进行一些保护性约束,约束部位为双上肢,您看可以吗?

患者家属:可以。

护士:这里有一份约束知情同意书,请您阅读后帮我签个字,可以吗?

患者家属:可以。

护士(检查患者皮肤):双腕部皮肤完好,适合约束,那我先回去准备一下用物。

患者家属:好的,谢谢!

操作过程

护士:现在我的用物已经准备好了,那我们开始约束了(腕部约束带松紧度以1~2指为宜)。

护士:现在我们已经将王老约束好了,约束的松紧度适宜,在约束过程中我们会按时过来巡视的,请您放心。王老如有不适,请及时按床头铃呼叫我们,谢谢配合。

健康教育

护士:家属您好,约束的松紧度我们已经调整好了,请不要随意调节位置和松紧度,更不要将约束带松开,以免拔管。

患者家属:好的,放心,我不会擅自松开的。

护士:约束过程中,我们会注意观察局部皮肤的血液循环情况,每两个小时我们会过来松开约束带,必要时会给王老手腕部进行局部按摩,促进血液循环。

患者家属:好的,我知道了。

护士:约束的时候可能会对王老局部皮肤造成一定的损伤,请您理解,我们也会尽量避免的。

患者家属:我完全配合你。

护士:谢谢您的理解和配合。

护理评价

约束得当,无护理并发症。

表 3-2-8 脑室引流管护理

脑室引流管护理情境

操作评估

（护士确认病室环境安静、安全,根据医嘱予记录 24 h 的脑室引流量。患者意识清楚,生命体征正常,无头痛等主诉。）

护士:您好,可以告诉我您的床号和姓名吗?

患者:38 床,王××。

护士:我叫××,是您今天的责任护士,您今天所有的护理和治疗都将由我负责。

患者:好的。

护士:王老您现在感觉怎么样,头还痛吗?

患者:挺好的,不痛了。

护士:根据医嘱我将为您记录脑室引流管的引流量。

患者:好的。

护士:那先让我观察一下您的瞳孔和引流袋的情况。

患者:好的。

护士:瞳孔直径约 3 毫米,对光反射灵敏。您不用紧张,操作过程中希望您能尽量配合我。

患者:好的。

操作过程

（护士将颅内引流装置的三通阀打开,将引流液引流至引流袋中,关闭三通阀,观察引流量并记录。）

护士:王老,引流量已经记录好了,现在引流装置有淡红色液体约 100 毫升,您现在感觉怎么样,还好吧?

患者:我感觉很好。

护士:王老,引流管已经妥善放置好了,请您活动时,一定要注意避免牵拉引流管,防止管道脱落。

患者:好的,我会小心的。

护士:谢谢您的配合!王老您好好休息,我会按时来看您的。

患者:好的,谢谢!

健康教育

护士:王老,引流过程中,需要保持引流通畅,我已经根据医嘱将引流袋悬挂高度高于外耳道平面15厘米。为了维持正常颅内压,防止过度引流,引流袋位置不可以随意移动。

患者:好的,我会注意的。

护士:如果您外出检查,搬动时我们会先夹闭引流管,等您安置稳定后再打开引流管,防止逆行感染。根据医嘱我们会每日更换头部无菌治疗垫巾,观察脑室引流液性状、颜色、量,再告知医生。

患者:好的。

护士:您的伤口敷料一定要保持清洁,翻身时要避免引流管牵拉和受压。

患者:好的。

护士:谢谢您的配合!

护理评价

护士操作规范,引流通畅,患者无不适主诉。

表3-2-9　平车搬运

平车搬运情境

操作评估

(患者需外出进行头颅CT检查,需要平车进行搬运。患者有脑室引流管一根,采用四人搬运法。)

护士:您好,可以告诉我患者的床号和姓名吗?

患者家属:38床,王××。

护士:王老现在感觉怎么样?

患者家属:挺好的。

操作过程

护士:我是王老今天的责任护士××,他今天所有的治疗和护理都将由我负责。根据医嘱,马上需要协助王老去做个头颅CT检查,我们会用平车护送王老去做检查。

患者家属:好的。

护士:我现在需要再次检查一下王老的管道及约束情况。

患者家属:好的。

护士:王老有脑室引流管、尿管各一根,同时有约束带两个。等会儿在操作的过程中请尽量配合我,可以吗?

患者家属:可以。

护士:您好,平车已经推过来了,现在我们搬运王老到平车上。

患者家属:好的。

护士(协助患者穿衣穿裤,注意保暖):我现在将脑室引流管和尿管先夹闭,约束带先松开固定在平车上。

患者家属:好的。

(护士搬运患者时动作轻稳,协调一致。)

护士:我们将王老头部置于平车的大轮端,以减轻颠簸与不适。一会我站在头侧,方便我观察病情,下坡时要使头部在高处一端。

患者家属:好的,知道了。

健康教育

搬运过程中要保证引流管妥善固定,以防脱管。

护理评价

护士操作规范,无护理并发症。

四、相关知识平台

健康指导

1. 生活起居

(1)病室安静、整洁、空气清新,温、湿度均应偏低。

(2)嘱患者卧床休息,予抬高床头 15°～30°,生活起居宜有节,保持室内光线柔和,环境安静整洁,温、湿度适宜,避免外感六淫的入侵。

2. 饮食指导

摄入平肝潜阳、低盐低脂食物,如芹菜汁、苦瓜汁、菠菜汁等。

3. 情志调理

(1)多与患者沟通,了解其心理状态,指导其保持乐观情绪。

(2)指导患者采用移情相制疗法,转移其注意力。

(3)鼓励家属多陪伴患者,给予患者心理支持。

(4)鼓励病友间多沟通,交流疾病防治经验,提高认识,增强治疗信心。

(5)安慰患者家属焦虑的情绪,向其介绍成功案例。

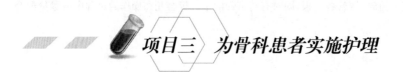

项目三　为骨科患者实施护理

一、任务导入

患者,王××,男,65 岁,因"车祸致右小腿肿痛畸形伴活动障碍 4 h 余",于 2019 年 1 月 20 日 12:12 由门诊拟"右胫腓骨骨折"(中医诊断:骨折病,证属气滞血瘀;西医诊断:右胫腓骨骨折)收入我科。

患者 1 月 20 日上午因车祸致全身多处外伤及右小腿肿痛畸形,疼痛难忍,不能站立行走,为求进一步诊治,来我院门诊求治,拟"右胫腓骨骨折"收住入院治疗。患者平车推入病房,入院后予以生命体征测量,检查皮肤发现患者左小腿及腰部多处擦伤,右小腿肿胀畸形。患者主诉既往体健,平日纳食尚可,二便正常,睡眠及精神尚可。

2019 年 1 月 20 日 14:00 医嘱予骨牵引护理,右小腿中药冷敷,骶尾部六一散涂擦,腕踝针镇痛。

2019 年 1 月 23 日 09:00 患者在全麻下行"右胫腓骨骨折切开复位内固定术"。11:58 返回病房,引流管、导尿管各一根在位。医嘱予全麻后护理常规、一级护理、生命体征监测、中药口腔护理,并予以患者术后健康宣教。

2019 年 1 月 24 日 08:30　医嘱停一级护理改二级护理。

　　　　　　　　10:00　予以手术切口换药。

2019 年 1 月 25 日 08:30　患者诉输液处疼痛,医嘱予金黄膏外敷。

2019 年 1 月 26 日 08:30　患者大便三日未行,医嘱予中药热熨敷。

2019 年 1 月 30 日 08:00　遵医嘱办理出院。

二、任务目标

1. 患者患肢功能恢复,疼痛减轻,直至消失。
2. 患者能配合治疗及护理,体温正常,未发生压疮、骨筋膜室综合征等并发症。
3. 患者情绪稳定,有效应对能力提高。
4. 患者能得到优质的护理服务。

三、任务实施

1. 工作过程

工作过程包括:患者入住;住院评估;入院介绍;分级护理;出院指导;延续护理。相应情境见表 3-3-1～表 3-3-6。

表 3 - 3 - 1　患者入住

患者入住情境

热情接待

（患者在家属陪同下平车推入住院部护士站。）

护士甲（起立，微笑迎接患者）：您好！我是×××，是今天的主班护士，请把您的住院证给我，我来给您安排床位。

患者家属：好的。

安排病床

护士甲：您好，您家属是胫腓骨骨折，我把他安排在11床，是个靠近窗边的床位，房间是三人间，可以吗？

患者家属：可以的。

护士甲：×××，11床来了一位患者，请过来接待下。

采集病史

护士甲：这位护士将协助您推患者至病房，接下来将由她来接待您。

患者家属：好的。

护士乙：您好，我是今天的责任护士，我叫×××，请问您现在有什么不适？

患者：我腿疼，医生说我腿骨折了。

（护士平车推患者至病床旁，面向家属。）

护士乙：因为患者腿部骨折，请您像我这样，手插入患者的腋下、腰部，我托住患者的臀部和腿部，我们一起用力，把患者从平车移到病床上。

患者家属：好的。

通知医生

护士甲：×医生，来了一位胫腓骨骨折的患者，现在在11床，请您去看一下。

表 3 - 3 - 2　入院评估

入院评估情境

入院评估

护士：您好，我需要对您进行入院评估，这关系到您疾病的治疗，请您配合。

患者:好的。

护士:刚刚测量了您的体温、脉搏、呼吸、血压。

患者:怎么样?

护士:请不要担心,都在正常范围内。请问您目前是做什么工作的? 文化程度、婚姻状况如何?

患者:我退休了,中专,家里有老伴。

护士:您以前生过什么病吗? 有没有慢性疾病如糖尿病、高血压、心脏病等,有没有做过手术? 有没有对什么药物过敏?

患者:没有,我以前身体很好,没有什么药物过敏。

护士(注意观察患者的神志、情绪状态、面色等):视力、听力是否正常? 有没有假牙?

患者:我视力、听力都正常,没有假牙。

护士:您除了受伤的这条腿不方便动,其他肢体都还好吧? 平常食欲如何? 饮食习惯如何? 有没有吸烟、喝酒的习惯?

患者:其他肢体都好的,不疼。平时吃饭还好。不吸烟,不喝酒。

护士:平常大小便是否正常? 睡眠如何?

患者:大小便、睡眠也都正常。

护士:我来查看一下您的皮肤情况。下面请伸舌,我来观察一下您的舌苔、舌质。

患者:好的。

护士:根据您的情况,我为您建了几项入院评估单。首先是自理能力评估单,根据您的评分情况是部分不能自理的,需要留陪护一人。其次是跌倒坠床风险评估,根据您的评估分数是存在跌倒坠床风险的,所以我们会给您两侧拉上床栏,防止您在翻身的过程中发生坠床。因为您下肢骨折,长时间卧床,深静脉血栓评估分数为×分,已达到危险分值,有深静脉血栓形成的风险。根据您的病情,您的难免性压疮评估表评分为×分,所以在入院期间可能会有难免性压疮的出现。这就需要您配合我们翻身,我们会每 2 小时来协助您翻一次身,便后也请家属勤擦洗,保持床单位清洁干燥。当然,我们会积极地采取一些预防措施,请您不要紧张,这几张评估单上就是我刚才和您说的内容,了解后请签名。

患者:好的,我明白了。

护士:感谢您的配合!

表 3-3-3 入院介绍

入院介绍情境

环境介绍

护士:王叔叔,您好,您所在的床位是 11 床,这是床头灯、呼叫铃的开关(同时做动作指出),我们病床是多功能病床,这边的吊环可以用来抬高上身,床尾的四个摇手是可以根据病情调整的。床头柜里有热水瓶,放在柜内可以防止碰倒烫伤。病房内晚上 6:30~8:30 提供热水可以洗浴。开水间出门右转走到头,开水间里有微波炉,投币使用。我这样说您还有什么不明白的吗?

患者:好的,知道了。

医护人员介绍

护士:医生办公室在护士站旁边,您的床位医生是×××医生,我们科主任是×××,护士长是×××。病区医生护士查房早上八点开始,九点左右会进行集中治疗。所以,叔叔您如果早上有家属探视,一定要避开早上查房的时间段,否则房间人太多了,影响医生查房。

患者:好的。

护士:白天护士都是随时巡视的,一些生活上的小问题您问我们就可以了。

患者:好的,不懂我就问你们。

制度介绍

护士(转向患者家属):请您看一下,这是我们的入院告知书,这份是无红包医院告知书,这份是陪客告知书……住院期间是不能外出的,看完以后请在这里签名。(面向患者)您现在不能下床,需留陪护一人,照顾您的生活起居。为了您的安全,住院期间一般不能请假外出,更不能擅自离院、外宿,如有特殊情况需征得床位医生同意,并签署住院患者请假申请单。为了不影响您的住院治疗,请及时交足住院费用,并保管好收据。医院有微信公众号,可以关注查看每天的费用清单。

患者:我就看床头贴的这个微信号吗?

护士:是的,您关注后输入您的住院号和身份证号就可以查看了。

安全介绍

护士:请妥善保管好您的贵重物品,如手机、现金等,防止被盗。因为您胫腓骨骨折、行动不便,所以短时间内可能无法下床活动,睡觉时请拉好护栏,防止坠床。因为病房里有氧气装置,所以病房内严禁吸烟。严禁使用大功率电器及热水袋,防止发生火灾、烫伤等。

患者:好的。

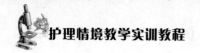

留取标本告知

护士:刚才医生已经来看过您了,医生下了明天需要做的检查项目医嘱。现在我将留取标本的注意事项和您说一下:明天清晨为您留取第一次的大、小便标本。这是大便盒,留取蚕豆大小的粪便即可。长圆形的是小便盒,请留取晨尿10毫升的尿液,留取时请注意不要污染大小便标本。明天早上六点护士会过来采集空腹血标本,请在今晚十点后禁食、禁水,明早标本留取后再吃饭喝水,您能配合吗?

患者:好的。

表3-3-4 分级护理

分级护理情境

术前

辨证分型

护士:您好,医生为您检查评估后,对您的疾病进行了辨证,判断您是气滞血瘀型的骨折。

饮食调护

护士:现在您刚入院,饮食上可以多食行气止痛、活血化瘀的食品,如白萝卜、红糖、山楂、生姜等,少食甜食、土豆等胀气食物,尤其不可以过早食用肥腻滋补之品,不要食用辛辣、刺激、过咸的食物。

患者:好的。

护士:骨折不同时期饮食需求是不一样的,我们会随时告诉您。

起居护理

患者:好,我现在就是腿痛得厉害。

护士:医生已经为您进行了骨牵引治疗,这样您患肢抬高,保持功能位可以减轻肿胀,缓解疼痛。您也可以听音乐、看书转移注意力,还可以按合谷穴止痛,我来给您示范一下。

患者:按哪儿啊?

护士:合谷穴在我们第一、二掌骨之间,约平第二掌骨中点处。疼痛难忍时可以告诉我们,医生会根据您的状况开不同的镇痛方案。

患者:好的,明白了。

护士:平常您要坚持做功能锻炼,比如进行患肢踝泵运动、股四头肌等长收缩活动,但是注意不要着急,要循序渐进(同时做出示范)。

患者:这样运动吗?

护士:是的。

护士:我会经常巡视病房,观察您患肢肿胀的程度、疼痛及患肢血液循环的情况。在此期间您有什么不舒服也可以随时按铃,我会马上过来处理。

患者:好的,谢谢!

治疗方案告知

护士:医生给您开了口服药塞来昔布胶囊和地奥司明片,作用是消炎、消肿、止痛、改善血液循环,一天三次,饭后半小时用温水服用。床上的这个架子是给您抬高患肢,促进消肿用的。而且您的这个牵引绳上不能挂东西,要保持这样的外展中立位。如果您觉得患肢疼痛,局部出现跳痛、麻木,立即告知我,我会配合医生及时处理。

患者:好的,明白了。

术后

术后宣教

护士:王叔叔,现在您手术刚做完,感觉怎么样?

患者:还好,现在没什么痛的感觉,就是想睡觉。

护士:您现在手术回到病房,要去枕平卧 6 小时,禁食标饮 6 小时,时间到了今晚可以吃点容易消化的食物,如面条、馄饨等。

患者:好的。

卧位护理

护士:王叔叔,您的右腿刚做的手术,我把这半边床尾给摇起来,您注意一下,除了吃饭和饭后半小时,您可以把上半身摇起来,平时休息的时候,最好保证右小腿高于心脏水平,这样会促进血液、淋巴回流,早日消肿的。

患者:好的。

保留导尿

护士:王叔叔,您的这个尿管这里有一个小开关,可以让您的家属平时帮您关起来,白天 2 个小时、晚上 4 个小时左右开放一次,或者您感觉有便意时开放也可以,这样可以促进您膀胱功能的恢复。每天多喝水,达到冲洗膀胱、预防尿路感染的目的。

患者:好的。

功能锻炼

护士:您把脚像我这样向下压,压平后停顿 3~5 秒,然后恢复,接着向上翘,翘到不能动为止(护士同时做操作示范),这个动作叫做踝泵运动,非常适合骨折早期的锻炼。您平时可以每次做 20~30 个,每天做 3~5 组,觉得累了就休息下,量力而行。

患者:好的,明白了。

引流管护理

护士:王叔叔,您的这个引流管是引流伤口内瘀血用的,您注意不要反折,我给您稍微固定一下,您翻身的时候注意不要牵拉。

患者:这个要放几天?

护士:根据您的引流量,如果出血不多,一般 2～3 天医生就会拔除的。您不要担心。

患者:好的。

功能锻炼

护士:王叔叔,您已经是术后第三天了,我看您踝泵运动做得挺好的。我现在教您接下来的功能锻炼。

患者:好的。

护士:您可以把腿部抬高 30°～45°,膝盖伸直,在空中停顿 3～5 秒,然后慢慢放下,抬起和放下是一组,每组做 20～30 个,每天做 3～5 组。还可以在空中做空踩自行车的动作,也是慢慢做。

患者:好的,这个比开始的动作要难一点了,不过我能做的。

起居护理

护士:王叔叔,您现在下床的时候可以扶着拐杖,要注意拐杖的高度调在您腋窝下 2～3 厘米。您是用手臂的力量来支撑,而不是靠在拐杖上。每次使用拐杖前,要检查下螺丝有无松动,底部的防滑圈有无脱落。

患者:好的,我会注意。

情志护理

护士:王叔叔,您的小腿肿胀基本都消退了,您恢复得挺好。但是伤口拆线一般是术后 10～14 天,所以您不要着急。

患者:好的,不急,我就等着出院了。

表 3 - 3 - 5　出院指导

出院指导情境

出院通知

护士:您好,我现在已经遵医嘱为您办好出院手续了,让您的家属带着出院小结和缴费凭证去一楼出入院记账处办理出院手续。

患者:好的。

出院指导

护士:现在我给您说一些出院指导。第一,您出院回家后,刚好是术后1周,平时继续坚持住院期间教的运动,逐渐恢复下肢屈伸及旋转运动。下床活动时要小心点,一定要有家属在旁边陪同,防止跌倒。第二,您回家后可以吃一些瘦肉汤、鸽子汤等高蛋白食物,以满足骨痂生长的需要。第三,如果平时在家情绪烦躁,可闭目静心、平静呼吸或听音乐。第四,一定要定期门诊复查。如果在家里平时有什么不舒适,也可以随时就诊。我这样说您明白吗? 还有没有不懂的?

患者:说得很清楚,我都明白了。

护士:谢谢您在住院期间对我们工作的配合。祝您身体健康,早日康复!

表 3-3-6 延续护理

延续护理情境

电话回访

护士:您好,我是×××医院×病区的护士×××,请问您是王××吗? 现在方便做一个电话回访么?

患者:是的,请说。

护士:请问您现在恢复得怎么样?

患者:恢复得还不错。

护士:好的,那我再给您说些生活方面的指导。您在家扶拐下床活动时患侧肢体要用全足底着地,防止摔倒。一般2个月内禁止内外旋转动作,防止骨折移位。8~12周骨折愈合牢固,即可进行起蹲运动、上下楼梯等。您在家如果发现患肢冰凉没感觉、活动异常,一定要及时就诊。医生开的接骨续筋的药物您记得按时服用。平日加强营养,以促进骨折愈合。在家您要保持心情愉悦,出汗及时更换衣物,防止受凉。

患者:谢谢,知道了。

护士:好的,那请问您住院期间对我们的护理工作有什么建议和看法吗?

患者:没有,都挺好的。

护士:好的,那谢谢您了。祝您早日康复!

患者:谢谢!

2. 操作流程

根据医嘱,需要相继为患者实施:①中药冷敷;②中药涂药;③中药口腔护理;④腕踝针;⑤中药外敷;⑥中药热熨敷操作。情境如表3-3-7~表3-3-12。

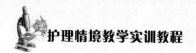

表 3 - 3 - 7　中药冷敷

中药冷敷情境

操作评估

护士:叔叔您好,我是您今天的责任护士,您可以叫我××,请问您叫什么名字?

患者:王××。

护士:请让我核对一下您的腕带。

患者(将有腕带的手伸出):好的。

护士(核对无误后):叔叔,因为您现在患肢肿胀明显,遵医嘱我给您敷药消肿。请问您平时身体怎么样? 以前有没有生过什么病? 有没有对什么药物过敏?

患者:我平时身体很好,没有生过什么病,也没有对什么药物过敏。

护士(检查局部皮肤):好的,您的患肢皮肤完好无破损,可以进行此项操作。现在需要我协助您床上大小便吗?

患者:不用的。

护士:好的,那您稍等一下,我去准备用物,马上过来给您做此项操作。

(护士用物准备齐全后至病房,核对床头卡。)

护士:您好,请让我核对一下您的信息。11 床王××,胫腓骨骨折入院。

患者:是的。

护士:好的,王叔叔,遵医嘱给您做中药冷敷。现在我协助您取舒适卧位,您这样睡,舒服么? 冷不冷?(拉起床帘)

患者:舒服,不冷的。

操作过程

(护士测试药液温度,用辅料浸取药液敷于患处,并及时更换,保持患处低温。)

护士:王叔叔,您现在感觉怎么样? 有没有什么不舒服的?

患者:没有什么不舒服的。

(护士每隔 5 min 重新操作一次,持续 20～30 min。)

护士:叔叔,现在操作已经结束了,现在治疗处的皮肤没有红肿破溃,请问您现在感觉怎么样?

患者:非常好。

健康教育

护士:好的,您要注意保暖,防止风寒入侵,骨牵引处绳索不要随意牵拉。敷药期间,不要进食辛辣刺激性食物。如果感觉皮肤痒痛,请及时告诉我,自己不要随意挠抓。床头铃放在这边,有什么需要请按铃,当然我也会来看您的。谢谢您的配合!

护理评价

患者皮肤完整,无疼痛、瘙痒、红肿等不适。

表 3 - 3 - 8　中药涂药

中药涂药情境

操作评估

护士:11 床您好,我是今天的责任护士××,今天您的治疗护理由我来进行。请问您叫什么名字?

患者:王××。

护士:王叔叔,您好,我能再看一下您的腕带吗?

(患者伸手,护士进行核对。)

护士:王叔叔,因为您是胫腓骨骨折入院的,治疗上又给您使用了骨牵引,这样您只能平卧在病床上,时间长了容易引起压力性损伤。遵医嘱给您做个中药涂擦,这样可以预防压力性损伤的发生。您以前进行过类似的治疗吗?

患者:做过的。涂药是吧?

护士:是的,就是把中药六一散涂抹在您的骶尾部,达到清热利湿的目的。您以前有什么药物过敏吗?

患者:没有。

护士:那有心肺方面的疾病吗?

患者:没有。

护士:我来协助您翻身,看下您骶尾部皮肤情况。

(护士翻身检查患者骶尾部皮肤。)

护士:王叔叔,您骶尾部皮肤完整,没有破溃红肿,可以进行中药涂擦。我在操作的时候,需要您这样翻身侧卧,您能配合吗?

患者:可以。

护士:您现在需要我协助您床上大小便吗?

患者:不用。

护士:那您稍等一下,我去准备用物。

(环境光线明亮,安静安全,温、湿度适宜。因涉及患者隐私,护士拉起床帘遮挡。)

(护士检查物品,所有物品摆放整齐,均在有效期内,适合使用。)

操作过程

(护士携用物至床旁,核对床头卡。)

护士:您好,请让我再次核对一下您的信息:11 床王××,胫腓骨骨折入院。

患者:是的。

护士:马上要给您进行中药涂擦治疗,需要您翻身侧卧。您像刚才我指导的那样,右手抓住床栏,健侧的腿弯曲发力带动身体,我协助您翻身保持这个卧位。

(患者保持体位,身后翻身枕固定。)

护士:根据医嘱,我马上在您的骶尾部进行中药涂擦。您不用紧张。我现在先用盐水棉球擦下您骶尾部,有点凉,马上就好了。

(护士准备好药粉,进行擦拭。)

护士:我现在给您的骶尾部进行涂擦,因为这是粉状的中药,所以裤子上有可能会有点白色的痕迹,您不用担心,用水可以洗掉的。

(护士擦拭完毕。)

护士:已经给您擦拭完毕,现在皮肤均匀涂抹,没有红肿。您感觉还好吧?

患者:还好。凉凉的,没有不舒服感觉。

(护士协助卧位,整理床单位。)

健康教育

护士:王叔叔,我把呼叫铃放在床头,这样便于您拿取。当然我也会随时过来看您的。这几天,您在床上可以经常左右翻身,大便后及时擦洗并保持床单位清洁干燥,防止皮肤在潮湿的环境里增加破损的风险。最后,谢谢您的配合!

护理评价

患者皮肤完整,无破溃、瘙痒等不适。

表 3-3-9 中药口腔护理

中药口腔护理情境

操作评估

护士:您好,我是您的责任护士××,今天您的治疗和护理就由我来完成,请问您叫什么名字?

患者:王××。

护士:好的,王叔叔。请让我核对一下您的腕带。

患者(将有腕带的手伸出):好的。

护士(核对无误后):王叔叔,现在手术后您感觉怎么样?

患者:我口腔不舒服。

护士:王叔叔,因为手术前禁食,加上术中麻醉的原因,您感觉口干。现在我遵医嘱要给您进行中药口腔护理,就是用菊花等中药泡水进行口腔擦洗,以达到清热解毒、清除口腔内污物、消除异味的作用。在操作前,请先让我检查一下您的口腔情况,好吗?

患者:好的。

护士(拿手电筒和压舌板观察口腔):现在请张嘴。

护士(用手电筒上下左右观察):口腔黏膜完好,无出血溃疡,口角有点干裂,无活动性义齿,口腔有异味。

护士:现在需要我协助您床上大小便吗?

患者:谢谢,不用。

护士:好的,那您稍等一下,我去准备用物。

操作过程

(护士携用物至床旁,核对床头卡。)

护士:您好,请让我再次核对一下您的信息。11床王××,胫腓骨骨折入院,是吗?

患者:是的。

护士:好的,王叔叔,我马上要给您进行中药口腔护理了,在操作过程中如果您有什么不适,请及时举手示意我,我动作也会非常轻柔的,您能配合我吗?

患者:好的。

护士:您这样平躺着可以吗?

患者:可以。

护士：好的，我来协助您把头偏向我这边。

（护士将治疗巾铺颌下，弯盘置口角旁。操作中再次核对患者床号、姓名。）

护士：您的嘴角及口角有点干裂，我先给您湿润一下。现在请您张口，让我再次看下您的口腔情况。口腔黏膜完好，无出血溃疡，无活动性假牙，口腔有异味。

护士：王叔叔，我来协助您漱口，不要将漱口液咽下去，以免引起呛咳等不适。

（护士协助患者把漱口水吐到弯盘中，用纱布擦净口唇。护士夹取及绞干棉球，上方镊子，下方止血钳，棉球干湿度适宜。）

护士：现在请您咬合您的上下齿。

（护士用压舌板轻轻撑开患者对侧颊部，对侧外侧面纵向擦洗由内擦向门齿，同法擦洗近侧外侧面。）

护士：现在请您张开您的上下齿。

（护士擦洗牙齿对侧上侧面、上咬合面、下侧面、下咬合面，弧形擦洗对侧颊部。同法擦洗近侧。横向擦洗硬腭部，勿触及咽部，以免恶心。擦洗完毕，纵向擦洗舌面—舌下—口腔底。帮助患者漱口，擦净口周。）

护士：我来协助您再次漱口。

（护士用纱布擦干面颊部。）

护士：我来给您涂点石蜡油，这样您的口唇会舒服些。

（护士撤去弯盘、治疗巾，再次评估患者口腔情况，清点棉球数。操作后核对患者姓名、床号，整理床铺。）

护士：王叔叔，您这样卧位可以吗？

叔叔：可以。

护士：做完中药口腔护理，您现在感觉怎么样？

叔叔：口腔舒服多了。

健康教育

护士（整理床单位）：王叔叔，这段时间，您早晚要刷牙，也可以用中药漱口，保持口腔无异味。床头铃放这，有需要及时呼叫我，当然我也会随时巡视病房的，感谢您的配合！

护理评价

患者口腔异味减轻，口腔舒适度好转。

表 3 - 3 - 10　腕踝针

腕踝针情境

操作评估

护士:叔叔您好,我是您的责任护士××,请问您叫什么名字?

患者:王××。

护士:好的,王叔叔。请让我核对一下您的腕带。

患者(将有腕带的手伸出):好的。

护士(核对无误后):叔叔,医生刚给您进行了骨牵引治疗,现在感觉怎么样?

患者:腿痛得厉害。

护士:刚才我为您进行了疼痛评分。您的分值为 7 分,遵医嘱为您进行腕踝针治疗,以达到镇痛的效果。请问您以前进行过这项操作吗?

患者:没有。

护士:腕踝针是通过针灸针扎入皮下表浅组织,以达到行气活血、通络止痛的功效。这是一项很安全的操作,请您不用紧张。您以前有过心肺方面疾病吗?

患者:没有。

护士:那您有出血性疾病吗?

患者:没有。

护士:您平时对疼痛的耐受性怎么样?

患者:一般。

护士:好的,王叔叔,那我来看下您的皮肤情况。

护士:我们给您取的部位是右下 4 区,您这部位皮肤是完好无破损的,可以进行这项操作。现在需要我协助您床上大小便吗?

患者:不用。

护士:好的。我去准备用物,马上回来。

操作过程

(护士携用物至床旁,核对床头卡。)

护士:您好,请让我再次核对一下您的信息。11 床王××,胫腓骨骨折入院,是吗?

患者:是的。

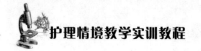

护士(协助患者取外展中立位):马上要给您进行腕踝针治疗。您的患肢就这样放在骨牵引架上,可以吗?

患者:可以。

护士(遵医嘱定位):根据医嘱,我给您针刺右下4区。您不用紧张。

(护士再次检查核对无误后进针。)

护士:王叔叔,现在感觉怎么样?我穿刺的地方有疼痛不适吗?

患者:还好,不疼。

护士:我现在给您身上留了一根针,您可以在床上带针活动。翻身、床上如厕都不受影响的。留针时间为半小时,但是如果您觉得留针部位酸胀难忍,请及时告诉我,我可以为您及时调整。

患者:好的。

(30分钟后,护士起针。)

护士:王叔叔,现在感觉怎么样?我准备给您起针了。

患者:疼痛好一些了。

(护士起针,检查针数,协助患者卧位,整理床单位。)

健康教育

护士:王叔叔,您平时可以通过听音乐、看书转移注意力,还可以按揉合谷穴减轻疼痛感。我把呼叫铃放在床头,这样便于您拿取。当然我也会随时过来看您的。骨牵引期间,这个架子上不要悬挂衣物,以免影响牵引效果。感谢您的配合!

护理评价

患者针刺处皮肤完整,无红肿、瘀血,疼痛评分为3分。

表 3-3-11　中药外敷

中药外敷情境

操作评估

护士:叔叔,您好!我是您今天的责任护士,您可以叫我××,请问您叫什么名字呀?

患者:王××。

护士:好的,王叔叔。请让我核对一下您的腕带。

患者(将有腕带的手伸出):好的。

护士(核对无误后):王叔叔,早晨查房的时候您主诉输液处疼痛,遵医嘱要给您进行中药金黄膏外敷治疗,有助于消肿止痛。请问您之前身体怎么样?有没有药物过敏?

患者:我平时身体很好,没有生过什么病,也没有药物过敏。

护士:好的,现在给我看一下您输液处皮肤情况。您输液处的这段静脉按着有些硬。但是皮肤没有破损,是可以进行这些操作的。王叔叔,需要我协助您床上大小便吗?

患者:不用。

护士:好的,那您稍等一下,我去准备用物,马上回来给您做此项操作。

操作过程

(护士携用物至床旁,核对床头卡。)

护士:您好,请让我再次核对您的信息。11床王××,胫腓骨骨折入院,是吗?

患者:是的。

护士:好的,王叔叔,遵医嘱现在给您做中药外敷。现在我协助您取舒适卧位,您这样睡舒服吗?冷不冷?(拉起床帘)

患者:舒服,不冷的。

健康教育

护士:王叔叔,现在操作已经结束了,现在治疗处的皮肤没有红肿、破溃,一般我们放4个小时就可以拿下。治疗期间,局部可能会出现丘疹、水疱等,而且因为是中药膏剂,干了掉落有污染衣物的可能。您可以稍微注意一下,及时取下。现在感觉怎么样?

患者:很好。

护士:好的,您这样睡,舒服么?(同时整理床单位)现在您要注意保暖。如果感觉皮肤不适可以随时呼叫我。床头铃放在这边,当然我也会来看您的。这几天注意不要吃辛辣刺激的食物。感谢您的配合!

护理评价

患者皮肤完整,无破溃、瘙痒等不适。

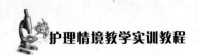

表 3 - 3 - 12　中药热熨敷

中药热熨敷情境

操作评估

护士:叔叔您好,我是您今天的责任护士,您可以叫我××,请问您叫什么名字?

患者:王××。

护士:好的,王叔叔。请让我核对一下您的腕带信息。

患者(将有腕带的手伸出):好的。

护士(核对无误):王叔叔,因为您是胫腓骨骨折入院的,现在大便三天未解,遵医嘱要给您进行中药热熨敷治疗,有助于肠道蠕动。请问您既往身体怎么样?有没有对什么药物过敏?平常对疼痛和热耐受力怎么样?

患者:我以前身体很好,没有药物过敏史,平常对疼痛和热耐受力还好。

护士:好的,现在给我看一下您热熨处皮肤情况。您的皮肤完好无破损,可以进行此项操作。王叔叔,需要我协助您床上大小便吗?

患者:不用的。

护士:好的,那您稍等一下,我去准备用物,马上过来给您做此项操作。

操作过程

(护士用物准备齐全后至病房,核对床头卡。)

护士:您好,请让我再次核对您的信息。11 床王××,胫腓骨骨折入院,是吗?

患者:是的。

护士:好的,王叔叔,遵医嘱现在给您做中药热熨敷。现在我协助您取舒适卧位,您这样睡舒服么?冷不冷?(拉起床帘)

患者:舒服,不冷。

(护士在药熨部位涂一层凡士林,将药袋放在患处或相应穴位处来回推熨,以患者耐受为宜,力量均匀。药熨过程中观察患者皮肤颜色以及患者对热的感受。)

护士:叔叔,现在操作已经结束了,治疗处皮肤完整,无烫伤、水泡,我帮助您擦净局部皮肤,协助您穿衣服,您这样躺舒服吗?

患者:舒服。

(护士协助患者卧位,整理床单位。)

护十:床头铃在这边,有什么事请按铃,我也会经常巡视病房。您要注意保暖,每天饮食荤素搭配,多食粗纤维食物以利消化。饭后半小时可以顺时针按揉腹部 10～20 分钟,以促进肠蠕动。感谢您的配合!

患者皮肤完整,无红肿、烫伤。

四、相关知识平台

（一）中医特色治疗护理

1. 药物治疗

内服中药(院内制剂:十七味大活血胶囊);静脉输液(注射用七叶皂苷钠、丹参川芎嗪);外用中药(院内制剂:活血膏)。

2. 特色技术

中药外敷、耳穴埋豆、腕踝针、冰盐冷疗、中药热奄包、穴位敷贴。

（二）健康指导

1. 生活起居

指导患者正确使用拐杖,下床活动时防跌倒。

2. 饮食指导

(1)血瘀气滞证:宜食行气止痛、活血化瘀的食物,如白萝卜、红糖、山楂、生姜等,少食甜食、土豆等胀气食物,尤其不可过早食用肥腻滋补之品。

(2)瘀血凝滞证:宜食活血化瘀的食物,满足骨痂生长的需要,加以骨头汤、鸽子汤等高蛋白食物。

(3)肝肾不足证:宜食滋补肝肾、补益气血的食物,如鱼、虾、肉、蛋、牛奶、新鲜蔬菜水果。适量食用榛子、核桃等坚果类食物以补充钙的摄入及微量元素。

3. 情志调理

(1)向患者介绍本疾病知识,取得患者理解和配合,消除不良情绪。

(2)介绍成功病例,帮助患者树立战胜疾病的信心。

(3)疼痛时出现情绪烦躁,使用安神静志法:患者闭目静心、全身放松、平静呼吸,或听音乐,以达到周身气血流通舒畅。

4. 康复指导

(1)在医师的指导下,帮助和督促患者进行康复训练。

(2)告知患者应坚持功能锻炼,促进胫腓骨骨折功能恢复,增强患者自我保健意识。

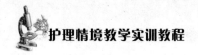

（3）指导患者进行足趾及踝关节的屈伸锻炼,每日多次,每次 15～20 min。

5．术后康复

（1）遵医嘱指导患者做股四头肌的等长收缩运动及膝、踝关节主动活动。

（2）遵医嘱扶双拐不负重步行,逐步过渡到单拐逐渐负重。

（3）功能锻炼以患者自感稍微疲劳、休息后能缓解、不引起疼痛为原则,并应循序渐进。

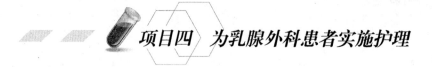

项目四 为乳腺外科患者实施护理

一、任务导入

患者,姜××,女,61 岁,因"发现左乳肿块半月余"于 2019 年 4 月 22 日 10:20 于门诊拟"乳腺肿块"（中医诊断:乳癌病,证属肝瘀痰凝;西医诊断:乳腺肿块,癌待排）收入我科。

现病史:患者左乳一肿块,位于外上部,大小约 3.0 cm×2.0 cm,偶有乳房疼痛,位置不固定,无乳头溢血、溢液,无畏寒、发热,无心慌、胸闷及其他不适,故未予特殊治疗。近日来患者自觉左乳肿块处酸胀不适,于 2019 年 3 月 22 日就诊于我科,行乳腺彩超示:①左乳实性结节,BI-RADS4c 级,建议超声引导下穿刺。②左侧腋窝淋巴结稍大,未予治疗,随访。患者于 2019 年 3 月 23 日就诊于我院,查乳腺钼靶示:左乳外上象限肿块伴毛刺,考虑乳腺癌可能（BI-RADS5）,建议双乳 MRI 扫描。门诊拟"乳腺肿块"收入我科。

2019 年 4 月 23 日术前常规检查血常规、生化中套、免疫组合、肿瘤系列、凝血常规、心电图、胸片,乳腺及腋窝淋巴结彩超。

2019 年 4 月 23 日 14:00 检查结果示患者肿瘤系列异常,乳腺彩超示左乳实性结节,BI-RADS4c 级,腋窝淋巴结无结节。

2019 年 4 月 24 日 10:00 医嘱"拟明日在会诊麻醉下行左乳肿块切除＋术中冰冻＋乳癌改良根治术"。

2019 年 4 月 25 日 9:00 患者在全麻下行左乳肿块切除＋术中冰冻＋乳癌改良根治术。14:00 返回病房

2019 年 4 月 30 日 9:00 遵医嘱办理出院。

二、任务目标

1．患者了解相关疾病知识,能够配合治疗及护理。

3．患者住院期间情绪稳定,无操作不良反应发生。

4．患者能得到优质的护理服务,对医护人员满意。

三、任务实施

1. 工作过程

工作过程包括:患者入住;住院评估;入院介绍;分级护理;出院指导;延续护理。相应情境见表3-4-1~表3-4-6。

表3-4-1 患者入住

患者入住情境
热情接待
护士:阿姨,您好,这里是乳腺外科,您是来住院的吗?
患者:是的。
护士(起身为患者测量体重):好的,请先称一下体重。您的体重为61公斤。
患者:请问我住哪一床呢?
护士:我看一下您的住院证,来为您安排床位。
患者(把住院证递给护士):好的。
安排病床
根据患者的管床医生以及病房床位情况为患者安排床位。
护士:您好,您的床位是28床,我带您去病房。
患者:好的。
完成告知
(护士带患者来到床位,告知注意事项。)
护士:您现在住28床,这是您的腕带,我给您戴在左手上可以吗?
患者:好的,请问戴上这个腕带我洗澡的时候可以取下来吗?
护士:不用取下来的,因为它防水、防酒精,所以请您24小时戴在手腕上,上面有您重要的信息,如果腕带上的字迹不清楚了,我们会帮您更换,这个不用担心的。
患者:好的,谢谢!
护士:不用客气,这个是您的床头铃,您有什么需要可以按床头铃呼叫我们,我现在通知医生来看您,您先休息一会儿。
通知医生
(护士通知管床医生,并把住院证放在病历夹中。)

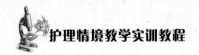
护士:×医生您好,28床的患者已经在床位上了。

医生:好的,我现在去看一下患者。

表3-4-2 住院评估

住院评估情境

入院评估

护士:姜阿姨,您好,我给您测量体温和血压。请躺在床上。这是体温表,我给您夹在腋下。

患者:好的。

护士:请您留一个联系方式。

患者:好的,我的手机号为××××××××××××。

护士:您哪里不舒服呢?

患者:我左边乳房最近胀痛不舒服。

护士:好的,您平时胃口怎么样? 偏向于哪种口味? 平时吸烟、喝酒吗?

患者:我胃口挺好的。我比较喜欢重口味的东西,所以吃的偏油腻。没有吸烟、喝酒的习惯。

护士:您睡眠怎么样? 大小便正常吗?

患者:大小便都是正常的,睡眠也挺好的。

护士:您对什么东西过敏吗? 比如药物、食物或者其他的东西。

患者:暂时没有发现对什么东西过敏。

护士:好的,您有没有因为其他的疾病住过院? 比如高血压、心脏疾病、手术等等。

患者:没有,我没有得过其他的病,也没有做过什么手术。

护士:好的,您有假牙吗?

患者:没有。

护士:阿姨,您平时爱不爱生气啊? 特别是生闷气啊?

患者:对,我就是有时候爱生闷气。

护士(为患者测量血压、呼吸、脉搏):阿姨,经常生闷气可对身体不好,有事要及时说出来,这样才能解决问题。特别是您现在生这个病就更不能生气了,生气会加重病情的。现在可以拿出您的体温表了,是36.8 ℃,体温是正常的,我给您测量一下血压、脉搏、呼吸。

患者:都是正常的吗?

护士:是的,血压 122/74 mmHg,都在正常范围内,您现在先休息一会儿,过一会儿医生会把检查单拿给您。

患者:好的。

表 3 - 4 - 3 入院介绍

入院介绍情境

环境介绍

(护士为患者介绍医院环境,让患者在入院须知单上面签字。)

护士:开水间在走廊的最西端,每个床位都会提供一个热水瓶。每个房间都有卫生间,在卫生间里面可以洗浴,使用时避免摔倒。洗澡卡请拿您的住院卡到办理入院的窗口进行办理。刚才您到的是护士站,医生办公室在护士站后面,有什么问题可以过来咨询我们。

患者:好的,谢谢! 那谁是我的管床医生和护士呢?

医护人员介绍

护士:不用客气。我们科的护士长是××,您的管床医生是××医生,我是您的责任护士,您可以喊我小×,住院期间有什么需要您可以找我,也可以按床头铃。

患者:好的。

制度介绍

护士:除了以上那些呢,我还要给您讲一下我们的制度问题,比如住院期间如有欠费您须及时缴费,以免影响您的治疗。住院期间不得擅自离开医院,以免影响您的治疗或出现其他意外。如果有比较紧急的事情必须离开,请提前得到医生的同意,然后在《住院患者外出请假申请单》上签字。住院期间,请不要在病房内大声喧哗,保持良好安静的病房环境。

患者:好的,×护士。

安全介绍

护士:另外,您在活动以及洗浴时要注意防滑、防摔,住院期间要防盗、防火,妥善保管好您的贵重物品。

患者:好的,我知道了。

表 3-4-4 分级护理

分级护理情境

辨证分型

护士:姜阿姨,您好,医生对您的疾病进行了辨证,您的证型是肝瘀痰凝证,护理的级别是二级护理。

饮食调护

护士:姜阿姨,您的饮食不需要严格控制,平时多吃一些疏肝理气、化痰散结的食品,如陈皮、丝瓜、李子、海带、紫菜等。食疗可以喝海带汤。要少吃含糖高的食物,吃东西不能太咸了,特别是咸菜不能再吃了,尽量不要吃木炭烤的食物,少吃动物内脏和蛋黄,少吃黄油、奶油、人造奶油、椰子油及含有这些成分的食物。避免吃油炸食品。

患者:好的,我还怕不给吃呢。

护士:饮食尽量清淡。

患者:好的,这样我以后就知道哪些东西可以吃了,谢谢您小×。

情志护理

护士:姜阿姨,您知道您是什么病吗? 我看您这两天老躺床上,精神也不大好。怎么啦?

患者:我见过有人跟我一样的病,开刀还化疗了。我有点害怕,×护士,你们这里这样的患者多吗? 会不会死啊?

护士:姜阿姨,您不要多想,您这个病现在的治疗手段已经很成熟了,好多人治疗以后都正常生活了。不信您等会儿有空去 33 床看看,33 床刘阿姨已经手术快半年了。您看她,在家里什么都能做。我们科还有好多患者手术已经 5 年了,每年只是来复查 1 次,好得很。您要多想一些积极的事情,要保持一个良好的心态,这样才有信心打败疾病啊。而且您看您女儿对您多好,这两天一直在问我您应该吃哪些东西比较好,要注意什么。我们科室专门设立了一个微信群,您女儿已经加入这个群了。您要是没事不要老是躺着,不管什么人,躺多了都没精神,您可以出去到别的病房找那些阿姨,大家一起聊聊天,您的心情也会好很多,这样您也能增加与疾病战斗的信心。

患者:小×,谢谢您能这么有耐心地陪我聊天,听您说了这些话我心情好多了,我总认为得了这个病就是等死,家里人都骗我呢。现在我知道了,这个病也没我想的那么可怕,等会儿我就出去转转。

护士:好的,姜阿姨,有空您下午、晚上也可以去楼下小花园转转,不要老是自己胡思乱想。有什么事可以随时来找我。

患者:好的。

起居护理

护士:姜阿姨,最近天气变化比较频繁,温度起伏大,平时您出去散步时要注意穿衣。晚上睡觉不要把您床头这边的窗户打开,可以开床位旁边的窗户。还有您在打水、走路的时候不要穿拖鞋,一般的拖鞋都不防滑,护工师傅早晚拖地的时候,地比较滑,要注意安全。

患者:好的,谢谢您,小×。

护士:不用客气。

手术前宣教

护士:姜阿姨,明天您要手术了,您知道吗?

患者:我知道。

护士:姜阿姨,我给您讲一下术前需要准备的事项。这是"术前准备告知",您看一下啊。首先,今晚12点以后您不能吃东西了,凌晨4点以后不能喝水了。您的耳环、戒指今天晚上就取下来让您女儿带回家吧,放在病房不安全。还有我马上要用脱毛膏帮您把腋窝及会阴部的毛发去除,晚上您要洗个澡。明天早上8点之前把手术衣贴身穿,不要穿内衣了。注意不要感冒了,如果晚上有感冒迹象就要立即通知当班的护士。姜阿姨,您仔细看看,我去准备东西,有不懂的您再问我。

患者:好的。我看看啊。

术后宣教——手术当天

护士:姜阿姨,手术很成功! 您现在回到病房了,您知道吗?

患者:知道。

护士:姜阿姨,您现在一定很累了,您可以睡一会,等会儿我可能一个小时喊您一次,麻烦您到时答应我一下。患者家属,姜阿姨是全麻,现在虽然已经清醒了,但是由于麻药作用,还是想要睡觉,希望您多喊喊她,我每个小时也会来看看的。床边的这台机器是心电监护仪,如果它发出声音,报警灯亮,请立即按呼叫铃呼叫我们。家里面现在可以准备一点稀饭或清淡点的汤面,等会姜阿姨可以吃。姜阿姨现在还不能枕枕头,我将她的头偏向一侧了,如果她要是吐了,用纸接着,呼叫我们。不要紧张,有很多人都有这样的麻醉反应。姜阿姨带回了两根引流管,就是这两根,你们要注意,不要这样拉管子,也不能这样压着,平时这样放(给家属演示)。左手不能随便动,睡觉的时候,像这样把手放肚子上。上厕所时你们不能扶左胳膊,要扶右边。

护士:姜阿姨,现在麻醉药药效快过了,是不是觉得伤口有点痛?

患者:嗯。

护士:姜阿姨,我现在在您的右边耳朵穴位上贴几个耳贴,这里面有中药颗粒,贴上后能缓解您的疼痛感。

患者:好。

护士:姜阿姨,我已经贴好了,现在我帮您按一下,这样觉得疼吗?

患者:酸痛。

护士:这就对了,家属没事的时候也可以按一按,感觉和现在差不多就行了。好了,您休息,有事按铃啊。

术后宣教——术后第一天

护士:姜阿姨,早上好! 昨天晚上睡得怎么样?

患者:很好,谢谢!

护士:我今天要把注意事项和功能锻炼讲给您听,现在可以吗?

患者:可以。

护士:姜阿姨,您已经看到了,您有两根引流管,请注意防止引流管像这样打折、扭曲、脱出,并保持其通畅(向患者演示)。在您下床活动和翻身时,一定要保持引流管低于伤口位置,防止引流液返流。避免牵拉引流管而导致引流管脱出。如引流液短时间内流出大量颜色鲜红且温热的液体,请及时通知医生、护士。引流球保持负压状态,如无负压及时通知护士。平卧时左肘下方垫枕$10°\sim15°$,肘关节轻度屈曲;半卧位时屈肘$90°$放于胸腹部;下床活动时用吊带或三角巾抬高于胸前。搀扶时请不要扶患侧上肢,以防腋窝皮瓣滑动而影响愈合,避免在患肢做预防接种、输液、采血、测血压等治疗。为了减少手术创面积液,在术后予绷带包扎伤口。包扎期间请不要自行松解绷带,瘙痒时不能将手指伸入敷料下搔抓。若绷带松脱请告知我们,以便给您及时重新包扎。若您感到手指发麻、皮温下降、动脉搏动不能扪及,请告诉我们,我们会及时调整松紧度。保持切口敷料清洁干燥。引流液每天早晨5点由护士倾倒并记录,请不要自己倾倒。术后可能会感到患肢或伤口疼痛,请及时告知医护人员。因为疼痛会影响术后休息及康复。合理使用止痛剂不会成瘾。术后24小时内可活动手指和腕部,可做伸指、握拳、屈腕等锻炼;术后$1\sim3$日可进行上肢肌肉等长收缩运动,可用健侧上肢或他人协助患侧上肢进行屈肘、伸臂等锻炼,逐渐过渡到肩关节的小范围前屈、后伸运动;术后$4\sim7$日可用患侧手洗脸、刷牙、进食等,并做以患侧手触摸对侧肩部及同侧耳朵的锻炼;术后$1\sim2$周皮瓣基本愈合,医生同意后开始做肩关节活动,以肩部为中心,前后摆臂。肩关节活动时间请以医生通知为准。请坚持患肢功能锻炼,避免水肿,腋下引流管未拔除之前不要外展患肢,避免皮瓣移动影响愈合。姜阿姨,现在您可进食高蛋白、高维生素、高营养、高纤维、低胆固醇、低脂肪食物。可根据个人喜好进食,但请避免辛辣刺激、肥甘厚腻饮食。

患者:小×,您一下讲这么多,我记不住。

护士:姜阿姨,没关系,我所讲的这些健康教育单里都有,这张是给您的,您有空的时候仔细看看,要是还有不懂的随时来问我。我今天白天上班时间都在。

患者:那就好,我看看。

护士:姜阿姨,您慢慢看,有事您按床头铃。

表 3 - 4 - 5　出院指导

出院指导情境

出院通知

护士:您的伤口恢复不错,医生下医嘱为您办理出院。

患者:太好了,终于可以出院了,那我需要准备什么东西呢?

护士:您到护士站这边来,我把医生的出院小结给您,然后您带着结账单到一楼缴费处办理结账就行了。您回家遵医嘱服药。

患者:好的。

出院指导

护士:姜阿姨,按照出院记录上要求的日期准时来进行后续治疗,别忘了。左手的功能锻炼还要每天按照我教您的锻炼,不要太累了,也不能不做。我为您准备了一套术后 1 个月锻炼的视频,请回家对着视频进行锻炼,可以吗?(术后一月可进行:①伸展运动:双手尽量向两侧展开 45°角,双脚分开与肩部同宽,双手放腹部交叉,低头,然后重复张开,还原;②推拉运动:健侧握患侧手腕抬高至胸前,两脚与肩同宽,向健侧拉,还原;③甩手运动:双前臂向前平伸,手心向下,双臂向下后方摆动,然后双臂向前向上摆至头后侧,还原;④扩胸运动:两手抬至胸前平曲,两脚与肩同宽,双臂向两侧用力展开,回复至平曲,上举伸展过头,还原;⑤侧举运动:两手侧平举,两脚与肩部同宽,屈肘,回复至侧平举,上举伸展过头,还原;⑥上举运动:健侧握患侧手腕置腹部,两脚与肩同宽,手拉至胸前平伸,上举伸展过头,还原;⑦环绕运动:两脚与肩同宽,健侧握患侧手腕,由患侧向上环绕上举,再向健侧向下环绕,还原;⑧腹背运动:双手放置肩部,向上侧举过头,弓步,弯腰,双手伸直下垂,还原;⑨体转运动:双手臂上举,抬头挺胸,一手插腰,同时向后旋转;⑩整理运动:原地踏步,双手前后摆动,还原。所有动作以一天做 200 次为宜。)

患者:好的,一定坚持,谢谢!

护士:乳房定期检查,术后每月自查一次,选择每个月固定 1 日检查,以便早期发现复发征象。我为您演示自查方法。①视诊:脱去上衣,在明亮的光线下,面对镜子做双侧乳房视诊,双臂下垂,观察两边乳房的弧形轮廓有无改变、是否在同一高度,有无局限性隆起、凹陷或皮肤橘皮样改变,乳房、乳头、乳晕皮肤有无脱皮或糜烂,乳头是否提高或回缩。然后双手叉腰,身体做左右旋转状继续观察以上变化。②触诊:取立位或仰卧位,左手放在头后方,用右手检查乳房,手指并拢,从乳房上方顺时针逐渐移动检查,按外上、外下、内下、内上、腋下顺序,系统检查有无肿块。注意不要遗漏任何部位,不要用指尖或是挤捏。检查完乳房后,用食指和中指轻轻挤压乳头,观察是否有带血的分泌物。通过检查,如果发现肿块或其他异常要及时到医院做进一步检查。

患者:我知道了,谢谢!

护士:出院后近期避免左侧上肢搬动或提拉过重的物品,继续并坚持进行功能锻炼,可以做些家务,但不要重体力劳动,6个月内不能提5斤以上的重物,也就是不能超过一开水瓶的水的重量。

患者:非常感谢!

表 3-4-6　延续护理

延续护理情境

出院回访

护士:您好,请问是姜阿姨吗? 我是您乳腺手术后进行随访的护士。

患者:您好。

护士:姜阿姨,您出院时我和您交待的事情,您都注意到了吗? 我来提醒您一下啊:①6个月内不能提5斤以上的重物,也就是不能超过一开水瓶的水的重量。②不要在左侧注射、预防接种、输液、采血、测血压等治疗。③避免左侧上肢损伤、感染,如有及时治疗。④乳癌术后身体恢复后不影响夫妻生活,您可穿宽松肥大的衣服,佩戴义乳,保持良好的心态是战胜疾病的基础。⑤乳房定期检查,术后每月自查一次,以便早期发现复发征象。⑥多食高维生素、适量蛋白、低脂、低糖食物,做到饮食有节,不宜营养过度,切忌暴饮暴食。宜多食具有抗癌作用的食物,如文蛤、牡蛎、海带、芦笋、西兰花、大白菜、苦瓜、柠檬等。多食增强免疫力、防止复发的食物,如甲鱼、桑葚、猕猴桃、芦笋、南瓜、山药、香菇等。

患者:我都记得的,谢谢您关心提醒。

护士:不客气,我应该做的。

四、相关知识平台

(一)中医特色治疗护理

1. 药物治疗

(1)内服中药

①以清热解毒为主的中药餐后半小时服用,以减少其对胃黏膜的刺激。

②气滞痰凝证:汤药宜三餐后凉服;气血两虚证:汤药宜三餐后温热服。

③其他。

(2)注射给药

①华蟾素注射液:建议使用中心静脉导管给药。

②艾迪注射液:a. 使用前后应以 0.9%NS 冲洗;b. 关注患者的肝肾功能检查(含斑蝥有毒)。

③其他。

2. 特色技术

（1）中药外敷。

（2）中药湿敷。

（3）耳穴贴压。

（4）穴位按摩。

（5）艾灸。

（6）中药泡洗：毒热蕴结证温度为 30 ℃；气滞痰凝证、冲任失调证、气血两虚证、气阴两虚证及瘀毒互结症温度为 37～40 ℃。

（二）健康指导

1. 生活起居

（1）定期对健侧乳房进行自我检查，乳房切除的患者建议佩戴义乳。

（2）适当锻炼，如太极拳、气功、八段锦、伸展运动等。

2. 饮食指导

（1）宜食解毒化瘀的食品，如苦瓜、丝瓜、海带、海蜇、马蹄等。食疗方：绿豆粥。

（2）恶心者，宜食促进消化、增加胃肠蠕动的食品，如生白萝卜捣汁饮用。呕吐者，进食止呕和胃的食品，如频服姜汤（生姜汁 1 汤匙，蜂蜜 2 汤匙，加开水 3 汤匙调匀）。

（3）化疗期间，宜食促进消化、健脾开胃、补益气血的食品，如萝卜、香菇、陈皮、菠菜、桂圆、金针菇等，禁食辛辣及油炸的食品。

（4）放疗期间，宜食生津养阴、清凉甘润的食品，如藕汁、雪梨汁、萝卜汁、绿豆汤、冬瓜汤、竹笋、西瓜、橙子、蜂蜜、甲鱼等。

3. 情志调理

（1）鼓励患者主动抒发心中的不良情绪，保持心态稳定。

（2）鼓励病友间相互交流，增强战胜疾病的信心。

（3）指导患者使用转移注意力的方法，如阅读、倾听（音乐、广播）、写作、绘画、练书法等。

（4）鼓励家属多与患者交谈，多陪伴。

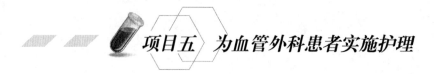

项目五 为血管外科患者实施护理

一、任务导入

患者,董××,男,70 岁,因"双下肢浅静脉迂曲、扩张 20 余年"于 2019 年 5 月 22 日 09:20 于门诊拟"下肢静脉曲张"(中医诊断:筋瘤,证属气滞血瘀;西医诊断:下肢静脉曲张)收入我科。

患者 20 年前无明显诱因下出现双下肢浅静脉迂曲、扩张,行走时伴疼痛、沉重感,当时未予重视,未及时就诊。2010 年因双下肢小腿红肿、疼痛就诊于××医院,诊断为双下肢静脉曲张伴静脉炎,予以抗炎、消肿、止痛等对症处理,症状好转后出院。后患者红肿疼痛症状反复,间断就诊于××医院。2015 年为行静脉曲张手术治疗,就诊于我院,住院期间因接触"84 消毒液"而出现全身红疹等过敏反应,遂暂停手术,予以出院。出院后间断服用"迈之灵"(服用方法不详)及外用药物(具体不详),红疹症状逐渐好转。近一周出现右下肢小腿肿胀伴疼痛、瘙痒严重,行走缓慢,为求进一步诊治,收治入住我科。病程中患者无发热、乏力、头晕、头痛等不适感,饮食、睡眠正常,大小便尚可。

中医认为筋瘤是以筋脉色紫、盘曲突起如蚯蚓状、形成团块为主要表现的静脉病变,好发于下肢,相当于西医学的下肢静脉曲张。由于长期从事站立负重工作,劳倦伤气,气滞血瘀,血壅于下,结成筋瘤。舌质暗,苔薄,脉弦为血脉瘀阻之象。

2019 年 7 月 10 日 10:10 患者入院,予完善相关检查。

2019 年 7 月 11 日 11:00 各检查结果回示无异常。

2019 年 7 月 12 日 15:00 下肢深静脉造影回示:深静脉回流通畅,患者 2 d 未解大便,遵医嘱予以大黄敷脐。

2019 年 7 月 14 日 08:30 患者在腰麻下行"右股静脉高位结扎＋大隐静脉激光腔内闭合术"。

2019 年 7 月 24 日 10:00 遵医嘱办理出院。

二、任务目标

1. 患者能够配合治疗及护理,了解相关疾病知识。
2. 患者住院期间情绪稳定,无操作不良反应发生。
3. 患者小腿肿胀伴疼痛、瘙痒症状缓解。
4. 患者能得到优质的护理服务,对医护人员满意。

三、任务实施

工作过程包括:患者入住;住院评估;入院介绍;分级护理;出院指导;延续护理。相应情境见表3-5-1~表3-5-6。

表3-5-1 患者入住

患者入住情境

热情接待

护士:董爷爷,您好,这里是血管外科,您是到这里来住院的吗?

患者:是的。

护士(起身为患者测量体重):好的,请先称一下体重。您的体重为66 kg。

患者:请问我住哪一床呢?

护士:我看一下您的住院证,来为您安排床位。

患者(把住院证递给护士):好的。

安排病床

根据患者的管床医生以及病房床位情况为患者安排床位。

护士:您好,您的床位是28床,我带您去病房。

患者:好的。

完成告知

(护士带患者来到床位,告知注意事项。)

护士:您现在住在28床,这是您的腕带,我给您戴在左手上可以吗?

患者:好的,请问戴上这个腕带我洗澡的时候可以取下来吗?

护士:不用取下来的,因为它防水,防酒精,所以请您24小时戴在手腕上,上面有您重要的信息,如果腕带上的字迹不清楚了我们会帮您更换,这个不用担心的。

患者:好的,谢谢!

护士:不用客气,这个是您的床头铃,您有什么需要的话可以按床头铃呼叫我们,我现在通知医生来看您,您先休息一会儿。

通知医生

(护士通知管床医生,并把住院证放在病历夹中。)

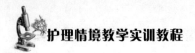

护士:×医生您好,28床的患者已经在床位上了。

医生:好的,我现在去看一下患者。

表3-5-2　住院评估

住院评估情境

入院评估

护士:董爷爷,您好,我给您测量体温和血压。请躺到床上。这是体温表,我给您夹在腋下。

患者:好的。

护士:请您留一个联系方式。

患者:好的,我的手机号为××××××××××。

护士:您哪不舒服呢?

患者:我最近右小腿胀疼,还痒得厉害。

护士:好的,您平时胃口怎么样呢? 偏向于哪种口味呢? 平时吸烟、喝酒吗?

患者:我胃口挺好的。我比较喜欢重口味的东西,所以吃得偏油腻。平时偶尔吸烟,每天喝点酒。

护士:消毒血管的疾病都是严格戒烟的,您不能再吸烟了。您睡眠怎么样啊? 大小便正常吗?

患者:大小便都是正常的,睡眠也挺好的。

护士:您对什么东西过敏吗? 比如药物、食物或者其他的东西。

患者:对84消毒液过敏,没有药物过敏。

护士:好的,您有没有因为其他的疾病住过院? 比如高血压、心脏疾病、手术等等。

患者:没有,我没有得过其他的病,也没有做过什么手术。

护士:好的,您有假牙吗?

患者:没有。

护士:董爷爷,您家里没有人来陪您吗?

患者:不需要,平时我也是一个人生活的。

护士:董爷爷,您年龄大了,最好要家里人来看护您。特别是手术当天和术后两天。

患者:等我手术再叫他们来,他们都上班,没时间。

护士(为患者测量血压、呼吸、脉搏):那行,要是您有什么事情,您按铃呼叫我们,我们尽量帮您。现在可以拿出您的体温表了。(接过体温表)36.8 ℃,体温是正常的,我给您测量一下血压。

患者:都是正常的吗?

护士:是的,血压 122/74 mmHg,都在正常范围内,您现在先休息一会儿,过一会儿医生会把检查单拿给您。

患者:好的。

表 3-5-3 入院介绍

入院介绍情境

环境介绍

护士:开水间在走廊的最西端,每个床位都会提供一个热水瓶。每个房间都有卫生间,在卫生间里面可以洗浴,使用时避免摔倒。洗澡卡请拿您的住院卡到办理入院的窗口进行办理。刚才您到的是护士站,医生办公室在护士站后面,有什么问题可以过来咨询我们。

患者:好的,谢谢!那谁是我的管床医生和护士呢?

医护人员介绍

护士:不用客气。我们科的护士长是××,您的管床医生是××医生,我是您的责任护士,您可以喊我小×,住院期间有什么需要您可以找我也可以按床头铃。

患者:好的。

制度介绍

护士:除了以上那些呢,我还要给您讲一下我们的制度问题。比如住院期间如有欠费,您须及时缴费,以免影响您的治疗。住院期间不得擅自离开医院,以免影响您的治疗或出现其他意外。如果有比较紧急的事情必须离开,请提前得到医生的同意,然后需要在《住院患者外出请假申请单》上签字。住院期间,请不要在病房内大声喧哗,保持良好安静的病房环境。

患者:好的,×护士。

安全介绍

护士:另外,您在活动以及洗浴时要注意防滑、防摔,住院期间要防盗、防火,妥善保管好您的贵重物品。

患者:好的,我知道了。

表 3-5-4　分级护理

分级护理情境

辨证分型

护士:董爷爷,医生诊断您的证型是气滞血瘀。

患者:那要注意什么?

饮食调护

护士:您的饮食不需要严格控制,平时宜吃活血化瘀的食品,如山楂、醋、玫瑰花、金橘、油菜、番木瓜等,而肥肉等滋腻之品要少吃。此外,可以少量饮酒,如黄酒、葡萄酒等,每天不超过 1 两,对促进血液循环有益。董爷爷,您上了年纪,吃山楂不能吃多。平时可以吃点生三七粉以养生,能延缓衰老,扩张血管,改善血液循环。要少吃含糖高的食物,吃东西不能太咸了,特别是咸菜不能再吃了,尽量不要吃木炭烤的食物。避免吃油炸食品。

患者:好的,但是太清淡了就没有味了。

护士:饮食尽量清淡。

患者:好的,这样我以后就知道哪些东西可以多吃了,谢谢您。

情志护理

护士:董爷爷,您知道您是什么病吗? 我看您这两天老躺床上,精神也不大好。怎么啦?

患者:我这两天肚子胀胀的,不舒服,也不想吃东西。

护士:董爷爷,我看了您的体温单,您连续两天都没有大便了,可能跟您最近运动少有关系。我帮您在肚脐上贴个通腑理气的药物,帮助您调理肠道。还有爷爷,您没事的时候可以在早上和傍晚天气凉快的时候到花园里转转,那里的老年人多,您可以去聊聊天,还有人早上打太极,有兴趣您也可以跟着打一打。

患者:小×,谢谢您能这么有耐心地陪我聊天,等会儿我就出去转转。

护士:董爷爷,4 个小时以后我来为您揭掉肚脐上敷的药,如果中间有什么不舒服的,一定要及时通知我。有什么事也可以随时来找我。

患者:好的,好的。

起居护理

护士:董爷爷,最近天气比较炎热,平时您出去散步时要注意避暑。晚上睡觉不要把空调温度设定得太低,我们的病房一般调 26 ℃就行了。在空调房间需要注意保护关节部位,不要受凉了。早晚您出去活动前,可以开窗户透透气。还有您在打水、走路的时候不要穿拖鞋,一般的拖鞋都不防滑。董爷爷,我们护工师傅早晚拖地的时候,地比较滑,要注意安全,尽量不要下床活动。

患者:好的,谢谢您,小×。

护士:不用客气。

手术前宣教

护士:董爷爷,明天您要手术了,您知道吗?

患者:我知道。

护士:董爷爷,我给您讲一下术前需要准备的事项。这是术前准备告知,您看一下啊。首先,今晚 12 点以后您不能吃东西了,凌晨 4 点以后不能喝水了。您的戒指今天晚上就取下来让您女儿带回家吧,放在病房不安全。还有我们男同事马上要用脱毛膏帮您把会阴部的毛发去除,晚上您要洗个澡。明天早上 8 点之前把手术衣贴身穿,不要穿内衣了。董爷爷,您仔细看看,我去准备东西,有不懂的您再问我。

患者:好的。我看看啊。

术后宣教——手术当天

护士:董爷爷,手术很成功! 您现在回到病房了,您知道吗?

患者:知道。

护士:董爷爷,您现在一定很累了,您可以睡一会儿,等会儿我可能一个小时喊您一次。患者家属,董爷爷是腰麻,现在虽然已经清醒了,但是由于麻药作用,还是想要睡觉,希望您多喊喊他,我也会隔一个小时来看看的。床边的这台机器是心电监护仪,如果它发出声音,报警灯亮,请立即按呼叫铃呼叫我们。家里面现在可以准备一点稀饭或清淡点的汤、面,6 个小时后董爷爷没有什么不舒服的话就可以吃了。董爷爷现在还不能枕枕头,我将他的头偏向一侧了,如果他吐了,用纸接着,呼叫我们。不要紧张,有很多人都有这样的麻醉反应。董爷爷的手术切口腹股沟有砂袋加压,你们经常看看,不要掉下来。我们也会隔一个小时来看看。董爷爷这条腿需要抬高,现在我已帮他放在下肢抬高垫上了。您们看看,就是这样放的。

护士:董爷爷,现在麻醉药药效快过了,是不是觉得伤口有点痛?

患者:嗯。

护士:董爷爷,我现在在您的耳朵穴位上贴几个耳贴,这里面有中药颗粒,贴上后能缓解您的疼痛感觉。

患者:好。

护士:董爷爷,我已经贴好了,现在我帮您按一下,这样觉得疼吗?

患者:酸痛。

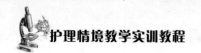

护士:这就对了,董爷爷您没事的时候也可以按一按,感觉和现在差不多就行了。好了,您休息,有事请按铃。

术后宣教——术后第一天

护士:董爷爷,早上好!昨天晚上睡得怎么样?

患者:很好,谢谢!

护士:我今天要把您这病的注意事项和功能锻炼讲给您听,现在可以吗?

患者:可以。

护士:董爷爷,您今天早上下床活动了吗?平时没事的时候,您可以下床缓慢地走一走,不要长时间站在那里。如果走累了,就上床躺着,把腿放在下肢抬高垫上。您要注意,脚的位置要比心脏高20厘米左右。您在床上没事的时候可以做脚部运动。董爷爷您看,就像我这样(演示足背屈、趾屈和脚踝环绕运动)。

患者:小×,您一下讲这么多,我记不住。

护士:董爷爷,没关系,我所讲的这些健康教育单里都有,这张是给您的,您有空的时候仔细看看,要是还有不懂的随时来问我。我今天白天上班时间都在。

患者:那就好,我看看。

护士:董爷爷,您慢慢看,有事您按床头铃。

表3-5-5 出院指导

出院指导情境

出院通知

(两个星期后,患者出院。)

护士:董爷爷,您好,您手术已经做过10天了,医生换药观察您的伤口已经基本愈合了,让我来通知您今天可以出院了。

患者:太好了,终于可以出院了,那我需要准备什么东西呢?

出院指导

护士:您到护士站这边来,我把医生的出院小结给您,然后您带着结账单到一楼缴费处办理结账就行了。您回家遵医嘱按时服用阿司匹林等药物1~2个月。服药期间定期监测出凝血指标,观察有无出血倾向,如牙龈出血、皮下出血点等。

患者:好的。

护士:正确使用弹力袜,晨起活动时穿,睡眠时可不穿,一般须坚持使用3~4个月,休息时抬高患肢20°~30°。使用期间应注意皮肤色泽及肢体肿胀情况,术后适当锻炼,锻炼时穿弹力袜。弹力袜使用注意:中性洗涤剂温水洗涤,不可高温熨烫;晾晒时注意不可绞干水分,应平铺挤压尽多余水分,不可强阳光照射,不可悬挂晾晒。穿脱弹力袜时注意避免刮到弹力袜,不可戴手饰,剪短指甲。干燥季节应注意预防足跟皮肤皲裂,避免刮伤弹力袜。注意经常检查鞋内是否平整,有无异物,防止磨损弹力袜。

患者:好的。

护士:养成良好的生活方式、良好的饮食习惯,防止便秘,采取坐式排便,避免长时间静坐或站立。站立时不要总用两条腿一起支撑全身重量,可以两腿轮换站立,少跷二郎腿,休息时抬高下肢,避免穿过紧的衣服和腰带,忌用过热的水沐浴。养成良好的生活习惯,戒烟、酒。

患者:好的。

护士:饮食上要吃些具有清热利湿、活血化瘀功效的清淡饮食,如丝瓜、黄瓜、西红柿、大白菜、萝卜等。忌食热性、辛辣刺激性食品,如羊肉、鱼、虾、辣椒、大蒜等。

患者:好的。

护士:坚持步行能增强下肢肌肉的收缩能力,促进下肢静脉血回流。患者出院后,应坚持每天步行30分钟,每日2次。注意劳逸结合,术后3个月内避免剧烈运动。

患者:好的。

护士:定期复查,术后1个月、3个月、6个月各复查1次。

患者:好的,非常感谢!

表 3-5-6　延续护理

延续护理情境

出院回访

护士:董爷爷,您好,我是您上次静脉曲张做手术的医院的护士小×,您还记得我吗?

患者:您好。记得,记得。

护士:董爷爷,有没有按时吃药?要定期来复查,不要忘了啊。我给您打印的出院宣教单,您还记得吗?

患者:记得,我按照医嘱定期复查,并按照你们的指导进行锻炼和饮食的,太感谢您啦!

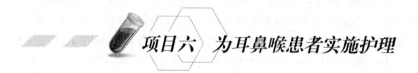

项目六　为耳鼻喉患者实施护理

一、任务导入

患者,王××,女,55岁。患者因"鼻塞、流脓涕、间断头痛2月余,加重1周"于2019年2月2日09:25由门诊拟"鼻渊"(中医诊断:鼻渊,证属肺经风热证;西医诊断:鼻窦炎)收入我科。

患者自诉2个月前感冒后出现头痛,额部明显,呈钝痛,伴有双侧鼻堵、流脓涕等症状,间断发作,未予重视。1周前上述症状逐渐加重,无发热,无恶心呕吐,无四肢感觉异常。既往体健,否认"高血压、冠心病、脑梗死、糖尿病"等慢性病病史,否认"肝炎、结核、伤寒"等传染病,否认外伤手术史,否认食物药物过敏史,纳食可,二便调。

2019年2月2日09:50遵医嘱予以青霉素皮内注射,青霉素皮试(一)后,予以抗感染治疗。

2019年2月3日10:00患者自诉咽干,有异物感,伴有咽喉瘙痒感,予以中药雾化吸入。

2019年2月5日14:10患者诉双下肢踝关节疼痛,局部肿胀,影响行走。请骨科会诊,予以"熏洗一号"熏洗,活血消肿处理。

2019年2月9日09:00遵医嘱办理出院。

二、任务目标

1. 患者症状消失,能积极配合治疗与护理。
2. 患者情绪稳定,无护理不良反应发生。
3. 患者能得到优质的护理服务,对医护人员满意。

三、任务实施

1. 工作过程

工作过程包括:患者入住;住院评估;入院介绍;分级护理;出院指导;延续护理。相应情境见表3-6-1~表3-6-6。

表3-6-1　患者入住

患者入住情境
热情接待
(患者在家属陪同下来到住院部护士站。)
护士:您好,这里是耳鼻喉科,请问是来住院的吗?

患者(递上住院证)：是的。

护士(接过患者住院证,核对确认患者及住院病区)：王阿姨请先称一下体重。(起身为患者测量体重,告知患者体重为 60 公斤。)

安排床位

(主班护士安排床位后,主班护士拿来病历并放入病历夹,递给责任护士,由责任护士接待患者入病房,同时主班护士通知床位医生,床位有新患者入院。)

护士：您好,我是您的责任护士×××。您的床位是 16 床,请跟我往这边走。

患者：好的,谢谢。

采集病史

(患者到达病室后。)

护士：您好,王阿姨,这是您的床位,16 床。现在为您做一下生命体征测量,测量您的体温、脉搏、呼吸、血压,可以吗?(按操作流程进行测量,并记录。)

患者：好的。

护士：您这次住院是因为哪里不舒服?

患者：双侧头痛,鼻堵,流脓涕。

护士：这种情况多长时间了?

患者：2 个月了,近 1 周加重了。

护士：您以前有其他的疾病吗? 比如高血压、心脏疾病等。

患者：没有其他的疾病。

护士：有过手术史吗?

患者：也没有做过什么手术。

护士：好的。

通知医生

(护士将患者生命体征写入病历,医生走入病房,护士将病历递给医生并告知其患者的疾病诊断。)

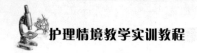

表 3-6-2　住院评估

住院评估情境

入院评估

护士:王阿姨,为了治疗的需要,下面给您做一个住院评估,需要了解一下您的基本信息,可以配合我们吗?

患者:可以。

护士:好的,您平时胃口怎么样? 偏向于哪种口味? 平时吸烟、喝酒吗?

患者:我胃口挺好的,想吃东西,但是我也会控制食量。我比较喜欢重口味的东西,所以吃得偏油腻。我以前吸烟、喝酒,不过现在已经戒了。

护士:您睡眠怎么样啊? 大小便正常吗?

患者:大小便都是正常的,睡眠也挺好的。

护士:您对什么东西过敏吗? 比如药物、食物或者其他的东西。

患者:暂时没有发现对什么东西过敏。

护士:好的,您有假牙吗?

患者:没有。

护士:好的,您的视力怎么样? 有近视吗?

患者:正常。

护士:好的,请问您的文化程度和职业是什么?

患者:本科,教师。

护士:好的,请您再留一个家属的手机号,方便我们联系。

患者:好的,我丈夫的电话××××××××××。

护士:好的,谢谢您的配合。

(护士将患者生命体征值及相关信息汇报医生。)

表 3-6-3　入院介绍

入院介绍情境

医护人员介绍

护士:我向您介绍一下,我们科室主任是×××,护士长是×××,您的床位医生是×××,住院期间有什么需要您可以找我,也可以按床头铃,随时呼叫我们。

患者:好的。

环境介绍

护士:下面我为您介绍一下病区的环境。开水间在走廊的最前端,每个床位都会提供一个热水瓶。每个房间都有卫生间,在卫生间里面可以洗浴,使用时避免滑倒。您房间门口面对的正好是护士站,医生办公室在护士站旁边,有什么问题可随时咨询我们。

患者:好的。

制度介绍

护士:除了以上那些,我还要给您讲一下我们的制度问题。住院期间如有欠费,您须及时缴费,以免影响您的治疗。我们会提前告知欠费情况,您也可以关注我们医院的公众号,随时了解您的住院费用问题。住院期间不得擅自离开医院,以免影响您的诊疗或出现其他意外,如果有比较紧急的事情必须离开,请提前得到医生的同意,然后在《住院患者外出请假申请单》上签字。住院期间,请不要在室内大声喧哗,保持良好安静的病房环境。我们是无红包医院,请您监督我们。这是我们的《入院须知》和《无红包告知书》,请您过目,并签字。

患者:好的。

安全介绍

护士:另外,您在活动以及洗浴时要注意防滑、防跌倒,住院期间要防盗、防火,妥善保管好您的贵重物品。

患者:好的。

护士(填写好腕带相关信息,并核对无误):为了您住院期间操作核对的安全需要,为您带上腕带可以吗?

患者:好的,请问戴上这个腕带我洗澡的时候可以取下来吗?

护士:不用取下来的,因为它防水,所以请您 24 小时戴在手腕上。如果腕带上的字迹不清楚了,我们会帮您更换,这个不用担心的。

患者:好的,谢谢。

采集标本告知

(医生下医嘱后,护士遵医嘱通知患者采集标本。)

护士:王阿姨,根据医嘱,您明早需要空腹采血,今天晚上 10 点以后禁饮、禁食,明日清晨会有护士到病房,为您采集空腹血标本。

患者:好的。

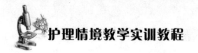

护士:另外您需要自己留取明早第一次的晨尿和大便标本。

患者:好的。

表 3-6-4 分级护理

分级护理情境

辨证分型

护士:王阿姨,您好,根据医生查体,结合您的舌苔及您叙述的证候表现,您疾病的辨证分型为肺经风热证。

饮食调护

护士:王阿姨,您好,针对您的症状,您平时饮食要注意忌食辛辣、刺激性食物(如葱、姜、辣椒、胡椒粉等),慎食或少食油腻食物(如腊肉、油煎食物、奶油等),慎食或忌食冷饮、饮料,忌饮浓茶、咖啡等。

患者:好的,那我应该吃哪些食物?

护士:饮食尽量清淡,宜多食富含 B 族维生素的食物(如全麦、燕麦、核桃等)、富含锌的食物(如紫菜、瘦肉、栗子等)、清凉气血的食物(如绿豆、银耳等),宜食富含维生素 C 的新鲜水果和蔬菜,以助保持微血管的健康。

患者:好的,这样我以后就知道哪些东西可以多吃了,谢谢你。

情志护理

(心情、情绪、心态等对疾病都会有影响,护士来到病房与患者沟通,了解其心理状态。)

护士:最近看您有些焦虑,您遇到什么问题了吗?

患者:我这个鼻窦炎不知道什么时候能好,我有点焦虑。

护士:阿姨不要着急,任何疾病恢复都有个过程,鼻窦炎是一个或多个鼻窦发生炎症。只要您配合好我们的治疗,一定会好起来的。要保持一个良好的心态,这样才有信心打败疾病!我们病区也有好多和您一样的患者,都快出院了,您们也可以沟通一下经验,大家一起聊聊天,您的心情也会好很多,这样您就会增加与疾病战斗的信心。

患者:谢谢你能这么有耐心地陪我聊天,听你说了这些话,我心情好多了。

护士:好的,您也不用太急,运动要循序渐进。

患者:好的。

起居护理

护士:平时需要注意鼻腔卫生,注意科学的擤涕方法。注意及时增减衣服并适度锻炼以预防感冒,注意多饮水并坚持喝温水。注意劳逸结合,并保持大便通畅,以减轻鼻窦炎发作。

患者:好的,谢谢你,原来生活上也有这么多讲究,我一定会注意的。

用药护理

护士:王阿姨,下面给您介绍一下您平时的用药,静脉用药是青霉素,起到控制感染的作用。口服的中药汤剂有散风清热、芳香通窍作用。一般一日两次,一次一袋,饭后半小时,温热服用。

患者:好的,谢谢你! 我知道了。

护士:不客气,您有什么疑问都可以随时告诉我们。

患者:好的,谢谢你!

护士:不客气。

表 3 - 6 - 5　出院指导

出院指导情境

出院通知

护士:王阿姨您好,您的症状已经缓解,炎症也得以控制,病情稳定。医生让我来通知您今天可以出院了。

患者:太好了,终于可以出院了,那我需要准备什么东西呢?

出院指导

护士:您到护士站这边来,我把医生的出院小结给您,然后您带着结账单到一楼出入院结账处办理结账就行了。

患者:好的。

护士:王阿姨,回家以后饮食要注意,按照我们在医院给您制定的饮食一样,清淡饮食,忌辛辣刺激的食物。平时也可以结合自己身体情况做一些有氧运动,如慢跑、瑜伽、游泳等。如果有什么不舒服可以随时联系我们,我们科室的电话是××××××××。最后祝您健康快乐!

患者:好的,谢谢你!

表3-6-6　延续护理

延续护理情境

电话回访

护士:您好! 我是××医院耳鼻喉科护士××。请问您是王××吗?

患者:我是,你好!

护士:王阿姨,今天给您打电话,是想问一下,您现在恢复得怎么样?

患者:现在一切都不错。

护士:王阿姨,那请问您住院期间对我们医生护士还有什么意见和建议啊?

患者:医生和护士都很好! 谢谢你们在我住院期间对我的照顾。

护士:谢谢阿姨对我们的肯定。请您平时注意鼻腔卫生,适度锻炼以预防感冒。如果有不适,请及时随诊。

患者:谢谢!

护士:阿姨客气了! 祝您健康!

2. 操作流程

根据医嘱,需要相继为患者实施:① 皮内注射;② 中药雾化吸入;③ 中药熏洗。情境如表3-6-7～表3-6-9。

表3-6-7　皮内注射

皮内注射情境

操作评估

(护士根据医嘱转抄治疗单,经两人核对无误,来到病房,核对床头卡。)

护士:您好,请问您叫什么名字呀?

患者:王××。

护士:王阿姨您好,我是您今天的责任护士×××,请让我核对一下您的腕带。

患者(将有腕带的手伸出):好的。

护士:1床,王××,女,55岁,诊断:鼻窦炎。住院号×××××××。因为您是"鼻窦炎"入院,遵医嘱予以抗感染治疗,您之前做过青霉素皮试吗?

患者:没有。

护士:操作很安全,我们将配制好的皮试液,注射在您前臂 1/3 处表皮和真皮之间,您可以配合我们吗?

患者:可以。

护士:请问您和您的家人既往有过敏史吗? 早饭吃了吗?

患者:没有过敏史。吃过早饭了。

护士:请问您既往有什么病史?

患者:没有。

护士:好的,请给我看一下您的皮肤情况(观察患者操作部位),皮肤完好,无破溃,无红肿,一会儿给您进行操作。

患者:好的。

护士:需要我协助您上厕所吗?

患者:不需要。

护士:好的,您先休息一下,我去准备皮试的用物。

患者:好的。

(护士评估环境,准备用物,按无菌原则配制皮试药液。)

操作过程

(护士备齐用物后,携用物到患者床前,核对床头卡。)

护士:您好,请让我再次核对一下您的腕带。

患者(将有腕带的手伸出):好的,可以。

护士:1 床,王××,女,55 岁,诊断:鼻窦炎。住院号×××××××。王阿姨,现在这个体位舒适吗?

患者:可以。

护士(核对治疗单后):王阿姨,现在我们用物已经准备好了,一会儿要为您进行青霉素皮试,皮试进针时会有一点疼痛,希望您能配合我们,可以吗? 请您不要紧张,操作中有任何不舒服的地方,请您告诉我。

患者:好的,可以。

护士:王阿姨,现在为您皮内注射。

患者:好的。

（再次核对后，护士左手绷紧患者一侧前臂掌侧下 1/3 处皮肤，右手持注射器，针头斜面向上与皮肤成 5°角刺入皮内，待针尖斜面全部进入皮内后以左手拇指固定针栓，右手推注药液 0.1 ml 可见圆形隆起的皮丘，并显露毛孔。）

护士（皮试操作完毕后）：王阿姨，现在皮试为您做好了，20 分钟后，我们会来观察结果。现在前臂有一处小皮丘隆起，切勿按揉，以防局部皮肤发红，影响皮试结果的判断。皮试期间避免剧烈活动，请您不要离开病房，如果您感觉不适，如头晕、面色苍白、出冷汗、皮试处皮肤出现皮疹，请立刻告诉我们。我们也会随时过来看您的。

患者：好的。

（20 分钟到，护士进入病房，核对床头卡。）

护士：您好，请让我再次核对一下您的腕带？

患者（将有腕带的手伸出）：好的。

护士：好的，我来核对一下，1 床，王××，女，55 岁，诊断：鼻窦炎。住院号×××××××。王阿姨可以看一下您的皮丘吗？

患者：好的。

护士：王阿姨您的前臂皮丘已较前消退，皮肤情况良好，皮试结果是阴性。我现在去汇报医生，一会儿遵医嘱给您用药。

患者：好的。

健康教育

护士：阿姨，为了预防药物的迟发反应，用药期间如果您有心慌、胸闷、出冷汗等情况，请及时告诉我们。

患者：好的。

护士：您这段时间，饮食宜清淡、富营养，忌食辛辣、刺激食物，禁烟、酒。床头铃为您放在床头，有需要时，请您及时呼叫我们。我们也会随时过来看您的。

患者：可以，谢谢。

护士：谢谢您的配合。

（护士处理用物，洗手记录。）

护理评价

（1）护士与患者沟通自然、有效。

（2）护士为患者操作熟练、规范，皮内注射结果有效。

表 3 - 6 - 8　中药雾化吸入

中药雾化吸入情境

操作评估

（护士根据医嘱转抄治疗单,经两人核对无误,来到病房,核对床头卡。）

护士:您好,请问您叫什么名字?

患者:王××。

护士:王阿姨,您好,我是您今天的责任护士×××,可以看一下您的腕带吗?

患者(将有腕带的手伸出):可以。

护士:好的,1床,王××,女,55岁,诊断:鼻窦炎。住院号×××××××。王××您现在感觉怎么样?

患者:咽部干,有异物感。

护士:根据您的症状,遵医嘱给您进行中药雾化吸入,您以前做过这类操作吗?

患者:没有。

护士:好的,我解释一下,中药雾化吸入是指经雾化装置的中药液体变成微小雾粒或雾滴,悬浮于吸入气中,使气道湿化、中药药液吸入呼吸道,以达到呼吸道黏膜湿润等目的的一种治疗方法。您能接受这项操作吗?

患者:可以。

护士:这是一项安全无创的操作。请您不要紧张,请问您之前有药物过敏史和心肺相关疾病吗?

患者:没有。

护士:好的,您需要我协助您上厕所吗?

患者:不需要。

护士:好的。整个雾化操作需要您半坐卧位,您这样坐可以吗?

患者:可以。

护士:您先休息一下。我去为您准备一下操作用物。

患者:好的。

（护士评估环境,准备用物,无菌原则配制雾化药物。）

操作过程

（护士备齐用物后,携用物到患者床前,核对床头卡。）

护士:您好,又见面了,请让我再次核对一下,您叫什么名字?

患者:王××。

护士:好的,请让我再核对一下您的腕带,可以吗?

患者(将有腕带的手伸出):可以。

护士:好的,我来核对一下,1床,王××,女,55岁,诊断:鼻窦炎。住院号×××××××。王阿姨用物准备好了,现在可以给您进行操作吗?

患者:可以。

护士:这样坐舒服吗?

患者:可以。

护士(雾化装置连接到中心吸氧装置后,将雾化连接管连接,调节好氧流量):王阿姨雾化吸入装置已准备好,现在为您戴上。

患者:好的。

护士:请您深吸气,这项操作需要15~20分钟,请您和您的家人不要吸烟,注意用氧安全,远离火源。这是呼叫铃,操作过程中有任何不舒服,请及时呼叫我们,我们也会随时过来巡视的。

患者:好的。

(操作时间到,护士进入病房核对床头卡。)

护士:您好,请让我再次核对一下,您叫什么名字?

患者:王××。

护士:好的,请让我再核对一下您的腕带,可以吗?

患者(将有腕带的手伸出):可以。

护士:好的,我来核对一下,1床,王××,女,55岁,诊断:鼻窦炎。住院号×××××××。王阿姨,现在中药雾化吸入做好了,为您取下装置。(关闭氧气。)

患者:可以。

护士:您现在感觉怎么样?

患者:舒服多了。

护士:请您立刻用温水洗脸,温开水漱口。

患者:好的。

健康教育

护士:根据您的症状,请汴意进食清淡易消化的食物,避免辛辣刺激之品。多饮水,注意保暖,避免着凉,预防上呼吸道感染。加强锻炼,增强体质。保持口腔清洁,养成饭后漱口的习惯。床头铃为您放在床头,有需要时,请您及时呼叫我们。

患者:好的。

护士:谢谢您的配合。

(护士用物处理,洗手,记录。)

护理评价

患者咽干、有异物感等症状较前好转。

表3-6-9 中药熏洗

中药熏洗情境

操作评估

(护士根据医嘱转抄治疗单,经两人核对无误,来到病房。)

护士(核对床头卡):您好,请问您叫什么名字?

患者:王××。

护士:王阿姨您好,我是您今天的责任护士×××,请让我核对一下您的腕带,可以吗?

患者(将有腕带的手伸出):可以。

护士:好的,我来核对一下,1床,王××,女,55岁,诊断:鼻窦炎。住院号×××××××。您今天感觉怎么样?

患者:右下肢胀痛。

护士:根据骨科医生的会诊意见,遵医嘱为您进行中药熏洗治疗。根据中医辨证,您属于湿热体质,适合熏洗治疗。您愿意接受吗?

患者:愿意。

护士:您之前做过这个操作吗?

患者:没有。

护士:那我给您解释一下,中药熏洗是将药物趁热在您的相应皮肤熏蒸、淋洗,以达到消肿止痛目的。您可以接受吗?

患者:可以。

护士:王阿姨,请给我看一下您下肢的皮肤。

患者:可以。

护士:您的下肢皮肤是完整的,无破溃,可以操作。请问您既往有什么病史和过敏史?

患者:没有病史,也没有过敏史。

护士:好的,给您做的熏洗操作需要30分钟,需要您坐在椅子上,可以坚持吗?

患者:可以。

护士:需要我协助您上厕所吗?

患者:不用的。

护士:好的,王阿姨我帮您关好窗户,请注意保暖,我现在为您准备操作用物。您先休息一下。

患者:好的。

(护士评估环境,准备中药熏洗用物。)

操作过程

(护士备齐用物后,携用物到患者床前,核对床头卡。)

护士:您好,请让我再次核对一下,您叫什么名字?

患者:王××。

护士:请让我再核对一下您的腕带,可以吗?

患者(将有腕带的手伸出):可以。

护士:好的,我来核对一下,1床,王××,女,55岁,诊断:鼻窦炎。住院号×××××××。王阿姨现在可以给您进行操作吗?

患者:可以。

护士(核对治疗单后):王阿姨,我现在扶您坐到椅子上,请把您的裤管卷到膝盖以上位置。

患者:好的。

(护士用水温计测量水温。)

护士:王阿姨,现在我们开始熏洗了,现在温度为65℃,先给您熏,一会儿温度为38~40℃时给您淋洗,在操作过程中有什么不舒服的地方请及时告诉我。

（温度降至 38～40 ℃时。）

护士(熏蒸完毕后,用水温计测量水温)：王阿姨现在温度为 39 ℃,可以给您淋洗了。请配合我们一下。现在这个温度可以吗?

患者：好的,可以。

护士：现在感觉怎么样啊?

患者：舒服。

护士：水温可以吗?

患者：可以。

护士：30 分钟到了,我现在给您擦干。(操作完毕)现在扶您到床上休息。

患者：好的。

护士：您这样睡舒服吗?

患者：可以。

护士：下肢感觉怎么样?

患者：好多了。

健康教育

护士：给您说一下注意事项,现在您的足部皮肤有点微微发红,您不用紧张,不要挠抓,红会自己消退的,注意保暖,不要受凉。多吃一些清热祛湿的食物,如苦瓜、冬瓜等。平时休息时,可以将脚部适度垫高。

患者：好的。

护士：这是床头铃,如有什么事请及时呼叫我们,我们也会随时过来看您的。

患者：好的,谢谢。

护士：谢谢,您的配合。

（护士用物处理,洗手,记录。）

护理评价

（1）患者局部疼痛、肿胀较前好转。

（2）局部皮肤完好,无破溃。

模块四　为妇产科患者实施护理

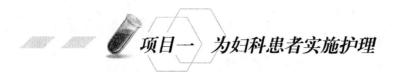 项目一　为妇科患者实施护理

一、任务导入

　　患者,王××,女,41 岁,因"下腹部隐痛反复发作 3 年,加重 1 周"于 2019 年 2 月 21 日 11:35 由门诊拟"带下病"(中医诊断:带下病,证属气虚血瘀;西医诊断:慢性盆腔炎)收入我科。

　　患者于 2016 年无明显诱因出现下腹部隐痛,反复发作,曾就诊于多家医院无明显好转,近 1 周腹部隐痛加重。今为求进一步诊治,来我院就诊,门诊拟"带下病"收入我科。

　　2019 年 2 月 21 日 12:00 予以头孢拉定胶囊 0.5 g,口服,1 日 3 次。

　　2019 年 2 月 21 日 12:10 遵医嘱留取血标本送检血常规、血生化、血凝。

　　2019 年 2 月 21 日 13:00 悬灸(气海、关元、子宫、归来),1 日 1 次。

　　2019 年 2 月 22 日 11:00 血标本结果回示未见明显异常。

　　2019 年 2 月 24 日 09:00 患者诉下腹部疼痛较前好转。

二、任务目标

　　1. 患者下腹部疼痛症状消失。

　　2. 患者能够积极配合各项治疗与护理,了解疾病相关知识。

　　3. 患者住院期间无护理并发症发生。

　　4. 患者得到优质的护理服务,对医护人员满意。

三、任务实施

　　1. 工作过程

　　工作过程包括:患者入住;住院评估;入院介绍;分级护理;出院指导;延续护理。相应情境见表 4 - 1 - 1～表 4 - 1 - 6。

表 4 - 1 - 1　患者入住

患者入住情境
热情接待
(患者持住院证来到护士站。)

护士:您好!请问有什么需要帮助的?(护士此刻需要站立起来。)

患者:我要住院。

护士:请把住院证给我。王××,请问您是哪里不舒服?(初步确认患者姓名、疾病与住院证是否相符。)

患者:我肚子疼。

护士:好的,我这就给您安排床位。

安排病床

护士:王××,您好,有一个靠窗户的病床 41 床,这个床位空气相对流通,光线也充足,您看行不行?

患者:好的,谢谢!

采集病史

护士:王××,我先扶您称个体重,您的体重是 50 公斤。现在我带您去床位吧。

(护士将患者带向床位的同时可向患者介绍病区环境、病房病友及相关设施的使用。)

患者:好的。

护士:现在给您测量体温、血压、体温、脉搏。医生马上来看您。

通知医生

护士:×医生,41 床新入院一名慢性盆腔炎患者,已经安排好床位了。(护士如遇急诊患者应立即通知医生。)

医生:好的,我知道了。(护士此刻要听到医生的答复。)

表 4-1-2 入院评估

入院评估情境

入院评估

(患者安置好床位后,护士携病历到床旁。)

护士:接下来我需要对您进行入院评估,请问您的职业是什么?

患者:我是个工人。

护士:您的文化程度?

患者:初中。

护士:婚姻状况?

患者:已婚。

护士:您既往身体情况如何? 有没有高血压、心脏病、糖尿病等? 是否做过手术?

患者:没有,我身体还行。

护士:那您有没有药物或食物过敏史?

患者:没有。

护士:请将您的舌头伸出来我看一下,有没有活动性的假牙?

患者:没有。

(护士观察患者口腔黏膜、舌质、舌苔。)

护士:您的视力和听力怎么样?

患者:都正常。

护士:平时吸烟、饮酒吗?

患者:不吸烟、不喝酒。

护士:平时饮食怎么样? 有没有特别的喜好?

患者:我平时吃东西都比较注意,饮食上没有特别的喜好。

护士:那您晚上睡眠情况怎么样? 大小便正常吗?

患者:睡眠挺好的,大小便都正常。

护士:您这次来住院主要是因为小腹痛,是吧? 是胀痛、坠痛、刺痛还是怎样的疼痛? 疼了多长时间了?

患者:反复痛了 3 年多了,是坠痛的感觉。最近一周痛特别厉害,而且白带特别多。门诊医生看后让我来住院。

护士:好的,感谢您的配合。

表 4 - 1 - 3　入院介绍

入院介绍情境

环境介绍

护士:王××,刚才办理入住手续的地方是妇科护士站,旁边是医生办公室。

患者:好的。

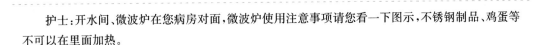

护士:开水间、微波炉在您病房对面,微波炉使用注意事项请您看一下图示,不锈钢制品、鸡蛋等不可以在里面加热。

患者:好的,我会注意。

护士:这边是您的床位,呼叫器在床头。这边是您的柜子,这里是卫生间、淋浴间,请您洗澡时务必要穿防滑鞋,以防跌倒。紧急呼叫器在这里,如果您入厕或沐浴期间发生紧急情况,可以按这个紧急呼叫键呼叫我们。走廊尽头是专门的晾晒区,如果有换洗的内衣裤请晾到此处,这里阳光充沛,也可以起到杀菌、消毒的作用。

患者:好的。

医护人员介绍

护士:您的床位医生是×××,我是您的责任护士×××,我们的科主任是×××,护士长是×××。您有什么事情随时可以找我。

患者:好的。

护士:床位医生每天都会来查房,如果有什么治疗方面的问题可以直接咨询,生活上有什么需要帮助的地方,您可以随时告诉我们。

患者:好的,谢谢!

制度介绍

护士:住院期间请遵守医院相关的规章制度,不要擅自离开医院,如有特殊情况,须办理请假手续,经床位(值班)医生同意并签字后方可离开,以免离院期间发生疾病变化及意外事件等。

患者:好的,我会遵守。

安全介绍

护士:我们是无烟病房,请不要在病区内吸烟。房间内严禁使用电饭煲、电炉等电器,违者将按医院有关规定处理。贵重物品请自己妥善保管。

患者:我知道了。

护士:那确认后,请您在“入院告知书”上签名。

患者:好的。

留取标本告知

护士:今晚10点以后就不要吃喝任何食物。明晨6点左右,护士会到床边来采集空腹血标本,您能配合吗?

患者:可以。

护士:这两个容器是给您留取大、小便标本用的,请您按要求留取。

患者:好的。

表 4-1-4 分级护理

分级护理情境

辨证分型

护士:王××,您好,根据医生查体,结合您的舌苔及您叙述的证候表现,您疾病的辨证分型为气虚血瘀证。

患者:好的,我知道了。

饮食调护

护士:您平时可多食些益气健脾化瘀的食品,如桃仁、山药等。可以熬成山药桃仁粥食用。

患者:谢谢你的指导。

情志护理

护士:您这个疾病主要是因为急性盆腔炎治疗不彻底或体质较差,病程迁延导致,经过治疗后,大多可以缓解症状,您不用太担心。

患者:好的,我会配合你们治疗的。

起居护理

护士:您平时要注意个人卫生,注重经期保健,卫生用品要清洁。治疗期间避免性生活。可以适当加强体育锻炼,可练气功、太极拳、八段锦、盆腔康复操等。

患者:好的,我一定会注意的。

治疗方案告知

护士:王××,我现在将您今天的主要治疗跟您说一下。每天我们会发三餐抗炎的药物给您,每晚8点左右我们会给您进行中药灌肠。这个主要是通过直肠吸收药物,以促进盆腔炎症的尽快消散。待会儿我会给您做悬灸治疗,悬灸是将点燃的艾条悬于腹部之上,通过热力传导及药物作用,达到祛湿散寒、调和气血、促进炎症消散的作用。

患者:好的。

护士:那需要我协助您上卫生间吗?

患者:不需要。

护士:那请您休息一下,我去准备用物,一会儿为您进行操作。

表 4-1-5 出院指导

出院指导情境

出院通知

护士:王××,您今天好多了吧? 遵医嘱今天为您办理出院。您把自己的个人用品收拾好,把之前办理住院的缴费凭证准备好就可以了。

患者:好的。

出院指导情境

护士:出院后您要注意休息,饮食上忌食辛辣、刺激、肥甘、厚腻的食物,加强营养,多食新鲜蔬菜、水果。适当进行锻炼以增强体质。平时要注意保暖,保持心情舒畅。经期及月经干净 3 天内禁止性生活、盆浴、游泳。下一次月经干净后要再次来医院进行治疗,有任何不适,来院随诊。

患者:好的。

护士:请带着您的出院小结和缴费凭证至一楼出入院处办理出院手续即可。祝您生活愉快!

患者:好的,谢谢!

表 4-1-6 延续护理

延续护理情境

电话回访

(患者出院 1 周后,护士打电话给患者。)

护士:您好,这里是×××医院妇科住院部,我是护士×××,请问您是王××吗?

患者:是的。

护士:您好。您之前在我们科住院的,现在我们给您做个电话回访。请问您出院以后有没有什么不舒服的地方?

患者:我出院后到现在没有任何不适,谢谢你们!

护士:不客气,这是我们应该做的。您住院期间对我们医生和护士的工作是否满意? 有没有意见或建议?

患者:很满意,没有意见。

护士:感谢您对我们的信任,您要按时来医院复诊。平时不要太劳累,注意休息及个人卫生。如有什么疑问您可拨打××××××××咨询我们。祝您生活愉快!

患者:谢谢!

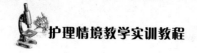

2. 操作流程

根据医嘱,需要相继为患者实施:①口服给药;②静脉采血;③悬灸操作。相应情境如表 4-1-7～表 4-1-9。

表 4-1-7　口服给药

口服给药情境

操作评估

(护士根据医嘱将药房发放的口服药再次核对后,携服药单、口服药来到病房。)

护士:您好,请问您叫什么名字?

患者:王××。

护士:好的,请让我核对一下您的腕带信息。

患者(将有腕带的手伸出):好的。

护士(核对无误后):王××,这是您今天的口服药头孢拉定胶囊,是消炎的,遵医嘱您每日需要服用三次,每次两粒。请问您以前有没有头孢或青霉素类药物的过敏史?

患者:没有。

操作过程

护士:请张开嘴,让我看看您口咽部有无溃疡等情况。

患者(张开嘴):好的。

护士:您口咽部无溃疡,请您在饭后半小时服用药物。

患者:好的。

健康教育

护士:服药后如有恶心、呕吐、腹泻、上腹部不适或身上出现药疹等症状要及时告诉我。在服药期间切勿饮酒。

患者:好的,我知道了。

护理评价

患者能知晓药物的作用,并正确服用。

表 4-1-8　静脉采血

静脉采血情境

操作评估

（护士根据医嘱将采血试管进行核对后，端治疗盘来到病房。）

护士：您好，请问您叫什么名字？我将要为您进行抽血化验。

患者：王××。

护士：好的，王××。请让我核对一下您的腕带信息。

患者（将有腕带的手伸出）：好的，护士我抽血都检查些什么啊？

护士（核对无误后）：这个主要是入院常规检查，包括血常规、血生化和血凝，您昨天晚上 10 点以后到现在都没有吃东西喝水吧？

患者：没有。

护士：好的，您这个卧位舒服吗？

患者：可以。

操作过程

护士：请将您的胳膊露出来（扎上止血带），手握拳头。待会儿抽血选择您的肘部静脉，这根静脉比较粗直，而且周围皮肤完好无破溃，可以进行抽血操作。

患者：好的。

护士：现在给您消毒，会有一点凉。（操作中核对采血管上床号、姓名、抽血项目）是叫王××对吧？您抽血检查项目为血常规、血凝和血生化。

健康教育

护士（血抽完毕后）：现在血已经抽好了，可以松拳了。请按住棉签 5 分钟，不要揉，避免出现皮下青紫。（操作后核对）再确认一遍，您是叫王××对吧？

患者：是的。

护士：感谢您的配合！您现在可以用早餐了，饮食宜清淡，忌食生冷刺激的食物。

护理评价

正确抽取患者的标本，患者按压正确，无出血。

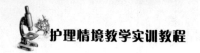

表 4-1-9　悬灸操作

悬灸操作情境

操作评估

（护士根据医嘱将用物备齐，端治疗盘来到患者床边。）

护士：您好，请问您叫什么名字？

患者：王××。

护士：王××，您好！请让我核对一下您的腕带信息。

患者（将佩戴腕带的手伸出）：好的。

护士（核对无误后）：王××，我是您今天的治疗护士××，您是因为盆腔炎入院的，根据辨证分型，证属气虚血瘀证。遵医嘱给您进行悬灸治疗。请问您以前做过此项操作吗？

患者：没有。

护士：那我跟您解释一下，悬灸主要是将点燃的艾条悬于病痛部位之上，通过艾灸的温热和药力作用刺激病痛部位以温通经络、调和气血，从而起到消炎止痛的作用。

护士：请不要紧张，这项操作很安全的。您平时对疼痛的耐受程度如何？

患者：还好。

护士：平时身上有没有磕碰一下就出现青紫的现象？

患者：没有。

护士：有没有哮喘史或对艾绒过敏史呢？

患者：没有。

护士：现在是否在经期或者孕期？

患者：不在。

护士：因为悬灸操作时皮肤破溃是不能做的，我需要看一下您腹部的皮肤情况。

患者：好的。

护士：皮肤完整无破损，可以进行操作。操作大约需要 20 分钟，您需要我协助您上个厕所吗？

患者：不需要，谢谢！

护士：好的，那请您先躺好，腹部肌肉放松，待会儿遵医嘱为您取穴气海、关元、子宫、归来，主治盆腔炎症，具有活血化瘀、理气止痛的功效。

操作过程

护士:好的(准备好用物),王××,我现在开始给您操作了,您这样冷吗?

患者:不冷。

护士:(操作中观察皮肤情况)我将给您采用温和灸、雀啄灸和回旋灸的手法为您进行操作,您现在感觉怎么样? 如果觉得烫请及时告诉我。

患者:还好。

护士(操作结束):王××,今天的治疗结束了,您这个体位舒适吗?

患者:可以,谢谢。

健康教育

护士:您现在腹部皮肤稍微有点发红,是正常的。同时,施灸后可能会出现轻微咽喉干燥、大便秘结、失眠等现象,不用担心,这都是正常现象。操作结束后您可以饮 200 毫升温开水,平时饮食宜清淡,忌食生冷刺激的食物。腹部注意保暖,避免受凉。您是因为盆腔炎入院的,平时可适当进行锻炼以增强体质,还要保持心情舒畅。注意经期及月经干净 3 天内禁房事、盆浴、游泳。

患者:好的,谢谢你!

护士:那您休息一会儿,呼叫器放在您的床头,有事可以随时呼叫我,我也会经常来看您的。

护理评价

患者皮肤完整,无烫伤、破溃。患者疼痛稍减轻。

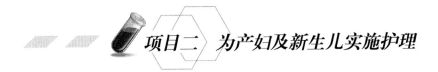

项目二 为产妇及新生儿实施护理

一、任务导入

孕妇,王××,女,25 岁,因"不规则下腹痛 5 h"于 2019 年 1 月 21 日 07:55 由门诊拟"孕 40+1w,G1P0,待产"收入我科。

该孕妇自诉"5 h 前出现阵痛感并逐渐加强"。

2019 年 1 月 21 日 08:00 遵医嘱听胎心,每 4 h 一次。

2019 年 1 月 21 日 14:16 产妇在会阴保护下分娩一活女婴,体重 3 000 g。

2019 年 1 月 22 日 09:00 新生儿生长发育测量,沐浴。

         10:30 新生儿乙肝疫苗接种。

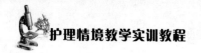

2019 年 1 月 23 日 09:00 指导产妇母乳喂养。

2019 年 1 月 24 日 10:00 遵医嘱办理出院。

二、任务目标

1. 产妇顺利生产。

2. 新生儿疫苗已接种。

3. 产妇能够熟练掌握母乳喂养。

4. 产妇会阴清洁。

三、任务实施

1. 工作过程

工作过程包括：孕妇入住；住院评估；入院介绍；分级护理；出院指导；延续护理。相应情境见表 4-2-1～表 4-2-6。

表 4-2-1　孕妇入住

孕妇入住情境

热情接待

（孕妇在家属陪同下来到住院部护士站。）

护士甲：您好，您是来住院的吗？

孕妇（递上住院证）：是的。

护士甲（接过住院证）：好的，我需要了解您的一些情况。

孕妇：好的。

护士甲：请问您现在哪里不舒服？

（此时，护士乙拿来病历并放入病历夹，递给护士甲。）

孕妇：我肚子一阵一阵的痛。

护士甲：有见红或破水吗？

孕妇：没有。

安排病床

护士甲（来到孕妇身边扶助孕妇）：慢一点，我扶着您称个体重，然后去病房。

（护士甲将孕妇安置好床位，此时护士乙拿着体温表、血压计、胎心音仪走进病房。）

采集病史

护士甲:您先躺一会,现在我给您办理入院手续(说完转向孕妇家属),请问您和她是什么关系啊?

孕妇家属:我是她爱人。

护士乙:这是您的腕带,给您带上,请您躺好,我来监测您的胎心情况。

护士乙:您的胎心音 138 次/分,胎方位 LOA 待产。

孕妇:好的,谢谢。

护士乙(拉起床栏):好的,您先休息一下,不要下床活动了,医生马上就来看您。

通知医生

(护士甲将评估单夹入病历,通知医生。)

表 4-2-2 住院评估

住院评估情境

入院评估

护士乙:请问您有过敏史吗?

孕妇:没有。

护士乙:您有其他病史吗?

孕妇:没有。

护士乙:以前有没有做过手术啊?

孕妇:没有。

护士乙:这是第几次怀孕?

孕妇:第一次。

护士乙:您的末次月经是哪天?

孕妇:××××年××月××号。

护士乙:您在怀孕期间有用过什么药吗?

孕妇:吃过黄体酮的。

护士乙:好的,您是从什么时候开始肚子疼的?

孕妇:大概有 5 个小时了。

护士乙:您平时排便、排尿、睡眠怎么样啊?

孕妇:都正常。

护士乙:饮食习惯呢? 有没有烟酒嗜好?

孕妇:饮食清淡,不抽烟,不喝酒。

护士乙:听力、视力怎么样啊?

孕妇乙:都正常。

护士:皮肤有没有哪里破损或者不舒适的?

孕妇乙:没有。

护士:好的,我现在给您进行生命体征测量,请您平卧。

孕妇乙:好的。

护士:您的体温 36.6 ℃,脉搏 80 次/分,呼吸 20 次/分,血压 129/80 mmHg。

护士:请伸舌给我看一下。

孕妇乙:好的。

护士:您的舌淡红,苔薄白。

孕妇乙:好的,谢谢!

表 4-2-3　入院介绍

入院介绍情境

环境介绍

护士甲:热水瓶在床头柜里,出门右转是开水间,里面有微波炉可以热饭菜,开水是 24 小时供应的。

孕妇家属:好的,谢谢您!

医护人员介绍

护士甲:您的床位医生叫×××,我是您的床位护士,我叫××。有什么需要您都可以告诉我。

孕妇家属:好的。

制度介绍

护士甲:我来向您介绍一下,这是我们的《入院告知书》《无红包告知书》……请在这里签名。我们是无红包医院,同时入院期间不允许私自离院,请您配合。

孕妇家属:好的。

安全介绍

护士甲:微波炉使用需要专门的微波炉碗,病房内不能使用电器,也不能抽烟,要穿防滑拖鞋,不要让陌生人进出房间,我们医护人员有工作胸牌,不要将孩子给陌生人抱出病房,医护人员给孩子治疗护理离开妈妈不能超过 30 分钟。

孕妇家属:好的。

留取标本介绍

护士甲:按常规先向您介绍一下留取标本的注意事项,今晚 10 点禁食、禁水,明早 5 点到 6 点护士会到床边给您抽取血标本。

孕妇家属:好的。

表 4－2－4　分级护理

分级护理情境

饮食调护

护士:饮食以高热量、高蛋白和高维生素为宜,忌辛辣、肥腻、过甜、过咸及煎炸之品。多食芡实、海菜等补肾健脾食物。调养食谱有党参腰花汤、燕窝养血汤、百合小米粥、阿胶鸡蛋黄汤、山药红枣猪蹄汤、砂仁黄芪猪肚汤、鲫鱼粥等。

情志调护

护士:生产过程中,希望您保持心情舒畅,要对我们有信心,积极配合医生、护士。

孕妇:好的,我会配合你们的。

起居护理

护士:我们这是无烟病区,请家属不要在病房或走廊上吸烟。室内避免花粉及刺激性气体的吸入。

孕妇家属:好的,知道了。

护士:要保持室内空气新鲜,早晚开窗通风。

孕妇:好的。

护士:起床时要注意,穿防滑拖鞋。

孕妇:好的,谢谢提醒!

专科护理

护士:我们每4个小时就会听一次胎心,请不要离开病区。

孕妇:知道了。

护士:您休息一下,我马上给您监测胎心。

表4-2-5 出院指导

出院指导情境

出院通知

护士:您好! 您现在恢复得很好,各项指标稳定。我们现在遵医嘱给您办理出院手续,账目已经核算清楚,这是出院小结和结账单,请带好您的缴费发票,去办理出院手续。

产妇:好的,那我去哪里办啊?

护士:坐电梯去一楼,左手边出入院处办理就可以了。

产妇:好的。

出院指导

护士:回家要好好休息,产后42天门诊复查,饮食也要注意,现在天气变化大,穿脱衣一定要注意避免感冒。照顾好宝宝,要坚持母乳喂养。

产妇:好的,我会注意的。

护士:我们病区护士站电话是×××××××××。如果有什么不舒服的话及时来医院就诊,或者电话咨询我们。

产妇:好的,非常感谢你们! 谢谢你们的精心护理!

表4-2-6 延续护理

延续护理情境

电话回访

护士:您好! 我是××医院妇产科护士××,请问您是王××吗?

产妇:是的,你好!

护士:今天给您打电话,是想问一下,您现在伤口恢复得怎么样啊?

产妇:恢复得还不错。

护士:恶露多不多啊?

产妇:基本上没有了。

护士:奶水够不够? 有没有给宝宝添加奶粉?

产妇:奶水够的,没有添加奶粉。

护士:宝宝大便一天几次? 什么颜色?

产妇:5~6次,金黄色的稀便。

护士:这两天有没有给宝宝测黄疸?

产妇:准备明天去医院测呢。

护士:好的,明天正好给宝宝称下体重,看看宝宝的体重增长得怎么样了。

产妇:好,谢谢你们对宝宝的关心。

护士:那请问您住院期间对我们医生、护士还有什么意见和建议啊?

产妇:医生和护士都很好。

护士:谢谢您对我们的肯定。记得要按需哺乳,产后42天要做产后康复检查。

产妇:好的,我会的,谢谢!

护士:您客气了,好好休息!

2. 操作流程

根据医嘱,需要相继为产妇及新生儿实施:①听诊胎心音;②会阴消毒;③母乳喂养指导;④新生儿生长发育测量;⑤新生儿沐浴;⑥新生儿乙肝疫苗接种。情境如表4-2-7~表4-2-12。

表4-2-7 听诊胎心音

听诊胎心音情境

护理评估

(护士检查完用物,携胎心机来到孕妇床边。)

护士:您好,请问您叫什么名字呀?

孕妇:王××。

操作过程

护士:好的,遵医嘱为您监测胎心音,请让我核对一下您的腕带。

孕妇(将有腕带的手伸出):好的。

护士(核对无误后):请您躺下(协助取仰卧位,两腿屈曲或伸直,暴露腹部)。

孕妇:好的。

护士(在探头上涂抹适量的耦合剂):腹部皮肤是完好的。

护士:平时宝宝胎心在哪边听到的比较多啊?

孕妇:这里(指向左下腹)。

护士:好的(按下多普勒胎心监测仪电源开关,数码显示"-"后,将胎心探头放置于孕妇腹壁上靠近胎背侧部位)。

(护士听诊1分钟。)

护士:王××,宝宝的胎心143次/分。

健康教育

(护士关闭胎心机,用纱布将探头擦净,放回至探头座。)

孕妇:好的。

护士:我帮您把肚子上的耦合剂擦干净。

孕妇:好的,谢谢!

护理评价

孕妇配合听胎心。

表 4-2-8　会阴消毒

会阴消毒情境

护理评估

护士:您好,请问您叫什么名字呀?

孕妇:王××。

护士:好的,我要为您进行会阴消毒,为生产做准备。请让我核对一下您的腕带。

孕妇(将有腕带的手伸出):好的。

护士(核对无误后):您稍作休息,我去准备用物。

操作过程

(护士检查完用物携治疗车来到孕妇床边。)

护士:您好,我们再次核对一下,请问您叫什么名字呀?

孕妇:王××。

护士:用物给你准备好了,马上给您消毒。

孕妇:好的。

护士:请您躺下(孕妇取屈膝外展位或膀胱截石位。护士为孕妇脱裤盖于近侧腿,取一次性中垫于臀下)。

孕妇:好的。

护士:不用紧张。

健康宣教

(护士按照消毒顺序给孕妇进行消毒,消毒会阴,打开外阴消毒包,倒复合碘于治疗碗内,戴一次性手套,持血管钳夹复合碘棉球进行擦拭消毒。消毒顺序是:阴阜—左右大腿内侧上1/3—左右腹股沟—会阴体—两侧臀部—再取纱布擦尿道口—阴道口—大阴唇—会阴体—肛门—用温水清洗—重复。)

护士:没什么不舒服的吧?

孕妇:没有。

护士:好了,消毒结束了。

(护士脱手套,撤去一次性垫巾,为孕妇穿裤,整理用物置治疗车下。)

孕妇:谢谢你!

护士:那您先休息,有什么不舒服的及时呼叫我们,我也会随时过来看您的。

孕妇:好的。

护理评价

孕妇会阴部清洁。

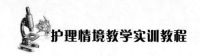

表 4-2-9　母乳喂养指导

母乳喂养指导情境

护理评估

（护士根据医嘱指导产妇母乳喂养，来到产妇床边。）

护士：您好，请问叫什么名字呀？

产妇：王××。

护士：好的，王××，让我核对一下您和宝宝的腕带。

产妇（将有腕带的手伸出）：好的。

操作过程

护士（核对无误后）：王××，今天是您产后第二天了，我们来了解一下您乳汁分泌的情况，给您指导一下如何进行母乳喂养。

产妇：好的，太好了，我正在发愁怎么喂奶呢。

护士：好的，让我先看一下您的乳房好吗？

产妇：好的。

护士：王××，您的乳房没有硬结，乳头没有凹陷皲裂，是可以进行母乳喂养的。我们先用干净的毛巾轻轻地擦一下乳房。

产妇：好的。

护士：您是想躺着喂还是坐着喂呢？先喂左边还是右边呢？

产妇：躺着吧，先喂左边的。

护士：好的，我协助您向左边侧卧，这样可以吗？

产妇：可以。

护士：好的，现在我将宝宝也抱过来，睡在您身边。

（护士将新生儿放置于母亲身旁。）

护士：王××，您看，现在新生儿的头与身体呈一条直线。她的脸对着您的乳房，鼻头对着乳头。好，您的右手托住乳房，左手手托住宝宝的腰背部将宝宝贴近自己。

产妇：好的。

护士：用乳头碰宝宝的嘴唇，使宝宝张嘴。待宝宝把嘴张大后，再把乳头及大部分乳晕放入宝宝口中。

护士：王××，乳头有没有被牵拉的感觉？

产妇：有。

护士：好的，王××，下次我再教您如何坐着哺乳。现在和您说下注意事项。

产妇：好的。

健康宣教

护士：乳量较少时，吸完一侧再吸另一侧。如乳量较多，每次可吸吮一侧乳房，下一次哺乳时喂另一侧，做到有效吸吮。哺乳后挤出少许乳汁涂在乳头及乳晕处，可预防乳头皲裂。若有乳房肿胀，应用吸奶器吸出乳汁。不要用肥皂水、酒精等刺激性物品清洗乳头。不可随便给新生儿添加水及其他饮料。睡觉时注意不要使乳房受压，夜间也要坚持哺乳。在哺乳的过程中注意观察新生儿的面色、呼吸，做到按需哺乳，有效哺乳。

产妇：好的，谢谢！

护士：您看宝宝吃饱了，就会自己将奶头吐出来的，不可以自己强行拽出来。

产妇：好的。

护士：让我们挤出少许乳汁涂在乳头及乳晕处。现在让我把宝宝抱起来，拍个嗝。

产妇：好的。

（护士拍完嗝后，将新生儿放置婴儿床上，取侧卧位，协助产妇穿衣。）

护士：王××，您先休息吧。要是有什么需要帮助的就按床头铃呼叫，我随时会来的。

产妇：好的，谢谢！

护理评价

产妇做到按需哺乳。

表 4－2－10 新生儿生长发育测量

新生儿生长发育测量情境

护理评估

（护士校对好新生儿体重秤、新生儿身长测量板、软尺，携新生儿病历来到产妇面前核对产妇及新生儿信息。）

护士:您好,请问叫什么名字呀?

产妇:王××。

护士:好的,请让我核对一下您的腕带和宝宝的腕带。

产妇(将有腕带的手伸出):好的。

护士(核对无误后):我们马上给宝宝测量下身长、体重、头围,以了解宝宝的生长发育情况。

产妇:好的。

护士:先让我们来核对一下信息,您是2019年1月1日10:10顺产的,女孩,是吗?

产妇:是的。

护士:好的,我们一起推着宝宝去检查室吧。

产妇:好的。

操作过程

(护士带着产妇和新生儿来到检查室,脱去新生儿衣物、尿不湿,将新生儿置于新生儿体重秤上。)

护士:王××,我们先来给宝宝测量一下体重,体重是3 000克。

产妇:好的。

健康宣教

(护士给新生儿穿上衣物、尿不湿,将新生儿置于生长测量板上。)

护士:王××,现在来给宝宝测量身长,请您帮我按一下宝宝的膝盖,使双腿靠拢并垂直。

产妇:好的。

护士:宝宝的身长是50厘米。麻烦您,现在将宝宝抱起来,我来给她测量头围。

产妇:好的。

护士:宝宝的头围是33.5厘米,都是在正常范围内的,我们现在回病房吧。

产妇:好的,谢谢你!

护理评价

掌握新生儿生长发育的情况。

表4-2-11 新生儿沐浴

新生儿沐浴情境

护理评估

（护士准备好新生儿沐浴用物后,携新生儿病历来到产妇面前核对产妇及新生儿信息。）

护士:您好,请问叫什么名字呀?

产妇:王××。

护士:好的,请让我核对一下您和宝宝的腕带。

产妇（将有腕带的手伸出）:好的。

护士（核对无误后）:我们马上准备给宝宝沐浴,给新生儿沐浴可以清洁皮肤,促进全身血液循环及新生儿四肢活动,增加宝宝舒适度。请问什么时候给宝宝喂的奶啊?

产妇:有一个小时了。

护士:好的,宝宝有没有哭闹、发热?

产妇:没有。

护士:让我来看一下宝宝的皮肤情况（检查皮肤有无划痕、破溃、干燥起皮）。

产妇:好的。

护士:王××,宝宝的皮肤是完好的,我们现在就带宝宝去洗澡了。

操作过程

护士按照新生儿沐浴步骤进行操作:

1. 洗澡架上铺一次性薄膜,用生理盐水棉球轻擦双眼（内→外）,手套式持巾抹洗额→鼻翼→脸颊→耳后。

2. 去包被及脱衣服,温水湿润头发,滴1～2滴沐浴液至婴儿头部,双手轻搓婴儿头部（前发际—后枕部,双耳后—头顶）,清洗头部。

3. 温水湿润身体,滴1～2滴沐浴液至操作者双手,轻搓起泡后轻搓婴儿颈→腋窝→胸→腹→上肢→腹股沟→会阴→臀部→下肢→背部。

4. 温水清洗干净泡沫,抱起婴儿至洗婴穿衣台。

5. 以包布擦干婴儿,用棉签蘸石蜡油清洗女孩外阴分泌物,由内向外,由上而下。

6. 75%酒精棉签消毒脐,由内向外。

沐浴结束,将新生儿送至母亲身边。

健康宣教

护士:王××,宝宝澡洗好了,让我们核对一下您和宝宝的腕带。

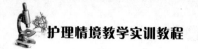

产妇:好的。

护士:王××,宝宝放在婴儿床上了,您一会儿可以给宝宝喂奶了。

护理评价

新生儿皮肤清洁,脐部干燥。

表4－2－12　新生儿乙肝疫苗接种

新生儿乙肝疫苗接种情境

护理评估

(护士准备好接种用物后,携新生儿病历来到产妇面前核对产妇及新生儿信息。)

护士:您好,请问您叫什么名字呀?

产妇:王××。

护士:好的,请让我核对一下您和宝宝的腕带。

产妇(将有腕带的手伸出):好的。

操作过程

护士(核对无误后):我们马上给宝宝接种乙肝疫苗,主要是预防乙肝感染,是新生儿出生24小时内需要接种的疫苗。

产妇:好的,这个针不会对宝宝有什么影响吧?

护士:这个是国家计划免费接种的疫苗,每个小孩都必须接种的,接种后可能会出现哭闹、不愿意吃奶、低热等不良反应。但不用担心,这些都是常见的反应,我们也会密切观察宝宝的情况的。这个是接种疫苗的知情同意书,您看一下,如果没有什么疑问的话,在这里签个字。

产妇:好的。

护士:让我来检查一下宝宝的皮肤情况(检查皮肤有无划痕、破溃、干燥起皮)。

产妇:好的。

护士:王××,宝宝是2019年1月1日10:10出生的,体重是3 000克,对吗?

产妇:对的。

护士:好的,让我来看一下宝宝右侧上臂的皮肤。

产妇:好的。

护士:王××,宝宝皮肤是完整的,一会儿我们就在这个部位给宝宝接种疫苗。现在我带宝宝去接种室接种疫苗。

(护士按照新生儿乙肝疫苗接种步骤进行操作,接种结束,将新生儿送至母亲身边。)

护士:王××,宝宝的预防针已经接种好了,让我们再次核对一下腕带。

产妇:好的。

护士:王××,这个是新生儿预防接种首次接种登记本,刚刚我们给宝宝接种的是乙肝疫苗,请在这里签个字。

产妇:好的。

健康宣教

护士:这张黄单子是给你的,请妥善保管,在新生儿出生一个月之内,凭这张单子去办理她以后的预防接种本。

产妇:好的,知道了。

护士:多注意观察宝宝,如果有发热等不适及时通知我们,我们也会经常过来看看宝宝的。

产妇:好的,谢谢!

护理评价

正确及时接种疫苗。

模块五　为儿科患者实施护理

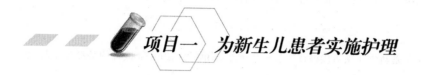

项目一　为新生儿患者实施护理

一、任务导入

患儿王××,女,6 d,因"出生后三天,出现皮肤黄染伴加重一天"于 2019 年 10 月 15 日 09∶00 由门诊拟"新生儿高红素血症"(中医诊断:胎黄,证属湿热内蕴;西医诊断:新生儿高红素血症)收住入院。

患儿系 G_2P_2,孕 35 周顺产娩出,Apgar 评分不详,出生时无窒息、缺氧史,BW 2 530 g。出生后第三天皮肤出现黄染,逐渐加重,在外院给予"茵栀黄、双歧杆菌"退黄治疗,未见好转,经皮胆红素测定 19 mg/dl,为求进一步诊治来我院。病程中患儿无发热,无惊厥、尖叫等,母乳喂养,无陶土样大便解出,无茶色尿,睡眠好,脐未落。

2019 年 10 月 15 日 10∶00 遵医嘱予入暖箱治疗。

2019 年 10 月 15 日 10∶15 遵医嘱予以脐部护理。

2019 年 10 月 15 日 10∶30 遵医嘱予以 12 h 蓝光治疗。

2019 年 10 月 16 日 8∶15 患儿蓝光治疗后,排便增多,遵医嘱予以脐部摩腹。

2019 年 10 月 17 日 9∶50 患儿腹泻有所缓解。

2019 年 10 月 18 日 14∶30 患儿血清胆红素降至 7 mg/dl,遵医嘱予以出院。

二、任务目标

1. 正确调节暖箱温度,患儿安全舒适。
2. 规范进行脐部消毒,脐部干燥。
3. 患儿无光疗并发症发生。
4. 患儿无红臀发生。

三、任务实施

1. 工作过程

工作过程包括:患儿入住;住院评估;入院介绍;分级护理;出院指导;延续护理。相应情境见表 5-1-1～表 5-1-6。

表 5-1-1 患儿入住

患儿入住情境

热情接待

患儿家属:护士你好,我的宝宝需要住院。

护士:您好,请把住院证给我看一下,可以吗?

患儿家属(递出住院证):好的。

护士:宝宝家长,我们这里属于无陪护病房,宝宝需要单独住在这里,家属不能进来陪护,您看您可以接受吗?

患儿家属:好的,这个我们知道的。

护士:我现在就为您的宝宝办理入院手续。先让我为宝宝测量一下体温,可以吗?

患儿家属:好的。

安排病床

护士:宝宝家长,因为您的宝宝是黄疸入院,可能需要蓝光治疗,我将为她安排在15床。

患儿家属:好的,谢谢护士!

完成告知

护士:15床家长,请看一下入院告知书并请在相应的位置签字,我将详细为您讲解。

患儿家属:好的。

护士:再和您说一下探视时间和需要准备的相关用品,您可以用手机拍下来。这是宝宝的腕带信息,请您和我核对一下。

患儿家属:好。

护士:请您把宝宝交给我,我需要在入院前检查一下她的皮肤情况。

通知医生

护士:医生,有一个黄疸的宝宝住院,床位已经安排好了,生命体征已测量,腕带已佩戴好。

医生:好的,我这就来检查一下宝宝,了解一下病情。

表 5-1-2 住院评估

住院评估情境

入院评估

护士:患儿体温 36.9℃,头围 31 厘米,身长 50 厘米,体重 2.40 公斤,因皮肤黄染 3 天入院,现查体,神志清楚,精神反应可,哭声可,全身皮肤重度黄染,前囟平软,颈软,呼吸 42 次/分,呼吸节律规则,心率 142 次/分,心律齐,脐带未脱落,肠鸣音正常,肌张力正常,原始反射均可引出。舌红,苔薄黄,脉浮数,指纹紫滞。经皮胆红素测定值是 19 mg/dl。

表 5-1-3 入院介绍

入院介绍情境

环境介绍

护士:15 床家长,因为新生儿监护室是无陪护全封闭式管理,可能您对里面的情况不是特别了解,我向您先简单介绍一下我们的住院环境。我们室内的温度是恒温的,宝宝独立睡在恒温舒适的暖箱里进行日常的治疗,您不需要担心她会不会着凉之类的情况。

患儿家属:好的,知道了。

医护人员介绍

护士:我们这里是 24 小时轮班制,任何时候都是有护士和医生值班,医生主要负责宝宝的病情治疗,护士负责宝宝的护理。

患儿家属:好的,这样我就放心了。

制度介绍

护士:我们的探视制度是一周两次,分别是周二和周五的下午 14:00—17:30,探视时间可以通过探视间的视频看到宝宝,但是不能进病房接触宝宝。

患儿家属:好的,我记住了。那请问我可以送母乳来吗?

护士:医生为宝宝做完相关的检查之后,会告知您宝宝暂时可不可以喝母乳。如果可以的话,您可以用储奶袋每次将挤出的母乳放在里面,写好床号和姓名以及挤奶的时间,然后一天集中一次送过来。这里是母乳运送告知书,请您详细查看一下。

患儿家属:好的,我知道了。

安全介绍

护士:在进入病房前,我们都会在宝宝的手腕和脚腕上戴上识别身份的腕带,腕带上面会有宝宝的姓名、年龄、床号、住院号、体重等重要信息,我会和您详细核对。在住院期间宝宝一直都会佩戴,所以不用担心会弄错宝宝。

患儿家属:好的,谢谢。

表 5-1-4 分级护理

分级护理情境

辨证分型

护士：您的宝宝是出生后出现目黄、身黄，因与胎禀因素有关，故诊为胎黄。其黄鲜明，哭声响亮，不欲吮吸，大便秘结，小便深黄，舌质红，苔黄腻，辨证为湿热郁蒸证。

患儿家属：那这是什么原因导致的呢？

护士：本证由孕母湿热内蕴，传于胎儿所致，为病理性黄疸最常见的证候。起病急，皮肤发黄，色泽鲜明，全身及舌苔症状均显示湿热雍盛之象。

饮食调护

患儿家属：我家宝宝可以吃母乳吗？

护士：稍后床位医生会告知您是否可以吃母乳。如果可以的话，您可以每天把母乳挤出来送到这边。如果暂时不可以的话，您也不用担心，我们这边有奶粉，但是您在家的时候每天还是需要按时把母乳挤出来，保持泌乳，这样宝宝出院后就可以继续母乳喂养了。

患儿家属：好的，谢谢。

情志护理

患儿家属：护士，我家宝宝情况重不重，需要在这里住多久？出院后会复发吗？

护士：您不要着急，稍后医生会跟您详细地解释宝宝的具体病情，您有任何的疑问都可以提出来。还有，请保持手机24小时通畅，宝宝在住院期间有任何病情变化或者需要做任何一项检查以及用特殊的药物，我们都会电话告知您的。

起居护理

患儿家属：宝宝衣服需要留在这边吗？

护士：不需要的，宝宝会在暖箱里进行蓝光治疗，暖箱里的温度是恒定的，不需要穿衣服，而且照光的时候也需要大面积暴露皮肤。您不用担心，我们每天早上都会给宝宝洗澡、更换床单被套，会让宝宝舒舒服服地睡在里面。

治疗方案告知

护士：宝宝在这边住院以后，首先会完善相关的检查，然后会给予入暖箱保暖、光疗退黄和脐部护理等处理，也会每天给宝宝的脐部予以消毒、保持干燥等处理。如有病情变化或特殊通知，我们会第一时间电话通知您，请不要过分紧张！

患儿家属：好的，我知道了。

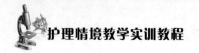

表 5-1-5　出院指导

出院指导情境

出院通知

护士:您好,这里是××医院新生儿科,请问是 15 床王××家属吗? 通知您今天可以来接宝宝出院了,请您带好相关的缴费发票以及宝宝的衣物包被,于早上九点半之前来住院部。

患儿家属:好的,太感谢了。我马上就过来。

出院指导

护士:宝宝出院回家有一些注意事项我需要和您介绍一下:家长在接触宝宝前后都必须洗手;避免亲吻宝宝口鼻;要保持宝宝皮肤的干燥;勤换尿布,避免大小便污染;每日可以用 75% 的酒精消毒肚脐;房间早晚开窗通风半个小时;天气好的时候可以带宝宝去适当地晒太阳,但避免去人多、通风不良的公共场所。

患儿家属:好的,谢谢!

表 5-1-6　延续护理

延续护理情境

电话随访

护士:您好,我是××医院新生儿科护士×××,请问是 15 床王××的家长吗?

患儿家属:是的。

护士:您的宝宝出院有一个星期了,我们做个电话回访,了解一下宝宝在家的情况。

患儿家属:好的,我们前两天才去门诊复诊的,现在黄疸已经退了,都正常了。

护士:那就好,天气好的时候可以带宝宝出去适当地晒晒太阳,还有要根据天气变化及时给宝宝增减衣物。现在秋冬季节容易感染流感病毒,宝宝现在还小,抵抗力差一些,所以尽量不要去人多的公共场所。如果家里有人感冒,尽量不要接触宝宝。还有,记得按时打预防针和体检。最后祝宝宝苗壮成长!

患儿家属:好的,谢谢关心!

2. 操作流程

根据医嘱,需要相继为患儿实施:①暖箱护理;②脐部护理;③光照治疗;④脐部摩腹。相应情境如表 5-1-7~表 5-1-10。

表 5-1-7　暖箱护理

暖箱护理情境

操作评估

（护士根据医嘱将暖箱调试好,再次核对无误后,将患儿用小床推至暖箱旁。）

护士甲:我们来核对一下宝宝的腕带跟床头卡。

护士乙:15 床,王××,女,6 天,住院号×××××××。

护士甲:15 床,王××,女,6 天,住院号×××××××。

护士乙:暖箱设置的温度是 32 ℃,湿度是 56%,现在暖箱内温度是 32 ℃,湿度 56%。

操作过程

护士甲(免洗手消毒剂清洁双手后):好的,你把暖箱大仓门打开,我来抱宝宝。

护士乙(免洗手消毒剂清洁双手后):床单位整理好了,包被已经做成鸟巢状了,你可以把宝宝抱进来了。

护士甲:好的,进来了,关上大仓门,指脉氧探头我已经接好了,帮我看下心率跟指脉氧饱和度怎么样。

护士乙:心率跟指脉氧饱和度都是正常的,宝宝的尿不湿需要更换吗?

护士甲:是干净的,不需要更换。我们再核对一下腕带跟床头卡。

护士乙:好的,15 床,王××,女,6 天,住院号×××××××。

护士甲:15 床,王××,女,6 天,住院号×××××××。

护士甲(免洗手消毒剂清洁双手后):我来记录入箱时间。

护理评价

患儿生命体征平稳,温、湿度适宜,体温稳定。

表 5-1-8　脐部护理

脐部护理情境

操作评估

（护士准备好物品后,携用物至床旁。）

护士:我们现在要做的操作是给患儿进行脐部的护理。

护生:好的,老师。

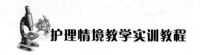

护士:首先我们需要核对患儿的床头牌、腕带、脚带上的床号、姓名、性别、年龄。王××,女,6天,住院号××××××。

护生:老师,我们给宝宝进行脐部消毒的时候需要观察什么呢?

护士:我们需要观察脐部有无红肿、硬结,脐带有无渗血、出血、渗出液、结痂脱落,还要看看有没有脐疝。

操作过程

护生:那要怎么消毒呢?

护士:如果有脐带夹的话,我们需要用两根75%的酒精棉签消毒脐带夹上端和下端,然后剪开脐带夹取下,消毒脐轮。如果已经结痂脱落了,用酒精消毒脐带根部,由内向外环形消毒至周围皮肤一圈,就像这样做。

护生:宝宝好乖啊,都没有哭。

护士:是的,我们操作的时候动作要轻柔,主要看看宝宝有没有不舒适、大哭等抗拒的表现。

护生:好的,我知道了。老师,下次可以让我试试吗?

护士:当然可以,下次我跟你一起,看着你做。

护生:谢谢老师!

护理评价

保持脐部清洁,预防和治疗新生儿脐炎的发生。

患儿体温稳定,生命体征平稳。

表5-1-9 光照治疗

光照治疗情境

操作评估

(护士根据医嘱将暖箱调试好,再次核对无误后,将沐浴后的患儿用小床推至暖箱旁。)

护士甲:我们来核对一下宝宝的腕带跟床头卡。

护士乙:15床,王××,女,6天,住院号××××××。

护士甲:15床,王××,女,6天,住院号××××××。

护士乙:暖箱设置的温度是30℃,湿度是56%,现在暖箱内温度是30℃,湿度56%。

护士甲(免洗手消毒剂清洁双手后):床单位整理好了,遮光布盖好了,你可以把宝宝抱进来了。

操作过程

护士乙(免洗手消毒剂清洁双手后):好的,进来了,关上大仓门,我来去除宝宝衣物,指脉氧探头我已经接好了,帮我看下现在心率跟指脉氧饱和度怎么样。

护士甲:心率跟指脉氧饱和度都是正常的,蓝光眼罩和干净纸尿裤给你,给宝宝换一下。

护士乙:好的,麻烦把体温表递给我,给宝宝测量体温。

护士甲:好的,指甲剪要吗?

护士乙:不用了,刚洗澡时已经剪过了。

护士甲:刚洗澡后没有给宝宝涂润肤油之类的护肤品吧? 不能涂哦。

护士乙:放心,没有涂。宝宝体温 36.8 ℃,正常,可以准备照光了。

护士甲:好的,再次核对一下医嘱,王××,女,6 天,住院号×××××××。经皮胆红素值是 19 mg/dl,蓝光治疗 12 小时。

护士乙:王××,女,6 天,住院号×××××××。经皮胆红素值是 19 mg/dl,蓝光治疗 12 小时。

护士甲:蓝光机已检查无故障,现在可以开始治疗了。

护理评价

(1) 患儿皮肤黄染减退,无光疗并发症发生。
(2) 蓝光照射 12 h 后,患儿经皮胆红素值为 16 mg/dl。

表 5-1-10　脐部摩腹

脐部摩腹情境

操作评估

(护士准备好物品后,携用物至床旁。)

护士:我们现在要做的操作是给患儿进行脐部穴位按摩。

护生:好的。

护士:首先我们需要核对患儿的床头牌、腕带、脚带上的床号、姓名、性别、年龄。15 床,王××,女,6 天,住院号×××××××。

护生:老师,我们给宝宝进行脐部摩腹之前需要注意什么呢?

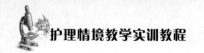
护士:我们需要评估患儿的过敏史、体质、心理状况、30分钟前是否进食、腹部皮肤情况、按摩耐受程度。

护生:那评估完之后呢?

操作过程

护士:评估完之后,取适量按摩介质(一般是润肤油)于手掌心,对搓片刻,使双手温热,轻摩腹部,双手有规律地在腹部做逆时针环形摩擦移动30圈,叠掌揉腹,用全掌、掌根或大小鱼际着力于按摩部位,带动皮下组织做回旋运动2~3分钟。

护生:我们需要定穴位吗?

护士:是的,接下来,我们进行手指点穴,取穴中脘、关元、天枢,穴位定位正确,用指腹点按穴位,力度适中,避开未脱落的脐部,注意指甲不要接触患儿皮肤,每个穴位点按1~2分钟。

护生:这样就完成了吗?

护士:还没有,我们还要进行最后的推法,分推腹部,双手掌自上而下分推腹部3~5次,用力要稳,速度缓慢、均匀。

护生:谢谢老师,我知道了。

护理评价

(1)患儿体温稳定,生命体征平稳。
(2)患儿皮肤娇嫩,摩腹后皮肤微微发红、发热,但未发生皮肤损伤。

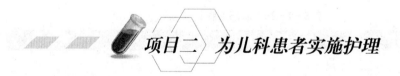

项目二　为儿科患者实施护理

一、任务导入

患儿,钱××,女,6岁,因"反复咳嗽1月余,加重伴发热2 d"于2019年1月31日08:12由门诊拟"支气管肺炎"(中医诊断:肺炎喘嗽,证属风热闭肺;西医诊断:支气管肺炎)收入我科。

患儿1个月前出现反复咳嗽,为阵发性咳嗽,白天为主,干咳少痰。2 d前咳嗽加剧伴发热,热峰近39℃,来我院就诊,门诊拟"支气管肺炎"收入我科。入院予以生命体征测量,患儿一般状况可,无头痛、抽搐,无呼吸急促及呼吸困难,无尿频、尿急,无呕吐、腹泻。精神可,饮食、睡眠一般,小便稍减少,大便正常。

2019 年 1 月 31 日10：00 测体温 39.5 ℃，予以物理降温。

　　　　　　　11：30 体温降至 37.2 ℃。

2019 年 2 月 1 日 09：00 患儿家属诉昨夜咳嗽加剧，医嘱予以中药离子导入治疗。

2019 年 2 月 5 日 08：00 患儿咳嗽症状明显好转。

2019 年 2 月 6 日 09：00 遵医嘱办理出院。

二、任务目标

1. 患儿体温恢复正常，精神状态可。

2. 患儿咳嗽明显好转，能有效清理呼吸道。

3. 患儿及家属能配合治疗及护理。

4. 患儿情绪稳定，无操作不良反应发生。

5. 患儿家属能了解肺炎的病因及易感因素，能得到优质的护理服务。

三、任务实施

1. 工作过程

工作过程包括：患儿入住；住院评估；入院介绍；分级护理；出院指导；延续护理。相应情境见表 5-2-1～表 5-2-6。

表 5-2-1　患儿入住

患儿入住情境

热情接待

（患儿在家属陪同下来到住院部护士站。）

护士甲：您好，这里是儿科病房，请问是来住院的吗？

患儿家属（递上住院证）：是的。

护士甲（接过住院证）：请宝宝先称一下体重。

护士甲：我叫×××，是宝宝的床位责任护士，现在需要了解宝宝的一些情况。

患儿家属：好的。

护士甲：宝宝哪里不舒服啊？

（此时，护士乙拿来病历并放入病历夹，递给护士甲。）

患儿家属：她 1 个月前出现反复咳嗽，一阵一阵的，白天厉害一些，干咳少痰。2 天前突然咳嗽加重，有发热，高的时候到 39 ℃。

护士甲：宝宝现在是不是咳嗽得很厉害？

患儿家属:嗯,是的。

安排病床

护士甲:我带你们去病房吧。

患儿家属:好的。

护士甲:宝宝先休息一会儿,我给您办理入院手续(说完转向患儿家属),请问您和宝宝是什么关系啊?

患儿家属:我是她妈妈。

护士甲:宝宝妈妈,您好,您家宝宝我们安排的是1床(此时护士乙拿着体温表、血压计走进病房)。

采集病史

护士乙:宝宝,现在帮你带上腕带,请平卧,先给你测量体温(将体温表放入患儿对侧腋下),不要动哦,之后我还要给你再数数脉搏和呼吸,请宝宝妈妈协助宝宝配合我们,谢谢!

患儿家属:好的。

护士乙:刚才测量宝宝的生命体征,都在正常范围值之内。请问宝宝之前有过敏史吗?

患儿家属:没有。

护士乙:宝宝之前有没有做过手术啊?每年体检、预防针是不是按时检查和接种的啊?

患儿家属:我们家宝宝没有做过手术,按时体检,按时接种预防针。

护士乙(拉起床栏):好的,宝宝先休息一下,医生马上来看宝宝。

通知医生

护士乙和护士甲一起走出病房回到护士站,护士甲将生命体征写入病历,并将病历递给医生。告知医生患者入院诊断,医生拿着病历向病房走去。

表 5-2-2 住院评估

住院评估情境

入院评估

护士:小朋友,你好,请问你叫什么名字?

患儿:钱××。

护士:请问宝宝妈妈,宝宝是哪里不舒服?

患儿家属:1个月前出现反复咳嗽,一阵一阵的,白天厉害一些,干咳少痰。2天前突然咳嗽厉害,有发热,高的时候到39 ℃。

护士:请问以前生过什么病吗? 有没有对什么药物或者食物过敏?

患儿家属:没有。

护士:宝宝排便、排尿、睡眠怎么样?

患儿家属:都很正常。

护士:最近食欲怎么样?

患儿家属:一般。

护士:宝宝身上皮肤有没有破溃或者伤疤?

患儿家属:没有。

护士:刚刚测量了宝宝的体温、呼吸、脉搏都是正常的,宝宝把舌头伸出来给阿姨看一下。

护士:我现在根据入院评估单为宝宝进行评估。

患儿家属:好的,谢谢护士!

表 5-2-3 入院介绍

入院介绍情境

环境介绍

护士甲:宝宝妈妈,这是儿科×病区。刚才办理入院那儿是护士站,医生办公室就在护士站后面,有什么问题都可以随时来问我们。

患儿家属:好的。

护士甲:宝宝妈妈,热水瓶在床头柜里,出门右转是开水间,24 小时提供热水。共享微波炉在病房尽头,需投币使用,使用微波炉请勿使用带金属的盘子。病房内淋浴时间是早晚的 6:30～8:00。

患儿家属:好的。

护士甲:这是您的柜子,您可以将物品放进去。贵重物品妥善保管,防止丢失,房间内不允许晾晒衣物,若有衣物可以晾到阳台上。病室内陪护椅是夜间无偿提供的,但是白天是不允许拉开使用的,希望您能配合。

患儿家属:好的,谢谢你的介绍!

医护人员介绍

护士甲:您好,我们科主任是×××,护士长是×××,您孩子的床位医生叫×××,我是宝宝的责任护士,我叫×××。您可以叫我××,有什么需要可以告诉我。

患儿家属:好的,我了解了。

制度介绍

护士甲:宝宝妈妈,这是我们的入院告知书,这份是无红包医院告知书,这份是陪客告知书,这份是小儿静脉留置针告知书……住院期间是不能外出的,看完以后请在这里签名。请您住院期间一定要配合我们的工作(向患者家属一一解释病例所有需要签字的内容)。

患儿家属:好的,我会遵守医院的制度,配合你们的工作。

安全介绍

护士甲:宝宝妈妈,住院期间一定要注意防止宝宝烫伤及跌倒、坠床。微波炉使用需要专门的微波炉碗。病房内不能使用大功率电器。病区保洁人员拖地时地面会潮湿,要穿防滑拖鞋。病房里有中心供氧、中心负压装置,请您和您的家人避免在病区内吸烟,不能携带气球等危险玩具到病房。

患儿家属:好的,我会注意的。

留取标本告知

护士乙(拉起床栏):刚才医生已经来看过宝宝了,下了明天需要做的检查项目医嘱。现在我将留取标本的注意事项和您说一下。这是大便盒,留取蚕豆大小的粪便即可。长圆形的是小便盒,请留取晨尿 10 毫升,留取时请注意不要污染大小便标本。明天早上 6 点护士会为宝宝采取血标本及咽拭子,请在今晚 10 点后禁食、禁水,明早标本留取后再吃饭、喝水,宝宝妈妈您记住了吗?

患儿家属:好的,我知道了。

表 5-2-4 分级护理

分级护理情境

辩证分型

护士:宝宝妈妈,您好,医生给宝宝检查后,对宝宝的疾病进行了辨证,证型是风热闭肺证,护理级别是一级护理。

患儿家属:好的。

饮食调护

护士:宝宝妈妈,您家宝宝现在需要多饮水,多食清热利湿之品,如冬瓜、薏仁米等,多食蔬菜水果以补充维生素 C。避免辛辣刺激的食物,少量多餐,以免因咳嗽引起呕吐。知道了吗?

患儿家属:护士,是不是少吃荤菜,多吃蔬菜?

护士:是的,饮食以清淡、易消化为主,中医认为鱼、鳖、虾、肥肉可助湿生痰,有可能引起过敏,加重病情,不宜食用。

情志护理

患儿家属:护士,什么是风热闭肺?

护士:风热闭肺证是我们的中医辨证分型,就是外感风热之邪,侵犯肺卫,肺失宣降,致肺被邪束,化热灼津,黏液成痰,阻于气道,就会出现咳嗽、气喘、鼻翼煽动等症状。

患儿家属:是的,我家宝宝就是这些症状。

护士:宝宝妈妈,这就是风热闭肺证患者的一些临床表现。所以平时保持规律的生活方式,进行适宜的身体锻炼,经常户外活动,多晒太阳,增强体质。注意个人卫生,养成良好的生活习惯。

患儿家属:好的,我记住了。

护士:宝宝易哭闹,保持病房安静舒适,避免刺激,可以放一些她平时喜欢的音乐调节情绪。

患儿家属:好的。

起居护理

护士:保持室内空气清新,温、湿度适宜,减少对支气管黏膜的刺激,有利于排痰。每天定时开窗通风,保持空气清新。避免对流通风,避免烟尘及有害气味刺激。

患儿家属:好的。

专科护理

护士(巡视病房):宝宝妈妈,我现在要给宝宝测量体温,请配合我一下,帮助宝宝夹紧腋下体温表。

患儿家属:好的。

护士:宝宝现在体温 39.5 ℃,我们现在遵医嘱给宝宝进行物理降温。

患儿家属:物理降温是什么啊? 能退烧吗?

护士:物理降温是一项无创性的操作,就是用冷毛巾置于宝宝的头部,用温水擦拭身体,利用水的蒸发带走热量,达到降温的目的。请您和宝宝都不要紧张,待会儿配合一下我的操作,好吗?

患儿家属:好的。

护士:我一会儿就来给宝宝进行这项操作。

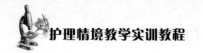

护士(巡视病房):宝宝妈妈,今天宝宝咳嗽加剧,根据医嘱会为宝宝做一项中药离子导入的中医操作,以缓解宝宝咳嗽的症状。

患儿家属:好的,请问护士这项操作主要有什么作用?

护士:中药离子导入治疗就是利用仪器将药物导入和穴位刺激融为一体,通过热疗和促进剂增加皮肤通透性,改善局部血液循环,具有消炎、消肿、疏通经络、调节和改善局部循环的作用,从而改善宝宝咳嗽的症状。过程中背部会有轻微的发热、针刺感觉,是可以忍受的,请问您家宝宝可以接受吗?

患儿家属:可以的,谢谢!

表5-2-5　出院指导

出院指导情境

出院通知

护士:宝宝妈妈,您好! 宝宝现在的症状较前好转,各项指标正常,医生通知我们今天宝宝可以出院了,住院期间的账目我们已经核算清楚了,这里是住院期间总费用清单,请您也再看看,有不懂的地方或者有疑问的地方可以问我们,每一项费用我们都会为您解答的。

患儿家属:费用清单我已经看过了,没有问题。

护士:这是您家宝宝的出院小结和出院通知单,请您带好交钱的小票(手机交钱不需要小票)一起去一楼出入院处办理出院手续。

患儿家属:好的,我知道了。

出院指导

护士:出院时医生给您宝宝开的药在用药指导一栏,请遵医嘱服用,您知道怎么给宝宝吃吗?

患儿家属:知道的,之前吃过,你们护士和医生都告诉过我服药方法。

护士:出院后一定要注意宝宝的饮食,给予清淡、易消化的食物,忌食辛辣刺激油腻的食物,少量多餐,平时多饮水。

患儿家属:一定,我都记住了。

护士:回家后注意多休息,尽量避免去人多的地方,注意宝宝的手卫生,避免交叉感染。最近早晚温差大,根据天气变化及时增减衣服。

患儿家属:好的,我会注意的。

护士:回家后按医生交代的时间去门诊复查,门诊患儿较多,就诊时给宝宝佩戴口罩,避免交叉感染。出院后如果宝宝在家有什么不舒服,一定要到医院来就诊!

患儿家属:好的,我知道了,谢谢你们!

表 5-2-6 延续护理

延续护理情境

出院回访

护士:您好,我是×××医院,请问是钱××家属吗?您家宝宝之前是在这里住院,对吗?

患儿家属:是的。

护士:宝宝现在情况怎么样?

患儿家属:挺好的,住院期间谢谢你们。

护士:宝宝在家要注意个人卫生,勤洗手。保持室内空气新鲜,定时开窗通风,季节交替的时候尽量少带去人多的地方。气候寒暖不调时,注意随时增减衣服,防止感冒。加强体育锻炼,增强体质。

患儿家属:谢谢你!

护士:最后祝您和家人身体健康!

2. 操作流程

根据医嘱,需要相继为患儿实施:①物理降温;②中药离子导入。情境如表 5-2-7、表 5-2-8。

表 5-2-7 物理降温

物理降温情境

操作评估

(经两人核对无误后护士对患儿进行物理降温。)

护士:您好,现在我需要核对一下宝宝的信息,请问宝宝的床号和姓名。

患儿家属:1床,钱××。

护士:好的,请让我核对一下宝宝的腕带好吗?

患儿家属(将宝宝有腕带的手伸出):好的。

护士(核对无误后):我是您宝宝今天的责任护士,我叫××,您也可以叫我××,您宝宝今天的治疗将由我来负责,刚刚给宝宝测体温 39.5 ℃,宝宝现在感觉怎么样了?

患儿家属:我家宝宝一直在发烧,没有出汗。

护士:宝宝妈妈,您不要太着急,退热是需要一个过程的。我们现在遵医嘱将给宝宝进行物理降温,请问宝宝以前做过此项操作吗?

患儿家属:没有。

护士:请不要紧张,这是一项无创操作,就是用冷毛巾置于宝宝的头部,用温水擦拭身体,利用水的蒸发带走热量,达到降温的目的。待会儿配合一下我的操作,好吗?

患儿家属:好的。

护士:整个操作过程需要15分钟。请问需要我协助宝宝上洗手间吗?

患儿家属:不需要,谢谢!

护士(注意保护患儿隐私,必要时屏风遮挡,注意保暖):宝宝全身皮肤完好无破损,无湿疹,可以进行此项操作。

(环境评估:光线明亮,整洁安静,温、湿度适宜。)

(护士回治疗室准备用物。过了一会儿,携用物来到患儿床旁。)

护士:请问宝宝的名字?

患儿:钱××。

护士:现在给宝宝进行物理降温了,宝贝别怕,阿姨帮你擦擦身体就不难受了。

患儿:好的。

护士:宝宝这样睡可以么?

患儿家属:我家宝宝这样睡舒服,谢谢!

健康教育

护士:宝宝妈妈,请您注意观察宝宝,如果有什么不舒服的症状,请随时按铃呼叫我,我也会随时巡视病房的,30分钟以后我会再次给您复测体温,如果体温小于38 ℃,会撤去头上的冷毛巾。如果没有,也不要担心,医生会根据情况采取措施的。

患儿家属:好的。

护士(再次核对信息):因为宝宝在发烧,请让她安静卧床休息,可以给宝宝多饮水,保证高热期间摄入足够的水分,避免捂盖宝宝,但是注意足底和肚子的保暖。

患儿家属:好的,宝宝有不舒服我会按铃的。

护理评价

(1) 体温降至正常,改善患儿不舒适感。
(2) 操作流畅,熟练规范,无并发症。
(3) 护患沟通有效,操作过程体现人文关怀,注意患者隐私安全。

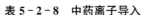

表 5 - 2 - 8　中药离子导入

中药离子导入情境

操作评估

（经两人核对无误后护士对患儿进行中药离子导入。）

护士：您好，现在我需要核对一下宝宝的信息，请告诉我床号和姓名。

患儿家属：1 床，钱××。

护士：好的，请让我核对一下你的腕带好吗？

患儿（将有腕带的手伸出）：好的。

护士（核对无误后）：我是宝宝今天的责任护士，我叫××，您也可以叫我××，今天的治疗将由我来负责，宝宝今天感觉怎么样？

患儿家属：我家宝宝咳嗽得厉害。

护士：好的，针对这一症状，医生下了中药离子导入操作医嘱，缓解宝宝的症状，请问您家宝宝以前做过此项操作吗？

患儿家属：没有。

护士：您和宝宝都不用紧张，这是一项无创性的操作。就是利用仪器将药物导入和穴位刺激融为一体，通过热疗和促进剂增加皮肤通透性，改善局部血液循环，具有消炎、消肿、疏通经络、调节和改善局部循环的作用。过程中背部会有轻微的发热、针刺的感觉，是可以忍受的，请问可以接受吗？

患儿家属：好的。

护士：让我看一下宝宝背部皮肤可以吗？

患儿家属：可以。

护士（注意保护患儿隐私，必要时屏风遮挡，注意保暖）：全身皮肤完好无破损，无湿疹。可以进行此项操作。

护士：整个操作过程需要 30 分钟。请问需要我协助宝宝上洗手间吗？

患儿家属：不需要，谢谢！

护士：请您稍等一会，我回去准备用物，待会儿就过来给您操作。

（环境评估：光线明亮，整洁安静，温、湿度适宜。）

（护士回治疗室准备用物。）

操作过程

护士(携治疗单至床旁,核对床头卡:1床,钱××,住院号×××××××):1床宝宝好,让我再次核对一下你的腕带信息,可以吗?

患儿(将有腕带的手伸出):好的。

护士:请问宝宝的名字?

患儿家属:钱××。

护士(核对无误后):我现在已经准备好了,整个过程大约需要30分钟,这个过程中可能会有轻微的针刺感,宝宝可以配合我吗?

患儿:可以。

护士(拉上床幔,注意保护患儿隐私,注意保暖):请问宝宝这样坐着舒服吗?

患儿:可以。

护士(核对穴位):现在我要给宝宝选取肺腧穴,位于第三胸椎棘突下旁开1.5寸,就在这里,宝宝有酸胀的感觉吗?

患儿:有。

护士(打开开关,设定好正确的频率和时间):证明我的取穴正确。1床钱××,取肺腧穴。通过对肺腧穴的刺激、经络的传导以达到调节呼吸,治疗咳嗽、肺炎的目的。这样绑着松紧合适吗?

患儿:可以。

护士(观察皮肤情况):周围皮肤无红肿,宝宝有没有什么不舒服的感觉?

患儿:没有。

护士:让我再次核实一下宝宝的腕带,可以吗?

患儿(将有腕带的手伸出):可以。

护士:这样坐着舒服吗?

患儿家属:我家宝宝这样坐可以的。

护士:请保持这个姿势,不要随便更换,防止电极片掉落或移位。

健康教育

护士:宝宝妈妈,跟您交代一下注意事项,如果有烧灼针刺感不能忍受或者有任何不舒服的感觉请立即呼叫我,床头铃放在宝宝的右手边,我也会随时来看您家宝宝的。这个操作我们会连续为您家宝宝治疗5天,一般5天一个疗程,我们每天会定时为宝宝治疗的。感谢配合!

患儿家属:好的,宝宝如果有不舒服我会按铃的。

护理评价

(1) 患儿咳嗽明显好转,舒适度明显改善。

(2) 操作流畅,熟练规范,无并发症。

(3) 护患沟通有效,操作过程体现人文关怀,注意患儿隐私安全。

模块六 为中医科患者实施护理

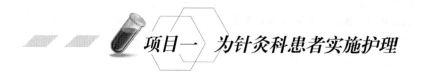 **项目一 为针灸科患者实施护理**

一、任务导入

患者,王××,女,52岁,因"左侧口眼歪斜20 d"于2019年2月15日15:42由门诊拟"面瘫病"(中医诊断:面瘫病,证属风寒证;西医诊断:面神经麻痹)收入我科。

患者自诉于2019年1月24日受凉后出现左侧面部肌肉麻木,不能抬眉、皱眉,左眼闭合不紧,且迎风流泪,左侧颜面被牵向右侧,左侧口角漏水,食物易滞留于左侧齿颊之间。查体:左眼睑闭合不全,左侧鼻唇沟稍变浅,伸舌居中,左侧口角漏气、漏水,大便欠通畅,小便通利,睡眠欠安,舌淡,苔薄白,脉浮紧。入院后立即给予情志护理,遵医嘱给予完善相关检查、输液(改善微循环)、针灸(以面颊局部和手足阳明经穴为主)配合电针、局部放血、艾灸等治疗。

2019年2月15日16:00遵医嘱予:①各项常规检查(留取血、尿、便标本);②面肌功能检查;③核磁共振检查;④艾条灸(地仓、颊车、牵正),一日1次。

2019年2月16日08:00患者既往有胆囊息肉病史10年,遵医嘱予以肝胆胰脾泌尿系统B超检查。

2019年2月17日08:00遵医嘱予以中药内服,每日一剂。

2019年2月18日14:00患者大便3日未行,予以健康指导,遵医嘱予以艾柱灸(中脘、天枢、关元),一日1次。

2019年2月20日10:25患者行大便一次,便秘解除。遵医嘱停艾柱灸。

2019年2月25日09:00患者口眼歪斜症状明显减轻,遵医嘱予以出院。

二、任务目标

1. 患者面瘫症状减轻,直至消失。
2. 患者能配合治疗及护理。
3. 患者情绪稳定,有效应对能力提高。
4. 患者能得到优质的护理服务,对医护人员满意。

三、任务实施

1. 工作过程

工作过程包括：患者入住；住院评估；入院介绍；分级护理；出院指导；延续护理。相应情境见表 6-1-1～表 6-1-6。

表 6-1-1　患者入住

患者入住情境

热情接待

（患者在家属陪同下来到住院部护士站，主班护士起立热情招呼患者。）

护士乙：您好，这里是针灸科，您是来住院的吗？

患者：是的。

安排病床

护士乙：请把住院证交给我，我来为您安排床位。

（患者递上住院证。）

护士乙（接过住院证，仔细核对）：王××是您本人吗？

患者：是的。

（护士乙电脑安排好床位后通知责任护士。）

护士甲：您好，我是您的责任护士×××，现在为您介绍病区环境及规章制度，并且需要了解您的一些情况。

患者：好的。

护士甲：请您测量下体重（为患者测量体重后携病历将患者带入病房）。

采集病史

护士甲：阿姨请跟我一起去病房，您住 5 床，这是您的床位，这是您的腕带（帮患者佩戴好），请不要随意摘下，以便我们核对使用。您手指甲偏长，我帮您修剪一下（帮患者修剪好指甲）。

护士乙（携体温计、血压表、听诊器入病房）：阿姨，您平卧，我们为您测量体温（将体温表放入患者对侧腋下）、血压和脉搏。

护士甲：阿姨，您的体温 36.8 ℃、脉搏 78 次/分、呼吸 19 次/分、血压 120/80 mmHg，都在正常范围。请您伸舌给我看一下好吗？

（患者伸出舌头。）

护士甲:您舌质淡,苔薄白。

患者:好的。

护士甲(问患者家属):您和阿姨是什么关系?

患者家属:我是她爱人。

护士甲:请您看一下,这是需要您签字的地方(向患者及家属解释签字内容),看完以后请在这里签名(患者家属签字)。

护士甲:好的,谢谢! 如有需要请按铃,我们会及时解答。那您先休息,床位医生马上过来。

通知医生

护士甲:×医师,这边5床来了一位患者,请您诊治一下。

(护士甲将患者生命体征写入病历,医生走入病房,护士甲将病历递给医生并告知其患者的疾病诊断。)

表 6-1-2 住院评估

住院评估情境

入院评估

(护士先目测患者的全身情况,注意有无身体疾患,评估患者自理能力。)

护士甲:阿姨您好,请问您是哪里不舒服入院的?

患者:我是面部瘫痪来寻求帮助的。

护士甲:发现面瘫多久了?

患者:20 天了。

护士甲:请问您从事什么职业? 什么文化程度?

患者:退休了,初中文化。

护士甲:婚姻状况呢?

患者:已婚。

护士甲:有没有什么慢性病之类的,如高血压、糖尿病等? 您以前有没有做过手术?

患者:有胆囊息肉病史 10 年,没做过手术。

护士甲:有没有什么药物、食物过敏的情况呢?

患者:没有。

护士甲:皮肤有没有哪里破损或者不舒适的?

患者:没有。

护士甲:阿姨,您视力、听力怎么样?

患者:听力还行,视力有些老花。

护士甲:您有假牙吗?

患者:没有。

护士甲:食欲怎么样? 饮食偏好如何? 睡眠怎样?

患者:食欲还好,饮食偏清淡,有时候会失眠。

护士甲:失眠是入睡困难还是易醒?

患者:入睡困难。

护士甲:有没有服用助眠的药物呢? 知道药名吗?

患者:没有吃药。

护士甲:那您可以试试睡前热水泡脚,喝一杯热牛奶,看看效果怎样。

患者:好的。

护士甲:您大小便规律吗?

患者:偶尔便秘,小便正常。

护士甲:您平日有没有吸烟、喝酒等嗜好呢?

患者:没有。

(护士留取患者及联系人的电话号码。)

护士甲:好的,谢谢您。您先休息。

(护士回护士站,将患者入院评估记录入病历。)

表 6-1-3 入院介绍

入院介绍情境

环境介绍

护士甲:阿姨请随我来,这是床头铃,有需要可以按这个按钮。热水瓶在床头柜里。这边是卫生间,这边是开水房,开水 24 小时供应。水房内有微波炉可以热饭菜。这边是晾衣间,盥洗间在这边……

患者:嗯,好的。

医护人员介绍

护士甲:我是您的责任护士×××,您可以叫我×护士。有什么需要随时告诉我。您床位医生是×××。

患者:好的,知道了。

制度介绍

护士甲:本病区开展优质护理服务,住院期间请不要擅自离开医院,以免影响您的治疗或出现其他意外,外出请履行请假手续。请您遵守陪护制度、探视制度。贵重物品要保管好,以免遗失。我们是无红包医院。请您配合。

患者:好的,知道了。

安全介绍

护士甲:阿姨,在病房行走时小心地滑,请穿防滑鞋,晚上睡觉拉上一侧床栏,以防跌倒、坠床。因为公共场所,用电负荷较大,为了您的安全,病房内禁止使用任何电器。微波炉使用需要专用的微波炉碗。我院为无烟医院,请您和您的家属不要在病区内吸烟。

患者:好的。

留取标本告知

护士甲:阿姨,您明天早晨要留取血、尿、便标本,我告知您一下留取方法和注意事项。

患者:好。

护士甲:今天晚上10点以后禁饮、禁食,明日清晨采集空腹血标本,还要留取第一次小便中段尿及大便标本。

(详见标本留取)

表6-1-4 分级护理

分级护理情境

辨证分型

护士甲(入病房):阿姨您好,医生对您的疾病进行检查评估后,将您的疾病辨证为风寒证,护理的级别是三级护理。阿姨,您有面部受凉史吗?

患者:有。

护士甲:阿姨,由于人体正气不足,经脉空虚,寒邪入体,致使气血痹阻,筋脉失养,经筋纵缓不收,而发生口眼歪斜。舌淡,苔白,脉浮紧为寒证舌脉征象。

患者:哦,今天学到知识了。

饮食调护

护士甲:您在饮食方面要多吃辛温祛风散寒的食品,如大豆、葱白、生姜等。不能吃凉性食物及生冷瓜果等食品。多吃富含粗纤维的食物,如玉米、红薯、荞麦等。

患者:好。我这个病还能完全恢复吗?

情志护理

护士甲(握着患者的手):您这个疾病治愈率还是挺高的,我们这有很多康复病例,您隔壁的6床奶奶已恢复得差不多了。希望您保持心情舒畅,配合我们医护人员的治疗,相信会慢慢好转的。

患者:听你这么说我就放心多了,我肯定配合治疗的。

起居护理

护士甲:从现在开始要注意面部和耳后保暖,用热水洗脸,还要注意口腔清洁,餐后漱口。

患者:记住了。我现在眼睛易流泪,眼睑不能完全闭合,怎么办?

护士甲:这个情况要注意眼部卫生,擦拭时动作宜轻柔,由上眼睑内侧向外下侧轻轻擦拭,遵医嘱白天眼药水滴眼,晚上眼药膏涂眼。在睡觉或外出时应佩戴口罩和有色眼镜,避免强光刺激眼球。

患者:嗯,我打电话叫我女儿帮我买个墨镜和口罩。

护士甲:好的,要记得出门一定要戴上墨镜和口罩,千万不能被风吹和着凉。

(患者点点头。)

护士甲:阿姨,您还要坚持面部康复训练,有抬眉训练、闭眼训练、耸鼻训练、示齿训练、努嘴训练、鼓腮训练等。我示范一遍,您跟我学好吗?

患者(跟着护士学起来):好的。

护士甲:阿姨您学会了吗? 现在您做一遍给我看好吗? (一边看患者锻炼,一边为患者纠正错误动作。)

护士甲:阿姨,这个功能锻炼要持之以恒,每天锻炼2～4次,以后您就对着镜子做。

患者(一边锻炼一边回答):好的。

治疗方案告知

护士甲:医生给您拟定的治疗方案为输液(改善微循环)、内服中药、针灸(以面颊局部和手足阳明经穴为主)配合电针、局部放血、艾灸等以达到祛风散寒、牵正通络的作用。

患者:好。

护士甲(微笑着):那您先休息。

患者:好的。

表 6－1－5　出院指导

出院指导情境

出院通知

护士甲(收到出院医嘱,通知患者和家属):5 床阿姨您好,(核对患者床号、姓名)医生今天为您下了出院医嘱,我们在办理手续,请您和家属收拾整理好生活用品,做好出院准备。

出院指导

患者:我今天可以出院了,太好了。

护士甲:是的,恭喜您康复出院。我待会儿来指导您办理手续。

(护士回护士站,办理好手续,携出院结账单及出院小结至患者床旁。)

护士甲:阿姨,请您携带身份证、医保卡、住院缴费发票等到××地点办理手续。这边有办理出院手续流程,您看一下。

患者(看完流程后):行,直接去办理,之后不用再回病房了吧?

护士甲:是的,阿姨,再耽误您一些时间,我来为您做个出院指导。

患者:我正准备要问你出院后要注意些什么呢!太好了。

护士甲:肌功能运动回家后还是要继续锻炼,在家对镜子做抬眉、闭眼、耸鼻、示齿、努嘴、鼓腮等动作,每个动作做 2 个八拍或 4 个八拍,每日 2~3 次。一定要坚持。

患者:好的。知道了!

护士甲:这个健康教育处方您可以带回去看看。对您的疾病彻底康复有帮助。

(患者拿着健康教育处方看了起来。)

护士甲:阿姨,请您回家后一定要按我交代的去做。

患者:记住了。谢谢你们的精心护理!

表 6－1－6　延续护理

延续护理情境

电话回访

护士甲：您好，我是××医院针灸科护士×××，请问您是王××阿姨吗？

患者：是的，有什么事？

护士甲：阿姨，您之前在我们针灸科住院的，我是您的责任护士×××，您还记得我吗？

患者：×××啊！记得，你好！

护士甲：您现在面瘫恢复得怎么样了？

患者：好多了。只是有时还感觉面部有点麻木。

护士甲：您回家后有没有按我指导的去做？有没有坚持做面部功能锻炼？有没有按时服药？

患者：我都是按你指导的去做的。

护士甲：好的。面部神经功能完全恢复需要一个过程，脸部暂时有点麻木属于正常情况。您只要注意面部保暖，坚持面肌功能锻炼，注意饮食调护，坚持服用甲钴胺等营养神经的药物，慢慢会好转的。

患者：听你这么说我放心多了。

护士甲：阿姨，您在住院期间对我们服务态度还满意吗？

患者：满意，非常满意，医师护士都蛮好的。

护士甲：谢谢您的夸奖！阿姨，请问您对我们有没有什么意见或者建议？

患者：没意见。你们服务态度好。

护士甲：谢谢您，阿姨，过段时间我和您的床位医生还要去您家里为您做健康指导。可以吗？

患者：太好了，我正好还有几个健康方面的问题想问问×××医生呢。谢谢你们！

护士甲：不用客气，到时联系。

患者：好。

2. 操作流程

根据医嘱，需要相继为患者实施：①艾条灸；②中药煎药；③艾柱灸。情境如表 6－1－7、表 6－1－8 和表 6－1－9。

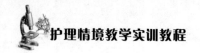

表 6-1-7　艾条灸

艾条灸情境

操作评估

（护士遵医嘱予以艾条灸（地仓、颊车、牵正）一日 1 次。）

（护士准备：仪表端庄，不佩戴饰品，无长指甲，衣帽裤鞋清洁整齐，经双人核对无误，转抄医嘱，洗手，携治疗单到床旁，核对床头卡，查看住院号、诊断。）

护士甲：阿姨您好，我是您的责任护士×××，请问您叫什么名字呀？

患者：王××。

护士甲：好的，阿姨让我核对一下您的腕带。

患者（将有腕带的手伸出）：好的。

护士甲（核对无误后）：阿姨，您是因为面瘫入院的，证属风寒证，现在我遵医嘱给您做艾条灸治疗，请问您能配合吗？

患者：可以。

护士甲：请问您以前接受过这项操作吗？

患者：没有。

护士甲：那我简单给您介绍一下吧。艾条灸是用纯净的艾绒（或加入中药）卷成圆柱形的艾卷，点燃后在穴位表面熏烤的一种技术操作，可以温通经络、调和气血，减轻和治疗口眼歪斜症状。待会儿操作的时候请您配合我，好吗？

患者：可以！

护士甲：谢谢，请问您对疼痛敏感吗？有没有呼吸道方面如哮喘等疾病呢？对艾绒过敏吗？是否在经期呢？

患者：都还好，已经绝经了。

护士甲：让我看一下您面部皮肤情况好吗？

核对操作穴位：地仓（口角外侧，旁开 0.4 寸）、颊车（下颌角前上方耳下约 1 横指处，咀嚼时咬肌隆起出现的凹陷处）、牵正（耳垂前 0.5～1 寸）。

护士甲（检查面部皮肤完好无破溃炎症）：这项操作需要的时间较长，请问需我协助您上厕所吗？

患者：不需要的。

护士甲：好的，那我回去准备一下物品，您稍等。（环境整洁安静，光线明亮，室内温、湿度适宜。）

（护士返回治疗室,七步洗手法洗手,戴口罩,整理检查物品,包括治疗盘、艾条、打火机、弯盘、小口瓶,必要时备浴巾、屏风。）

（护士查看物品的有效期、是否完好适用、摆放有序。）

操作过程

护士甲（携物品、治疗单人床旁,再次核对床头卡姓名、诊断）:阿姨,您好,我现在来为您实施艾条灸中医操作了,请问您叫什么名字?

患者:王××。

护士:我可以核对一下您的腕带信息么?

患者:好的。

（护士甲核对完毕,协助患者取舒适体位,暴露施灸部位,注意保暖,保护患者隐私。护士再次核对艾灸穴位及灸法,定位。）

护士甲:阿姨,我现在给您艾灸了,您感觉皮肤微微发烫为正常,不要担心,过程中出现头昏眼花、恶心、心慌、出汗等不适及时告诉我。有烫的感觉也要告诉我。

患者:好的。

（护士手持艾条,将点燃的一端对准施灸穴位,采取温和灸、雀啄灸、回旋灸等方法依次艾灸地仓穴、颊车穴、牵正穴。）

（温和灸:将点燃的艾条对准施灸部位,距离皮肤2～3厘米,使患者局部有温热感为宜,每处灸10～15厘米,直至皮肤出现红晕为度。）

（雀啄灸:将点燃的艾条对准施灸部位约2～3厘米,一上一下进行施灸,如此反复,每处灸10～15分钟,直至皮肤出现红晕为度。）

（回旋灸:将点燃的艾条悬于施灸部位上方约2厘米处,反复旋转移动范围约3厘米,每处灸10～15分钟,直至皮肤出现红晕为度。）

护士甲（一边施灸一边观察患者面色及施灸部位皮肤情况）:阿姨,感觉怎么样,烫吗?

患者:还好。不烫。

（护士甲及时弹出艾灰,防止烫伤患者。）

（施灸完毕,护士甲立即将艾条插入小口瓶,使艾条彻底熄灭,清洁局部皮肤,观察施灸皮肤情况,协助患者穿衣,安置舒适体位,酌情开窗通风。）

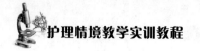

护士:您灸过的穴位局部皮肤有微微发红的现象,不用过多担心,不要用手抓挠,保持皮肤清洁,它会自行消褪的。灸后可能会出现轻微咽喉干燥、大便秘结、失眠等现象,这属于正常反应,如出现这些症状,请您及时告知。我们会酌情处理。您注意保暖,饮 200 毫升温开水,饮食宜清淡。

患者:谢谢。

护士甲(将呼叫器置于易取处):阿姨,呼叫器放在您手边,您有需要及时按铃就行,我也会随时巡视的。

护理评价

(护士清理用物,洗手,详细记录艾灸法治疗后的效果并签名。)

患者口眼歪斜症状减轻。

表 6-1-8 中药煎药

中药煎药情境

操作评估

(护士遵医嘱予以患者中药内服,每日一剂。)

(1) 评估患者主要症状、既往史、药物过敏史、月经期及是否妊娠。

(2) 物品准备:药物、饮用水、煎药锅。

(3) 护士甲、护士乙:收到待煎药时核对处方药味、剂数、数量及质量(黄芪 20 g,桂枝 10 g,川芎 10 g,僵蚕 9 g,当归 10 g,甘草 3 g,生白芍 10 g,共 3 剂),查看是否有需要特殊处理的饮片(无),发现疑问及时与医师或药剂人员联系,确认无误后方可加水煎煮。

操作过程煎药

(1) 加冷水将饮片浸泡 30 分钟,使药材的组织内部充分吸收水分。

(2) 不宜使用 60 ℃以上的热水浸泡饮片,水量以高出药面 2～5 厘米为宜。煎煮过程中酌量加水,在煎煮过程中要经常搅动,并随时观察煎液量,使饮片充分煎煮,避免出现煎干或煎煳现象。若发现煎干或煎煳现象,应另取饮片重新煎煮。

(3) 沸后煎 20～30 分钟趁热及时滤出煎液。

(4) 同法将饮片二煎,水量酌减,沸腾后 20～30 分钟趁热及时滤出煎液,滤药时应压榨药渣使药液尽量滤净。

(5) 煎药时间的长短,常与加水量、火力、药物吸水能力及治疗作用有关。

(6) 煎液量 400～600 毫升,将两次煎液合并混匀后每剂按两份等量分装。

发放

（护士评估：病室环境整洁，温度适宜。主要症状、既往史、药物过敏史、月经期及是否妊娠。）

（护士根据医嘱将药房发放的中药再次核对后，携服药单、中药来到病房。）

护士甲：阿姨您好，请问您叫什么名字呀？

患者：王××。

护士甲：好的，请让我核对一下您的腕带。

（患者将有腕带的手伸出。）

护士甲：阿姨，根据医嘱，我们每天给您发放 2 袋中药服用，早晚各一袋，餐后半小时温服，我已经给您温好了，请问您吃过饭了吗？

患者：吃过了，正好 30 分钟左右。

健康教育

护士甲：嗯，好。那您现在正好服下（协助患者服下）。阿姨，这个中药有祛风散寒、通络牵正的作用。在服药期间注意保暖。饮食上忌食辛辣刺激生冷油腻之品，如大鹅、螃蟹、浓茶、咖啡等。

患者：水果能吃吗？

护士甲：可以，但要加热后吃比较好。

患者：好的，我晚上的药呢？

护士甲：晚上服的药物我们到时会发放给您。您口服后，如出现恶心、呕吐或有其他不适及时告知我们。

患者：嗯。

护士甲（将呼叫器置于易取处）：呼叫器放在您床边，您如有什么需要请按铃。

（护士整理床单位，处理用物，洗手，记录。）

护理评价

中药煎药方法正确，患者服药后效果良好。

表 6-1-9　艾柱灸

艾柱灸情境

操作评估

（护士遵医嘱予患者艾柱灸（中脘、天枢、关元）一日 1 次。）

（护士准备：仪表端庄，不佩戴饰品，无长指甲，衣帽裤鞋清洁整齐，经双人核对，转抄医嘱，洗手，携治疗单到床旁，核对床头卡，查看住院号、诊断。）

护士甲：阿姨您好，我是你的责任护士×××，请问您叫什么名字呀？

患者：王××。

护士甲：好的，让我核对一下您的腕带。

患者（将有腕带的手伸出）：好的，有什么事？

护士甲（核对无误后）：阿姨，因为您已经有几天没解大便了，出现了便秘的症状，现在我遵医嘱给您做艾柱灸治疗，解除您的便秘症状。请问您能配合吗？

患者：能配合。

护士甲：请问您以前接受过这项操作吗？

患者：没有。

护士甲：那我简单给你介绍一下吧，艾柱灸是用手工或器具将艾绒制作成小圆锥形艾柱，点燃后在穴位表面熏烤，以达到舒经理气，改善便秘的目的。

患者：知道了。

护士甲：请问您对疼痛敏感吗？有没有呼吸道方面如哮喘等疾病呢？对艾绒过敏吗？

患者：没有哮喘病，对疼痛不是特别敏感。

护士甲：让我看一下您腹部皮肤情况好吗？核对操作穴位：中脘（上腹部，前正中线上，脐上4寸），天枢（腹中部，横平脐中，旁开2寸），关元（下腹部，前正中线上，脐下3寸）。

护士甲（检查腹部皮肤完好无破溃炎症）：这项操作需要的时间较长，要我协助您去洗手间吗？

患者：不需要的。

护士甲：好的，那我回去准备一下物品，您稍等。

（用物准备：治疗盘、油膏或凡士林、无菌纱布、镊子、线香、麦粒状艾柱、打火机、弯盘、小口瓶，必要时备浴巾、一次性中单、屏风。）

（护士返回治疗室，七步洗手法洗手，戴口罩，整理检查物品，包括治疗盘、油膏或凡士林、无菌纱布、镊子、线香、麦粒状艾柱、打火机、弯盘、小口瓶，必要时备浴巾、一次性中单、屏风。查看物品的有效期，是否完好适用、摆放有序。）

操作过程

护士甲（携物品、治疗单入床旁，再次核对床头卡姓名、诊断）：阿姨，您好，我现在来为您实施艾柱灸中医操作，请再次核对一下，请问您叫什么名字？

患者:王××。

护士:我核对一下您的腕带信息。

患者:好的。

护士甲(核对无误后):阿姨,施灸过程中如出现头昏眼花、恶心、心慌等不适及时告诉我好吗?(协助患者取舒适体位、暴露施灸部位,注意保暖,保护患者隐私)

患者:好的。

护士再次核对艾灸穴位及灸法,定位:中脘(上腹部,前正中线上,脐上4寸),天枢(腹中部,横平脐中,旁开2寸),关元(下腹部,前正中线上,脐下3寸)。

(护士用油膏或凡士林涂于施灸部位。将艾柱置于施灸部位,用线香点燃艾柱顶端,使其燃烧。)

护士甲(当艾柱燃到剩余2/5~1/5时,用镊子将艾柱夹去,再进行下一壮操作):阿姨,您现在感觉怎么样?烫不烫?(及时弹去艾灰,防止艾灰脱落,造成烧伤或毁坏衣物。)

患者:不烫。

(护士施灸时应随时观察患者灸处皮肤情况。)

(护士依次艾灸中脘穴、天枢穴、关元穴。每个穴位艾灸15~20分钟。灸后将穴位处残留的灰烬和油膏轻轻擦拭干净。)

护士甲:阿姨,现在操作结束了,您感觉怎么样?

患者:还好。

健康教育

护士甲(协助患者穿衣、取舒适卧位,整理床单位):阿姨,您艾灸后局部皮肤出现微红灼热属正常现象,不用担心。您在4小时内不要洗澡,一定要避风寒,出门要佩戴口罩和帽子,您平日要多喝水,一般每天饮水量要在2 000毫升以上。多食粗纤维食物如玉米、红薯、荞麦等,养成定时排便的习惯,我教你手法按摩下腹部。(一边帮患者按摩一边讲解方法)阿姨,您以后每天就这样按摩,每天按摩3~4次,每次按摩15~20分钟。谢谢您的配合。(整理床单位)

(护士清理用物,洗手,详细记录艾柱灸法治疗的客观情况并签名。)

效果评价

患者自行排便。

四、相关知识平台

（一）中医特色治疗护理

1. 药物治疗

（1）内服中药。

（2）注射给药。

2. 特色技术

（1）穴位按摩。

（2）艾灸。

（3）中药外洗。

（4）中药外敷。

（5）耳穴贴压。

（6）红外线烤灯照射。

（二）健康指导

1. 生活起居

（1）病室避免对流风，慎避外邪，注意面部和耳后保暖，热水洗脸，外出佩戴口罩。

（2）保持口腔清洁，餐后漱口，遵医嘱予清热解毒类中药汤剂，口腔护理，预防感染。

2. 饮食指导

宜食辛温祛风散寒的食品，如大豆、葱白、生姜等。忌食凉性食物及生冷瓜果等食品。

3. 情志调理

（1）面瘫患者易致紧张或悲观情绪。关心尊重患者，疏导其紧张情绪，鼓励家属多陪伴患者。

（2）指导患者倾听舒心的音乐或喜悦的相声，抒发情感，排解悲观情绪，达到调理气血阴阳的作用。

（3）鼓励病友间相互交流治疗体会，提高认知，调摄情志，增强信心。

4. 康复指导

（1）抬眉训练：抬眉动作的完成主要依靠枕额肌额腹的运动。嘱患者上提健侧与患侧的眉目，有助于抬眉运动功能的恢复。用力抬眉，呈惊恐状。每次抬眉 10～20 次，每日 2～3 次。

（2）闭眼训练：闭眼的功能主要依靠眼轮匝肌的运动收缩完成。训练闭眼时，嘱患者开始时轻轻地闭眼，两眼同时闭合 10～20 次，如不能完全闭合眼睑，露白时可用食指的指腹沿着眶下缘轻轻地按摩 1 次，然后再用力闭眼 10 次，有助于眼睑闭合功能的恢复。

（3）耸鼻训练：耸鼻运动主要靠提上唇肌及压鼻肌的运动收缩来完成。耸鼻训练可促进压鼻肌、提上唇肌的运动功能恢复。

（4）示齿训练:示齿动作主要靠颧大、小肌、提口角肌及笑肌的收缩来完成。嘱患者口角向两侧同时运动,避免只向一侧用力练成一种习惯性的口角偏斜运动。

（5）努嘴训练:努嘴主要靠口轮匝肌收缩来完成。进行努嘴训练时,用力收缩口唇并向前努嘴,努嘴时要用力。口轮匝肌恢复后,患者能够鼓腮,刷牙漏水或进食流口水的症状随之消失。训练努嘴时同时训练了提上唇肌、下唇方肌及颏肌的运动功能。

（6）鼓腮训练:鼓腮训练有助于口轮匝肌及颊肌运动功能的恢复。鼓腮漏气时,用手上下捏住患侧口轮匝肌进行鼓腮训练。患者能够进行鼓腮运动,说明口轮匝肌及颊肌的运动功能可恢复正常,刷牙漏水、流口水及食滞症状消失。此方法有助于防治上唇方肌挛缩。

附:

核磁共振检查告知情境

护士(携核磁检查单,至患者床旁,核对床头卡姓名、诊断):阿姨,您好! 我是您的责任护士×××,请问您叫什么名字?

患者:王××。

护士:能看一下您的腕带信息吗?

(患者伸过手去。)

护士(核对腕带信息后):阿姨,医生根据您的病情需要给您进行头颅核磁共振检查,请问您能接受这项检查吗?

患者:可以。

护士:我们给您预约检查的时间为下午2点,到时我会和医辅人员一起护送您,地点在……,做这项检查有一些注意事项,我现在告知您,请您配合一下。

患者:行。

护士:核磁共振检查室具有强烈的磁场,对于铁磁性金属物品会产生强大的引力,会伤害仪器、患者及操作人员。请问您体内有钢板、心脏起搏器、金属性假牙、金属节育器等物品吗?

患者:没有。

护士:待会儿您检查之前要卸下您所佩戴的项链、发夹、耳环等物品,好吗?

患者:好的。

护士:阿姨,在检查之前贵重物品您要保管好,以免丢失。

患者:好的,谢谢护士。

护士:不用客气,阿姨,我看您有些紧张,这项检查属于无创性检查,您放松精神,不用紧张。到时我会陪在您身边的,请放心。

患者:太好了。

护士:谢谢阿姨的配合。我下午2点之前准时过来陪您去,请做好准备。

面部肌电图检查告知情境

护士(携肌电图检查单至患者床旁,核对床头卡姓名、诊断):阿姨,您好!我是您的责任护士××
××,请问您叫什么名字?

患者:王××。

护士:能看一下您的腕带信息吗?

(患者伸过手去。)

护士(核对腕带信息后):阿姨,医生根据您的病情需要给你开了一个面部肌电图检查单,请问
您能接受这项检查吗?

患者:可以。

护士:您以前没有接受过这项检查吧?我简单给您说明一下。

患者:好的。

护士:面部肌电图检查是面瘫患者常规检查项目,通过检查可区分面部肌肉损伤的性质,以便
对症治疗、追踪疾病恢复的过程及疗效。

患者:哦。谢谢护士啊!好紧张啊!

护士:阿姨,这属于无创性检查,您只要放松精神,不用紧张就行。到时我会陪在您身边的,请
放心。

患者:嗯,听你这么说我就放心多了。我以为检查会疼呢!

护士:阿姨,您放心!一点都不疼的。我们给您安排检查的时间为下午3点,到时我会和医辅
人员一起护送您,地点在……,做这项检查有一些注意事项,我现在告知您,请您配合一下。

患者:行。

护士:检查前不宜空腹,要先做好皮肤清洁工作,穿宽松衣物。等下我帮您清洗一下面部好吗?

患者:我自己清洗就行了,谢谢你。

护士:行,阿姨,待会儿您吃点东西,我下午3点之前准时过来陪您去。

患者:好。

护士:谢谢配合。

肝胆胰脾泌尿系统 B 超检查告知情境

护士(携检查单至患者床旁,核对床头卡姓名、诊断):阿姨,您好! 我是您的责任护士×××,请问您叫什么名字?

患者:王××,什么事?

护士:能看一下您的腕带信息吗?

(患者伸手。)

护士(核对腕带信息后):阿姨,根据您的病情需要,医生给您开了一个肝胆胰脾 B 超检查单,请问您能接受这项检查吗?

患者:可以。

护士:我们给您预约检查的时间为明天上午 8 点半,到时我会和医辅人员一起护送您,地点在……,做这项检查有一些注意事项。我现在告知您,请您配合一下。

患者:行。

护士:做这项检查需要禁食、禁饮 10 小时以上,您从今晚 10 点之后禁食、禁水,直至完成检查后才能进食。今晚饮食也要清淡,少食油腻、过咸的物品。在检查之前需要憋小便,保持膀胱充盈才行。

患者:少喝一点点水可以吗? 我晚睡前想喝点水。

护士:不行的,阿姨! 这样检查结果会有偏差。您一定要记得哦! 您在早晨四五点左右解一次小便,之后就尽量憋尿,到检查时正好膀胱充盈了。

患者:好吧,记住了。

护士:谢谢阿姨! 在检查之前我们协助您! 贵重物品您要保管好,以免丢失。

患者:好的。

护士:阿姨,我看您有些紧张,这项检查属于无创性检查,您放松精神,不用紧张。到时我会陪在您身边的,请放心。

患者:好的。

护士:谢谢阿姨的配合。我明天早上 8 点准时过来陪您去。请做好准备。

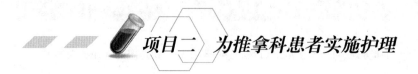

项目二 为推拿科患者实施护理

一、任务导入

患者,李××,女,55岁,因"颈肩部酸胀疼痛,右上肢麻木发凉,头部沉重伴有头晕2个月加重1天"于2019年1月21日12:12由门诊拟"项痹"(中医诊断:项痹,证属风寒痹阻;西医诊断:神经根型颈椎病)收入我科。

患者自诉1月20日下午在无明显诱因下出现颈肩部重痛,右上肢麻木发凉,时有沉重感,偶有头晕,无视物旋转,无头痛,无耳鸣,无黑蒙及晕厥。21日晨起颈肩部疼痛加重,头晕不适,今为求进一步诊治,来我院就诊。患者既往体健,无药物过敏史,入院后测生命体征,患者精神尚可,食纳尚可,二便正常,睡眠欠佳。

2019年1月21日12:30遵医嘱予以肌内注射甲钴胺0.5 mg,每日一次,颈椎牵引每日一次,颈托固定颈椎。

2019年1月22日09:00患者诉颈肩部疼痛,遵医嘱行颈肩背部刮痧治疗。

2019年1月23日08:10床边交接班诉颈肩部疼痛较前好转。

2019年1月24日10:00患者诉右上肢麻木伴全身乏力,遵医嘱行全身药浴治疗,12:00患者感觉麻木较前好转。

2019年2月2日08:00遵医嘱办理出院。

二、任务目标

1. 患者颈肩部疼痛及肢体麻木症状好转。

2. 患者情绪稳定,能够积极配合治疗及护理。

3. 患者能够了解疾病相关知识,可以自我进行功能锻炼。

4. 患者能够知晓各项操作的注意事项,无不良事件发生。

5. 患者能得到优质满意的护理服务。

三、任务实施

1. 工作过程

工作过程包括:患者入住;住院评估;入院介绍;分级护理;出院指导;延续护理。详见表6-2-1~表6-2-6。

表 6-2-1 患者入住

患者入住情境

热情接待

（患者在家属陪同下持住院证走往护士站，接待护士起立迎接。）

接待护士：您好！是来住院的吗？

患者（递上住院证）：是的。

接待护士（接过住院证）：仔细核对，您是叫李××吗？是您本人吗？

安排床位

患者：是的。

接待护士：好，请您先称一下体重（然后扶患者坐下），您稍等，我来通知责任护士为您办理入院手续。

护士：您好！我是您的责任护士×××，您可以喊我×××，给您安排的床位是××床，我们入院手续完成后，带您去病床。

患者：好的。

采集病史

护士：这些入院告知书、知情同意书……需要您签字，您可以看看，并留下您的家人和您本人的电话号码。

患者：好的。

护士：现在给您测量体温、血压、体温、脉搏。

患者：好，谢谢！

护士：您的生命体征在正常范围之内，现在带您到病房去，需要用轮椅吗？

患者：不用，自己可以走。

通知医生

护士：××医生，××床位来了一位颈椎病患者。

表 6-2-2 住院评估

住院评估情境

入院评估

护士：阿姨，请问您以前有没有生过病、做过手术？有没有药物过敏史呢？

患者:都没有。

护士:您是什么职业? 什么文化程度呢?

患者:我退休了,初中文化。

护士:请问您吃饭、睡眠、大小便都还好吗? 有假牙吗?

患者:就是睡眠质量不好,老是容易醒。没有假牙。

护士:抽烟、不喝酒吗?

患者:不抽烟、喝酒。

护士:身上皮肤有没有破溃的地方?

患者:没有。

护士:那您这次主要是哪里不舒服?

患者:我颈肩部酸胀疼痛,右上肢肢体麻木发凉,头有沉重感,有时候还晕,有 2 个月了,昨天开始严重。

护士(询问家属及患者):您现在头晕较重,需要有家属陪同,防止跌倒,家里有人陪吗?

患者:有人,老伴陪我。

护士:那就好,这是您的腕带,给您佩戴在左手,上面有您的信息,出院后才可拆除。

患者:那洗澡怎么办?

护士:洗澡不用取下,如发现字迹模糊、损坏,可以找护士帮您重新更换。

患者:好的,知道了。

表 6-2-3 入院介绍

入院介绍情境

环境介绍

护士:李阿姨,这是您的床位,我先扶您躺下好吗?

患者:好的,我头晕,护士慢点!

护士:放心,我会慢点,这样可以吗?

患者:可以,谢谢你!

护士:阿姨,现在给您介绍病房环境。开水间、微波炉在病房尽头的左边。请注意微波炉加热带金属的盘子是不能使用的。热水瓶在床头柜里,是免费使用的,24小时提供热水。病房内淋浴时间是:晚上6:30—8:00,早上6:30—08:00。

患者:好的,我知道了。

护士:这是您的柜子,您可以将物品放进去。房间内不允许晾晒衣物,若有衣物可以晾到阳台去。这是传呼铃,有事可以按,我们也会来巡视病房的。

患者:好的,谢谢!

医护人员介绍

护士:我们科室主任是×××,护士长是×××,您的床位医生是×××,就刚给您看病的那个医生,我是您的责任护士×××。

患者:好的,知道了。

制度介绍

护士:阿姨,住院期间不得私自外出,如外出有事一定要向医生请假,并填写请假条。要保持病房安静整洁,晚上十点之后关闭电视,不能影响他人休息,同时陪护人员不能睡在病床上。病房内严禁吸烟、使用电器。希望您能够配合。

患者:好的,我们会的。

安全介绍

护士:阿姨,医院是公共场所,贵重物品请妥善保管好。

患者:好的,谢谢提醒。

护士:还有,住院期间您得穿防滑的鞋子,起床时、更改体位时动作宜慢,外出检查需要有人陪同,防止跌倒。我给您拉起这边床护栏,您尽量往这边睡,防止坠床。

患者:好的,我会小心的。

护士:阿姨,请您不要在设备带上充电,以免短路发生火灾。也不能使用热水袋、电热毯取暖,我们房间都有空调。

患者:好的。

留取标本告知

护士:阿姨,医生医嘱已经下了,今晚10点以后要禁食、禁水,明天早晨需要采集空腹血标本及留取晨起第一次大便、小便。

患者:好的,我知道了。那怎么留?

护士:明天早晨6点左右护士会到您床边抽血。小便要留取中间段的,然后将尿倒到试管这个刻度。用棉棒挑蚕豆大小的粪便放在这个盒子里。您记住了吗?

患者:记住了。

表6-2-4 分级护理

分级护理情境

急性期

辨证分型

护士:请伸舌让我看下。

患者:好的。

护士:您的舌淡红,苔薄白,医生诊断您的疾病分型是风寒痹阻型。

患者:这样啊!那要怎么治疗呢?

护士:您放心,根据您的证型,医生已经为您定制一套治疗方案,以帮助您祛风散寒,缓解症状。您配合就可以了。

患者:好的,我一定积极配合。

饮食调护

护士:阿姨,您现在处于疾病的急性期,这几天饮食一定要清淡,多吃些容易消化的食物,多吃蔬菜、水果,多喝水,忌食生冷、辛辣、刺激的食物。

患者:好的,知道了。

情志护理

护士:阿姨,急性期肯定是比较疼的,经过一段时间治疗后会有所缓解,一般一个疗程10~15天。所以您不要太担心,保持心情舒畅,这样有利于您的恢复。

患者:好的,那我就放心了。

起居护理

护士:阿姨,您现在需要卧床休息,平卧时应保持头颈部在一条直线上,避免扭曲。枕头长要超过肩宽,不宜过高,为一握拳高度,避免颈部悬空。平时注意颈部的保暖,外出可戴上围巾。

患者:好的。

护士:阿姨,您睡眠不好,可以睡前用温水泡脚,或是听听舒缓的音乐。我现在再教您按摩双侧太阳穴、印堂穴,这样可以起到放松的作用,也有助于您的睡眠。

患者:好的,谢谢你!

护士:阿姨,遵医嘱现在要为您进行肌内注射甲钴胺0.5毫克,每日一次,是营养神经的,缓解肢体麻木。

患者:好的。

护士:阿姨,您还需要每天做一次颈椎牵引治疗,可以拉伸颈椎间隙,缓解局部压迫以减轻疼痛。现在我协助您去牵引室。

患者:好的。

护士:阿姨,这是颈托,可以固定您的颈椎,防止颈部大幅度活动而加重病情。现在我来教您如何佩戴。

患者:好的。

缓解期

饮食调护

护士:阿姨,这几天大便情况怎么样?

患者:挺好的,一天一次。

护士:阿姨,您现在饮食上可以多食祛风散寒的食物,如花椒、胡椒、大豆等,多喝温热的茶饮。

患者:好的。

情志护理

护士:阿姨,这几天恢复得怎么样?

患者:恢复得不错,比刚来的时候好多了。

起居护理

护士:阿姨,您现在可以适当下床活动,还是要避免快速转头、摇头等动作。起床时先翻身侧卧,再缓慢起床。

患者:好的,我知道了。

护士:睡觉时尽量左侧卧位,避免压迫麻木侧肢体,平时可以按摩拍打右上肢,这样可以缓解肢体麻木。

患者:好的。

护士:阿姨,颈肩部疼痛好点了吗?

患者:好多了,就是还有点酸胀。

护士:根据医嘱,我们现在给您进行颈部的刮痧,可以很好地缓解您颈肩部的酸胀症状。

患者:好的,谢谢!

护士:阿姨,听您的床位医生说您这几天怕冷,右上肢还是有点麻木伴有全身乏力,是吗?

患者:是的。

护士:遵医嘱,我们给您进行全身药浴治疗,以促进您全身血液循环,帮助您缓解不适症状。

患者:好的。辛苦你了!

恢复期

饮食调护

护士:阿姨,您这段时间恢复得不错。可以适当增加点营养啦!让家属给您准备点鳝鱼汤、当归红枣煲羊肉等帮您增强体质。

患者:好的。

情志护理

护士:今天看您心情很不错!

患者:是的,我感觉好的差不多了,再过一两天就可以出院了,实在是太谢谢你们了!

护士:不客气,都是我们应该的,您要保持好的心态,这样才能身体健康。

生活起居

护士:阿姨,这段时间您还是要注意颈部的保暖,避免长时间低头,每隔1~2小时要活动颈椎。

患者:好的。

护士:阿姨,现在我来指导您按摩一些保健穴位,帮助您疏通筋络、调和气血,您出院回家后也可以经常做的。

患者:好的。

表6-2-5 出院指导

出院指导情境

出院通知

护士:阿姨,您好!医生根据您的病情今日给您办理出院手续,您的住院账目已经核算清楚,这是出院小结和结账单,再带好您的缴费收据,去办理。

患者:好的,那我去哪里办啊?

护士:坐电梯去一楼左拐,到出入院窗口办理就可以了!

出院指导

护士:这是医生给您开的中成药,有活血止痛的作用,口服一日 3 次,一次 3 粒,饭后 20 分钟温水送服。

患者:好的,我知道了。

护士:您回家后一定要合理用枕,纠正不良习惯。平时避免长时间低头劳作、伏案工作。看手机时,每 1～2 小时,就要活动颈部(仰头或将头枕靠在椅背上或转动头部)。每天坚持做 1 分钟的颈部保健操,如"米"字操、前后左右伸屈运动。锻炼时注意安全,动作不宜过大。另外要注意颈部保暖。这是我们出院指导健康教育处方,您可以看看。

患者:好的,我回去重新买个枕头,什么枕头比较好?

护士:您可以去买个荞麦枕,枕高以一拳为宜。

患者:好的,谢谢你,我去办理出院手续。

护士:好的,您慢走!

表 6-2-6　延续护理

延续护理情境

出院回访

护士:您好,我是×××医院推拿科护士×××。请问是李××吗?

患者:你好,有什么事吗?

护士:您之前因颈椎病在我们科住院,现在对您进行电话回访,想问下,您现在感觉怎么样?

患者:挺好的,颈椎疼痛好多了,就是还有点麻。

护士:我们教您的功能锻炼要坚持每天做,您可以进行拍打、按摩麻木部位。另外现在天气转凉了,您要注意颈部、上肢的保暖,不要受凉,药要按时服。

患者:好的,我知道了,谢谢!

护士:那您在住院期间对我们医护人员的服务还满意吗?

患者:非常满意!你们护士都很好,态度好,打针技术好,值得表扬!

护士:好的,谢谢!那您记得按时到推拿科门诊复诊。

患者:放心,我记得。谢谢提醒!

护士:好的,祝您生活愉快!

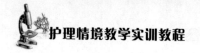

2. 操作流程

根据医嘱,需要相继为患者实施:①标本留取;②肌内注射;③刮痧治疗;④全身药浴;⑤颈椎牵引。情境如表6-2-7~表6-2-11。

表6-2-7　标本留取

标本留取情境

操作评估

护士:阿姨,您好,请问您叫什么名字?

患者:李××。

护士:请让我核对一下腕带。

患者:好的。

(护士核对腕带。)

护士:阿姨,您明天早上要抽血,项目是血常规、生化。现在告诉您一些注意事项。抽血需禁食、禁水8小时,今天一天的饮食宜清淡,忌食高脂肪、高蛋白食物如肉类、牛奶等,今晚保证足够的睡眠,今晚10点以后禁食、禁水,明天早上6点护士会来床边抽血。

患者:好的。

操作过程

(护士携带准备好的用物至病床。)

护士:阿姨,您好,请问您叫什么名字?

患者:李××。

护士:请让我核对一下您的腕带。

患者:好的。

护士:现在准备给您抽血了,您是空腹吧?

患者:是的。

护士:请您让我看一下您的血管情况,您的血管弹性好,可以抽血,请您不要紧张,穿刺时可能会有一点疼痛,是可以忍受的,穿刺时我尽量轻点。

患者(暴露左上肢):好的。

(护士核对抽血试管条码。)

护士:请问您叫什么名字?

患者:李××。

护士:好的,请您握紧拳头(抽出适量的血液,嘱患者松拳,迅速拔出针头,按压针眼片刻),阿姨,您还好吧?

患者:还好。

护士(再次核对信息):您是叫李××。

患者:是的。

健康教育

护士:阿姨,针眼处需按压3~5分钟之后就可以吃早饭了。

患者:好的。

护理评价

(1) 患者能配合操作。
(2) 穿刺处无红肿、渗血。

表6-2-8 肌内注射

肌内注射情境

操作评估

护士(携带治疗单至床旁):阿姨,您好! 请问您叫什么名字?

患者:李××。

护士:好的,请让我核对一下你的腕带,好吗?

患者:好的。

(护士核对无误。)

护士:阿姨,我是您今天的责任护士×××,您是因颈椎病入院,请问您今天感觉怎么样?

患者:感觉好点了,就是右上肢还是有点麻木。

护士:您这是臂丛神经受压的表现,现遵医嘱我们将为您进行肌内注射,药物是甲钴胺0.5毫克,作用是营养神经,帮助您缓解肢体麻木的症状,请问您之前有做过肌内注射吗?

患者:没有。

护士:我向您解释一下,肌内注射就是将药液通过注射器注入肌肉组织内以达到治疗的目的,这是一项有创的操作,操作过程中可能会有点疼痛,我会动作轻柔,请您不用紧张,配合我可以吗?

患者:好的。

护士:请问您是否有药物过敏史?

患者:没有。

护士:注射部位在臀部,麻烦您侧卧(协助患者翻身),让我看一下您的臀部皮肤情况。

护士:您的臀部皮肤完好,无炎症硬结及瘢痕,可以进行注射。现在需要我协助您去下洗手间吗?

患者:不用,谢谢。

护士:那您稍事休息下,我回去准备用物,我们待会见。

操作过程

(环境评估:环境安静安全,光线明亮,温、湿度适宜,必要时屏风遮挡。)

(护士携带准备好的用物至病房。)

护士:阿姨,您好!请问您叫什么名字?

患者:李××。

护士:让我核对下您的腕带信息,可以吗?

患者:好的。

护士(核对无误后):阿姨,请您侧卧,面向对侧,请将您的上腿伸直,下腿弯曲,操作的过程中会有点疼痛,这样体位能帮助您的肌肉放松从而减轻疼痛,请您不要随意变换体位,配合我可以吗?这样冷吗?

患者:不冷。

护士:阿姨,我现在为您定位。

(护士消毒,再次核对,进针,回抽空气,推药、按压,帮助患者取舒适卧位。)

护士:阿姨,肌内注射已经好了,请问您现在感觉怎么样?

患者:还好。

健康教育

护士:跟您交待一下,平日颈部和肢体要注意保暖,麻木侧肢体适当按摩、拍打能促进气血疏通。请问还有什么别的需要吗?

患者:没有。

护士:床头铃在您右边,有什么事随时呼叫。谢谢您的配合!

患者:好的,谢谢护士。

护理评价

穿刺处无疼痛不适。

表6-2-9 刮痧治疗

刮痧治疗情境

操作评估

护士(携带治疗单到床旁):阿姨,您好! 请问您叫什么名字?

患者:李××。

护士:好的,阿姨,让我核对一下您的腕带信息。

患者:好的。

护士:阿姨,我是您今天的责任护士×××,您是因颈椎病入院的,请问您今天感觉怎么样?

患者:感觉好点了,就是颈部还是有点酸痛。

护士:根据您的症状,遵医嘱我们将为您进行刮痧治疗,疏通经络,帮助您缓解颈部疼痛的症状。请问您之前有做过刮痧吗?

患者:没有。

护士:我向您解释一下。刮痧就是应用特制的刮具在体表皮肤上反复刮动,使局部皮下出现痧斑或痧痕,从而达到舒筋理气、调畅气血的作用。操作过程中局部可能会有烧灼感,这是正常现象,请您不用紧张,配合我可以吗?

患者:好的。

护士:请问您既往是否有心肺功能不全及出血性疾病?

患者:没有。

护士:是否在经期?

患者:已经绝经了。

护士:请问对疼痛耐受程度如何?

患者:还可以。

护士:刮痧部位在颈肩部,请让我看下皮肤情况(协助患者翻身侧卧)。

护士:您的颈肩部皮肤完好,无破溃,可以进行操作,操作的过程中需要您取坐位大概 20 分钟,请问您能坚持吗?

患者:可以。

护士:现在需要我协助您去洗手间吗?

患者:不用,谢谢。

护士:那您稍事休息下,我回去准备用物,我们待会见。

操作过程

(环境评估:环境整洁安静,光线明亮,温、湿度适宜,必要时屏风遮挡。)

护士(携带准备好的用物至病房):阿姨,您好! 请问您叫什么名字?

患者:李××。

护士:阿姨,再让我核对下您的腕带信息,可以吗?

患者:好的。

护士:阿姨,那我先协助您下床取坐位,(暴露皮肤)冷不冷?

患者:不冷。

护士:刮痧的过程中局部皮肤会有轻微疼痛、烧灼感,刮痧后局部会出现紫色痧点或瘀斑,都是正常的,一般 3~5 天后即可消退。

(护士再次核对,刮痧板蘸取介质,开始刮痧。)

护士:现在要为您刮痧了,如果您耐受不住或有其他不适请立即告诉我。

患者:好的。

护士:现在为您刮拭的是督脉上的风府穴至大椎穴,位于后颈部的正中线上。感觉怎么样? 可以忍受吗?

患者:还好。

护士:接下来为您刮拭的是膀胱经上的天柱穴至大杼穴,左右各一条,请问感觉怎么样?

患者:挺舒服的。

护士:阿姨,最后刮的是风池穴至肩井穴,左右各一条,感觉有点酸胀吧?

患者:是的。

（刮痧结束，护士用纱布清洁皮肤，协助患者穿衣、上床取平卧位。）

护士：阿姨，颈肩部刮痧已经好了，请问您现在感觉怎么样？

患者：很舒服。

健康教育

护士：现在需要跟您交代下注意事项。可以喝一杯热水，2小时内不要洗澡，颈部刮痧处皮肤不能抓挠，防止破溃，平时饮食宜清淡，多吃新鲜的蔬菜、水果，可以适当补点钙。现在还有什么需要吗？

患者：没有。

护士：床头铃在您左手边，有什么事随时呼叫我，谢谢您的配合！

患者：谢谢你，护士。

护理评价

（1）患者皮肤有红色痧斑，无破溃不适。
（2）患者颈椎不适较前好转。

表6-2-10 全身药浴

全身药浴情境

操作评估

护士（携带治疗单至床边）：阿姨，您好！请问您叫什么名字？

患者：李××。

护士：好的，让我核对一下您的腕带信息。

患者：好的。

护士（核对无误后）：阿姨，我是您今天的责任护士×××，您是因颈椎病入院，请问您今天感觉怎么样？

患者：颈椎疼，右上肢麻木。

护士：根据您的症状，现遵医嘱我们将为您进行全身药浴，活血通络，帮助您缓解不适的症状。请问您之前有做过全身药浴吗？

患者：没有。

护士:我向您解释一下。全身药浴就是将药物煎汤或是中药包进行全身的熏洗、浸渍,以促进经络疏通,气血调和。这是一项安全的无创操作,请您不用紧张,配合我可以吗?

患者:可以。

护士:请问您既往是否有心肺功能不全及出血性疾病?

患者:没有。

护士:请问您既往是否有药物过敏史?

患者:没有。

护士:您对温度的耐受程度如何?

患者:挺好的。

护士:您是否在经期或是孕期?

患者:不在。

护士:您全身是否有破溃、红肿等情况?

患者:都没有。

护士:全身药浴时间一般30分钟,请问您能坚持吗?

患者:可以。

护士:现在需要我协助您去下洗手间吗?

患者:不用。

护士:那您稍事休息下,我回去准备用物。

患者:好的。

操作过程

(环境评估:环境整洁安静,光线明亮,温、湿度适宜。关闭门窗,必要时屏风遮挡。)

(护士再次核对患者身份信息,用物准备齐全,扶患者入熏洗室。)

[护士将药液注入泡洗装置内,温度在40℃左右,协助患者脱衣,将患者全身皮肤浸泡于药液中(颈部以下)。]

护士(再次核对患者身份信息):阿姨,如果您有任何不适请立即告诉我。我会定时过来看您,测量温度的。

患者:好的。

（护士定时测药温,观察患者皮肤情况、有无过敏,观察患者面色、呼吸、汗出等情况。）

护士:阿姨,时间到了,感觉怎么样啊? 有没有什么心慌或者其他不舒服的? 皮肤有无瘙痒?

患者:很舒服。

（护士协助患者擦干全身,穿衣,上床取平卧位。）

护士:请问您这样睡可以吗?

患者:可以。

护士:全身药浴已经治疗结束,请问您现在感觉怎么样?

患者:很好。

健康教育

护士:您可以先饮一杯温开水,30分钟内避免外出,平时注意颈部保暖,避风寒。请问您现在还有什么需要吗? 如有任何需要请按呼叫器,我也会定时过来巡视的。

患者:好的。

护士:那您好好休息,谢谢您的配合,祝您早日康复。

护理评价

（1）患者操作后颈椎不适较前缓解。

（2）患者皮肤无烫伤破溃。

表 6-2-11　颈椎牵引

颈椎牵引情境

操作评估

护士:阿姨,您好! 请问您叫什么名字?

患者:李××。

护士:好的,让我核对一下你的腕带。

患者:好的。

护士(核对无误后):阿姨,您好,我是您今天的责任护士×××,您是由于颈椎病入院,请问你现在感觉怎么样?

患者:头晕,颈椎疼。

护士:根据您的症状,遵医嘱要给您做个颈椎牵引,缓解您颈部不适及头晕的症状,请问既往有无心肺功能方面的疾病?

患者:没有。

护士:吃过早饭了吗?

患者:吃过了。

护士:好的,请问您的体重是多少?

患者:60公斤。

护士:好的,我现在看一下您皮肤的情况。

患者:好的,可以的。

护士:您颈椎有无受过外伤及做过手术之类?

患者:没有。

护士:您的皮肤完整,无破溃,适宜操作。待会儿操作过程中需要您取坐位,治疗时间为30分钟,您看您可以坚持吗?

患者:好的,我可以坚持。

(护士准备用物,再次核对。)

操作过程

护士(操作时):阿姨,用物已经准备齐全,可以进行操作了吗? 我现在扶您去牵引室。

患者:好的。

(牵引室)

护士:您这样坐可以吗? 现在给您进行颈椎牵引了,操作过程中请您不要大幅度活动。

患者:好的。

(护士调节好牵引时间、力度、重量。)

护士:阿姨,您现在感觉怎么样?

患者:还好。

护士:阿姨,现在牵引已经开始了,过程中如果感觉到心慌、不适要随时告诉我,时间是半小时,我也会随时来看您的。

患者:好的。

护士(30分钟后):阿姨,您好,现在时间到了,操作结束了,您感觉如何?

患者:挺好的。

健康教育

（护士扶患者入病房。）

护士:阿姨,这样睡可以吗? 现在颈椎牵引结束了,您感觉还好吧?

患者:挺好的。

护士:好的,那您记得要多注意休息,平时注意颈部的保暖,尽量减少低头等。呼叫器在您的左手边,您有事可以随时按铃呼叫我们,还有其他需要吗? 感谢您这次操作的配合。

患者:没有,谢谢!

护理评价

患者牵引后颈椎不适较前好转。

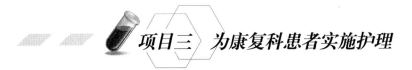

项目三　为康复科患者实施护理

一、任务导入

　　患者,钱××,女,73 岁,因"右全髋置换术后十天"于 2019 年 2 月 21 日 14:12 由门诊拟"右股骨颈骨折术后"(中医诊断:骨折病,证属气滞血瘀;西医诊断:右股骨颈骨折术后)收入我科。

　　患者因右股骨颈骨折于 2 月 11 日在全麻下行右侧全髋置换术。现术后第十天,切口敷料外观清洁干燥,右髋关节主动运动范围:前屈 20°,后伸 5°,外展 30°,右侧股四头肌肌力 2 级,外展肌群肌力 2 级,右足背动脉搏动可。

　　2019 年 2 月 23 日 09:00 为预防深静脉血栓,遵医嘱予以气压治疗。

　　　　　　　　　10:00 患者无不适主诉。

　　2019 年 2 月 24 日 09:00 因患者右髋部切口未拆线,遵医嘱予以红外线治疗,以促进伤口愈合,解痉镇痛。

　　　　　　　　　11:00 患者右髋部切口处 VAS 疼痛评分 3 分。

　　2019 年 3 月 1 日 08:00 患者切口已拆线,遵医嘱予以蜡疗辅助治疗,促进关节活动度。

　　2019 年 3 月 15 日 08:00 患者未诉右髋部疼痛不适,可使用助行器下地行走,遵医嘱办理出院。

二、任务目标

1. 患者疼痛减轻,直至消失。
2. 患者能配合治疗及护理,并能主动功能锻炼。
3. 患者情绪稳定,有效应对能力提高。
4. 患者能得到优质的护理服务。

三、任务实施

1. 工作过程

工作过程包括:患者入住;住院评估;入院介绍;分级护理;出院指导;延续护理。相应情境见表6-3-1~表6-3-6。

表6-3-1 患者入住

患者入住情境

热情接待

(患者在家属陪同下平车推入住院部护士站。)

护士甲:您好,这里是康复科,您是来住院的吗?

患者(递上住院证):是的。

护士甲(接过住院证):我来为您安排床位。

护士甲:我叫×××,是您的责任护士,现在需要了解您的一些情况。

患者:好的。

护士甲:奶奶,您是哪里不舒服?

(此时,护士乙拿来病历并放入病历夹,递给护士甲。)

患者:我是股骨颈骨折手术后10天,现在需要进行康复治疗。

护士甲:现在还感觉到哪里不舒服吗?

患者:手术的地方碰了还有些疼,不能下地行走,怕碰到伤口。

安排病床

护士甲:奶奶,我推您去病房。

(护士甲将患者安置好床位,此时护士乙拿着体温表、血压计走进病房。)

采集病史

护士甲:奶奶您先躺一会,我给您办理入院手续(说完转向患者家属),请问叔叔您和奶奶是什么关系?

患者家属:我是她儿子。

护士甲:请您看一下,这是我们的入院告知书,这份是无红包医院告知书,这份是陪客告知书……住院期间是不能外出的,看完以后请在这里签名。

护士乙:奶奶,这是您的腕带,我给您戴上,您平卧,现在给您测量体温(将体温表放入患者对侧腋下),再测一下血压和脉搏。

患者:好的。

通知医生

护士甲:您先休息,我去通知医生。

患者家属:好的,谢谢您!

(护士甲将生命体征写入病历,并将病历递给医生,告知医生患者诊断。医生拿着病历向病房走去。)

表 6 - 3 - 2 住院评估

住院评估情境

入院评估

护士:奶奶,您好! 请问您叫什么名字?

患者:钱××。

护士:请问您是因为哪里不舒服来住院的?

患者:我是股骨颈骨折手术后 10 天,现在需要进行康复治疗。

护士:现在还感觉到哪里不舒服吗?

患者:手术的伤口还有一点疼,不能下地行走。

护士:请问您之前有过什么疾病? 有过什么药物过敏?

患者:高血压 10 年了,没有药物过敏。

护士:排便、排尿、睡眠怎么样?

患者:都正常。

护士:喜欢吃什么样的饮食啊？平时抽烟喝酒吗？

患者:饮食偏咸,不抽烟、不喝酒。

护士:听力、视力怎么样？

患者:听力和视力都下降了。

护士:皮肤有没有哪里破损或者不舒适的？

患者:没有。

护士:奶奶,刚刚给您进行了生命体征测量,您的体温是 36.6 ℃、脉搏 80 次/分、呼吸20 次/分。请伸舌,我来观察一下您的舌苔、舌质。

患者:好的。

护士:根据您的情况,我为您建了几项入院评估单。首先是自理能力评估单,根据您的评分情况,部分不能自理,需要留一人陪护。其次是跌倒坠床风险评估,根据您的评估分数,存在跌倒坠床风险,所以我们会把您病床两侧的护栏拉起,防止您在翻身的过程中发生坠床。因为您下肢骨折,长时间卧床,深静脉血栓评估分数为×分,已达到危险分值,有发生血栓的风险。根据您的病情,您的难免压疮评分为×分,所以在住院期间可能会有难免性压疮的出现。这就需要您配合我们翻身,我们会每 2 小时来协助您翻一次身,便后也请家属勤擦洗,保持床单位清洁干燥。当然,我们会积极地采取一些预防措施,请您不要紧张。这几张评估单上就是我刚才和您说的内容,了解后请签名。您休息一会儿,医生一会儿来为您进行体格检查及采集病史。

患者:好的,谢谢!

表 6 - 3 - 3　入院介绍

入院介绍情境

环境介绍

护士甲:热水瓶在床头柜里,出门右转是开水间,开水是 24 小时提供的,卫生间的热水是早上6 点至 7 点,晚上 6 点至 8 点两个时间段提供。

患者家属:好的。

医护人员介绍

护士甲:奶奶,您的床位医生是×××,我们科主任是×××,护士长是×××,我是您的责任护士×××。有什么需要可以告诉我。

制度介绍

护士甲(转向患者家属):请您看一下,这是我们的入院告知书,这份是无红包医院告知书,这份是陪客告知书……住院期间是不能外出的,看完以后请在这里签名。(面向患者)我们是无红包医院,是不收红包的。住院期间您不能私自离院,请您配合。

安全介绍

护士甲:开水间有微波炉可以热饭菜,微波炉请按照旁边的注意事项和说明使用。病房内不能使用电器,我们是无烟医院,严禁吸烟。医院的病床与家里的不一样,请注意使用床栏,使用轮椅时注意刹车,下床请穿合适、防滑的鞋子。

留取标本告知

护士乙(拉起床栏):刚才医生已经来看过您了,医生下了明天需要做的检查医嘱。现在我将留取标本的注意事项和您说一下。明天清晨为您留取第一次的大、小便标本。这是大便盒,留取蚕豆大小的粪便即可。长圆形的是小便盒,请留取晨尿10毫升,留取时请注意不要污染大小便标本。明天早上6点护士会过来采集空腹血标本,请在今晚10点后禁食、禁水,明早标本留取后再吃饭、喝水,您能配合吗?

患者:好的。

表6-3-4　分级护理

分级护理情境

辨证分型

护士:奶奶,您好,医生为您检查评估后,对您的疾病进行了辨证,您的疾病证型是气滞血瘀型,护理级别是二级护理。

饮食调护

护士:您是10天前进行的全髋置换手术,并且有高血压病史,从现在开始您的饮食要低盐、低脂,多饮水,多吃新鲜水果和蔬菜,能记住吗?

患者:记住了,少吃荤菜,多吃蔬菜水果?

护士:是的,饮食以清淡为主。根据您的证型,应多食活血化瘀之品,如瘦肉、蛋、香蕉、桃仁等,禁食辛辣、油腻及过咸之品。

情志护理

患者:气滞血瘀?是我身体什么地方堵了吗?

护士:气滞血瘀证是我们的中医辨证分型,骨折后导致局部脉络受损,血溢脉外与筋骨之间而成淤血,血瘀则气滞,气血运行不畅,导致气血不通,不通则痛。奶奶,您有这些方面的反应吗?

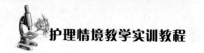

患者:是的,我的伤口那里还痛,心里也比较烦。

护士:对,这就是气滞血瘀证患者的一些临床表现。可以进食我刚刚告诉您的那些食物。病房环境宜清静,避免声光刺激,尽量减少外来人员探视您。

患者:好的,谢谢你。

护士:奶奶,您情绪易烦躁,所以您要尽量保持情绪稳定,保持病房安静,减少噪音刺激,也可以听一点轻缓的音乐帮助您调节情绪。整个治疗期间希望取得您的理解和配合。您的情况有很多成功病例,您一定要树立信心,不急不躁。

患者:好的。

起居护理

护士:我们为您准备的病室安静,温暖向阳,光线充足。您要避免吹对流风,酌情增减衣被,避免风寒湿邪入侵。后面我们会指导您正确的睡姿、坐姿,告知您扶拐的方法及对您康复的重要性,教您正确使用拐杖和维护拐杖的方法。

患者:好的,谢谢你!

治疗方案告知

护士:奶奶,根据医生下达的医嘱,您的治疗主要是予以运动关节手法、针灸治疗,护理上以中医护理技术辅助(蜡疗、气压、红外线)治疗,加强关节活动度,预防深静脉血栓。

表 6-3-5　出院指导

出院指导情境

出院通知

患者:护士,我明天可以出院了。

护士:是的,我们刚刚也接到通知,您明天可以出院了,今天我会准备好明天办理出院手续的资料,您的家属可以在明天上午9点来护士站办理出院。

患者:好的,谢谢你!

出院指导

护士:奶奶,不用谢。出院回家了要注意饮食调护,宜清淡,忌食辛辣、刺激、肥甘、厚腻之品,多食含钙丰富的食物,如鸡蛋、牛奶、鱼虾等,防止骨质疏松,促进骨折愈合。

患者:好的。

护士:您出院后卧位时保持患肢外展中立位,防止内旋、内收。继续功能锻炼,避免增加关节负荷的运动,如长时间行走等。髋关节置换术后要做到三不:不盘腿、不内收,下蹲动作不小于90°。日常生活中洗澡不用浴缸,如厕用坐式而不用蹲式。不坐矮椅或软沙发,不要弯腰拾物,禁止爬坡,有任何不适请及时就诊。

患者:好的。

护士:回家以后注意休息,定期复诊。

患者:好的。

表6-3-6　延续护理

延续护理情境

电话回访

护士:您好! 我是××医院康复科,请问您是钱××吗?

患者:我是。

护士:奶奶,今天给您打电话,是想了解一下,您现在恢复怎么样? 行走感觉如何? 有什么需要帮助吗?

患者:没有,现在一切都不错。

护士:奶奶,那请问您住院期间对我们的工作有什么意见和建议?

患者:医生和护士都很好!

护士:谢谢奶奶对我们工作的肯定。您在家功能锻炼时仍然需要注意安全,活动时要有家属陪伴,以不疲劳为宜,避免患肢负重,防止假体脱落。因为您有高血压病史,降压药严格按照医嘱服用,并定期进行血压监测,下周我们打算上门对您进行家庭访视,为您测量血压并再次指导步态训练,您同意吗?

患者:太好了,欢迎你们!

护士:那我们来之前再跟您确定具体时间,祝您身体健康!

患者:谢谢!

2. 操作流程

根据医嘱,需要相继为患者实施:①气压治疗;②红外线治疗;③蜡疗。相应情境如表6-3-7~表6-3-9。

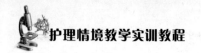

表 6-3-7　气压治疗

气压治疗情境

操作评估

（经两人核对无误后护士遵医嘱予患者进行气压治疗。）

护士（携治疗单到床旁，核对床头卡）:1床您好，请问您叫什么名字？

患者:钱××。

护士:奶奶您好，我是您的责任护士，我叫×××，请让我核对一下您的腕带，可以吗？

患者:可以。

护士（核对完腕带）:奶奶，您是由于股骨颈骨折全髋关节置换术后入住我科行康复治疗的，为预防深静脉血栓，遵医嘱为您进行气压治疗，主要目的是促进血液循环、预防血栓、消除水肿。

患者:可以。

护士:请问您以前有过血栓史吗？

患者:没有。

护士:现在需要协助您排便吗？

患者:不需要，谢谢！

操作过程

（环境光线明亮，安静整洁，温、湿度适宜。）

护士:您先休息一会，我去准备用物。

（护士回治疗室准备用物。）

护士（携治疗单到床旁，核对床头卡）:您好，再让我核对一下您的腕带信息，可以吗？

患者:可以。

护士（查看腕带）:用物已经准备完毕，马上给您进行治疗了，您这样睡舒服吗？

患者:可以。

护士:好的，现在治疗已经开始了，现在调节的压力您能承受吗？如果您有任何不适请及时告诉我，我也会按时来看您的。

患者:好的，我可以承受，谢谢！

护士:压力我们已经设置好，请您不要自行改变压力值，活动幅度不要太大。

患者:好的，你放心，我不会乱动的。

护士(中途询问患者感受,30分钟后):奶奶,您的治疗结束了,现在感觉怎么样?

患者:感觉挺好的,没什么不舒服。

健康教育

护士:好的,那您注意休息,保持髋关节功能位,避免扭曲、负重,可以在床上进行踝泵运动(演示方法)。床头铃在这里,有什么需要再按铃呼叫我们。感谢您的配合!

患者:好的,谢谢!

(护士协助患者穿衣,取舒适体位,记录。)

护理评价

1. 患者积极配合气压治疗。
2. 患者了解操作的相关知识,并掌握下肢静脉血栓的预防方法。

表6-3-8 红外线治疗

红外线治疗情境

操作评估

(经两人核对无误后遵医嘱予患者进行红外线治疗。)

护士(携治疗单到床旁,核对床头卡):1床您好,请问叫什么名字?

患者:钱××。

护士:您好,我是您的责任护士,我叫×××,请让我核对一下您的腕带,可以吗?

患者:好的。

护士(核对完腕带):您是由于股骨颈骨折全髋关节置换术后入住我科行康复治疗的。为促进您的手术切口愈合,遵医嘱为您进行红外线治疗。红外线治疗的主要目的是促进伤口的愈合、镇痛、解痉、促进神经功能恢复。

患者:好的。

护士:您对冷热度的耐受及敏感程度怎么样?

患者:可以接受。

护士:奶奶,我能看一下您手术部位的皮肤情况吗?

患者:可以。

护士:切口皮肤无红肿、无渗液,可以进行操作。奶奶,待会儿操作过程中需要您取卧位,治疗时间为30分钟,您可以坚持吗?

患者:可以坚持。

护士:现在需要协助您排便吗?

患者:不需要,谢谢!

护士:您先休息一会,我去准备用物。

(环境光线明亮,安静整洁,温、湿度适宜。)

(护士回治疗室准备用物。)

护士(携治疗单到床旁,核对床头卡):1床您好,再让我核对一下您的腕带信息,可以吗?

患者:可以。

护士:请问您叫什么名字?

操作过程

患者:钱××。

护士:好的,现在治疗已经开始了,温度和时间我会调节好,如果治疗过程中您感觉到过热、胸闷等不适症状要随时按呼叫铃,我也会随时来看您的。

患者:好的。

护士:奶奶,红外线的温度及时间我已经调节好了,您在治疗过程中不可自行调节机器。(中途护士巡视观察治疗部位皮肤情况。)

患者:好的,我不会随意调节的。

护士(30分钟后):奶奶您好,现在您的治疗已经结束,您感觉如何?

患者:感觉还可以,没有不舒服。

健康指导

护士:好的,那您注意休息,保持切口清洁,不要抓挠。保持髋关节功能位,避免扭曲、负重等。下床活动时需有人陪伴,助行器的使用方法和注意事项已告知您了。您这样睡可以吗? 床头铃在这,您有需要可以随时按铃呼叫我们,感谢您这次操作的配合。(护士协助患者穿衣,取舒适体位,记录。)

患者:好的,谢谢!

(护士用物处置,洗手记录。)

护理评价

患者住院期间红外线治疗切口Ⅰ级愈合,无其他不适主诉。

表 6-3-9　蜡疗

蜡疗情境

操作评估

（经两人核对无误后遵医嘱予患者进行蜡疗。）

护士（携治疗单到床旁，核对床头卡）：1 床您好！请问您叫什么名字？

患者：钱××。

护士：奶奶您好，我是您的责任护士，我叫×××，请让我核对一下您的腕带，可以吗？

患者：可以。

护士（核对完腕带）：奶奶，您是由于股骨颈骨折全髋关节置换术后入住我科行康复治疗的。为促进您的关节活动，遵医嘱为您进行蜡疗。蜡疗的主要作用是解痉、消炎、止痛、消肿。请问您是否有心肺功能方面的疾病？

患者：没有。

护士：奶奶，您对冷热度的耐受及敏感程度怎么样？

患者：可以接受。

护士：奶奶您平日的体质怎么样？容易生病吗？

患者：体质好，不容易生病。

护士：奶奶您是过敏体质吗？对蜡过敏吗？

患者：不是过敏体质，没什么过敏的。

护士：奶奶，我需要看一下您右下肢的皮肤情况。

患者：好的，可以。

护士：皮肤无红肿，可以进行操作。奶奶，待会儿操作过程中需要您取侧卧位，治疗时间为30 分钟，您可以坚持吗？

患者：好的，我可以坚持。

护士：现在需要我协助您排便吗？

患者：不需要，我刚刚解过小便。

护士：您先休息一会，我去准备用物。

（环境光线明亮，安静整洁，温、湿度适宜。）

（护士回治疗室准备用物。）

护士(携治疗单到床旁,核对床头卡):1 床您好,请让我再次核对一下您的腕带信息,可以吗?

患者:可以。

护士:请问您叫什么名字?

患者:钱××。

护士:用物已经准备完毕,马上可以为您进行蜡疗中的蜡饼热敷操作了,您这样睡舒服吗?

患者:可以。

操作过程

护士:好的,现在治疗已经开始了,您感觉温度还可以接受吗? 如果感觉到过热、胸闷等不适症状要随时按呼叫铃,我也会随时来看您的。

患者:好的,谢谢!

护士:奶奶,治疗过程中不可随意变换体位,如果感觉到局部皮肤瘙痒等不适症状要随时呼叫我们。

患者:好的。

护士(中途巡视观察治疗部位的皮肤情况,30 分钟后):奶奶,您好! 您的治疗已经结束,感觉如何?

患者:感觉很舒服。

健康教育

护士:好的,那您注意休息,可饮一杯温水,半小时内不要吹风,保持髋关节功能位(协助摆放体位),避免扭曲、负重等。您这样睡可以吗? 床头铃在这,您有需要可以随时按铃呼叫我们,感谢您这次操作的配合。

患者:好的,谢谢!

(护士协助患者穿衣,取舒适体位,记录。)

护理评价

患者住院期间诉蜡疗治疗效果较好,无其他不良反应。

四、相关知识平台

股骨颈骨折中医护理方案

（一）中医特色治疗护理

1. 药物治疗

气滞血瘀证：理气化瘀、消肿止痛类药物，饭前温服；瘀血凝滞证：和营生新、接骨续筋类药物；气血亏虚、肝肾不足证：补益气血、补肝肾、强壮筋骨类药物。

2. 特色技术的应用

中药外敷、穴位按摩、艾灸、中药热奄包、耳穴埋豆。

3. 围手术期的中医护理

（1）排尿困难：遵医嘱艾灸，取中极、关元、气海等穴。热熨下腹部，配合穴位按摩，取中极、关元、气海等穴。

（2）腹胀便秘：遵医嘱穴位按摩，取关元、足三里、天枢等穴；遵医嘱耳穴贴压，取大肠、小肠、内分泌等穴；腹部按摩，必要时遵医嘱给予中药贴脐。

（二）健康指导

2. 生活起居

（1）病室宜安静，温暖向阳，光线充足，避免对流风，随气候变化酌情增减衣被，避免风寒湿邪入侵。

（2）术前行深呼吸、扩胸运动，指导患者做股四头肌锻炼静力性收缩、下肢足背屈伸练习，防止肌肉萎缩，促进血液循环。

（3）教会患者正确的睡姿、坐姿，避免下蹲、坐矮凳子、弯腰拾物、前倾系鞋带等动作。

（4）告知患者扶拐对疾病康复的重要性，教会正确使用拐杖和维护拐杖的方法。

2. 饮食指导

（1）气滞血瘀、瘀血凝滞证：宜食行气止痛、活血化瘀的食品，如白萝卜、鲈鱼、韭菜、山楂、生姜、冬瓜、百合等；忌煎炸、肥腻、厚味、寒凉的食物。食疗方：山楂桃仁粥。

（2）气血亏虚证：宜食接筋续骨、补益气血的食物，如大枣、桂圆、红豆、猪肝、猪肾、黑木耳、菠菜等，常与之相配伍的中药有党参、黄芪、当归、熟地等。

（3）肝肾亏虚证：宜食补肝益肾、强筋健骨的食物，如猪肾、鲈鱼、芝麻、虾子、狗肉、羊骨、干贝、桑葚、山药等；肾阴虚者可适当配合补阴药膳有针对性地调理，忌辛辣香燥的食物；肾阳虚者宜食温壮肾阳、补精髓的食物，忌生冷瓜果及寒凉的食物。

3. 情志调理

（1）向患者介绍本病的发生、发展及转归，取得患者的理解和配合。介绍成功病例，树立战胜疾病的信心。

（2）做好精神调护，消除不良情绪，阐明七情与疾病的关系。

4. 康复指导

（1）保持患肢外展中立位，防止外旋、内收，搬运时将髋部水平托起，不可牵拉，动作轻、稳、准。

（2）多食含钙丰富的食物，防止骨质疏松，促进骨折愈合。

（3）遵医嘱监督指导患者使用下肢关节功能康复机（CPM）进行髋关节伸屈锻炼。

（4）继续功能锻炼，避免增加关节负荷的运动，如体重增加、长时间的行走和跑步等。髋关节置换术后 6 周内要做到：如厕用坐式而不用蹲式；不要做交叉盘腿的动作；不坐矮椅或沙发；不要弯腰拾物；不要卧于患侧；坐位时不要前倾；不要在床上屈膝而坐。完全康复后可进行适当活动如散步，应避免重体力劳动和剧烈运动。

模块七　为特殊科室患者实施护理

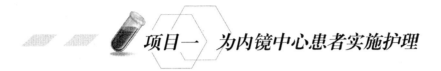 项目一　为内镜中心患者实施护理

任务一　为无痛胃镜检查患者实施护理

一、任务导入

患者,王××,男,55岁,因"腹痛1月余,2日前无明显诱因下出现大便颜色发黑"于2019年2月20日09:00前往消化科门诊就诊,为求进一步诊治,由门诊拟"消化道溃疡"于内镜中心行无痛胃镜检查。

二、任务目标

1. 分诊预约:患者获悉诊疗时间及检查流程。
2. 术前准备:患者知晓并完成术前检查准备。
3. 术中配合:配合医生完成无痛胃镜检查操作。
4. 术后护理:患者掌握复诊时间及健康宣教。

三、任务实施

工作过程包括:分诊预约;检查前准备;检查中护理;检查后护理。相应情境见表7-1-1～表7-1-4。

表7-1-1　分诊预约

分诊预约情境

预约护理

(患者在家属陪同下来到门诊。)

分诊护士:您好,请问有什么能帮助您?

患者:护士,您好,我是来预约无痛胃镜检查的。

分诊护士(接过内镜申请单):好的。麻烦告诉我您的姓名和年龄。请问有家属陪您吗?

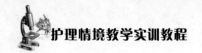

患者:我叫王××,今年55岁。我和我儿子一起来的。

分诊护士:请问您是因为什么原因要做无痛胃镜检查?

患者:我最近1个多月空腹时就胃疼,特别是夜里经常发作。2天前如厕时发现大便颜色是黑色的,听别人说大便颜色发黑不好,于是就来医院检查了。

分诊护士:好的,根据您的情况,我将安排您明日早晨行无痛胃镜检查,您看可以吗?

患者:好的。

分诊护士:王伯伯,现在我将详细告诉您无痛胃镜的检查前须知,请您认真听。无痛胃镜检查前需至少禁食8小时,禁水6小时。所以今晚10点后请您不要进食任何东西,凌晨2点后不能喝水,明早空腹在家属陪同下来内镜中心,好吗?

患者:好的,我知道了。

分诊护士:请问您有没有高血压、心脏病及糖尿病? 有没有胃部疾病家族史? 有没有息肉病史?

患者:没有,我平时身体还是不错的,家族里也没有听说有什么遗传病。

分诊护士:那您有无药物、输液过敏史? 有没有对麻醉药过敏?

患者:应该没有。

分诊护士:可以给我看下您的心电图检查报告吗?

患者:这是我刚做的心电图检查报告。

分诊护士:您的心电图显示心率为75次/分,窦性心律,是正常心电图,您可以行无痛胃镜检查。

分诊护士:请问您平时是否吸烟和饮酒?

患者:偶尔抽烟、喝酒,但不多。

分诊护士:因为吸烟、饮酒会影响检查结果,所以请您今日开始不要吸烟及饮酒。

分诊护士:无痛胃镜检查当日请您不要携带贵重物品到内镜中心。

患者:好的。

分诊护士:请您留下您的有效联系号码,好吗?

患者:好的,我的手机号码是×××××××××××。

分诊护士:我们内镜中心的电话号码在预约单上,您有事或有疑问可以拨打我们的电话。

患者:好的,谢谢!

表 7-1-2 检查前准备

检查前准备情境

护理过程

（患者在家属陪同下来到内镜中心行无痛胃镜检查。）

分诊护士:伯伯您好,请问您叫什么名字呀?

患者:王××。

分诊护士:好的,您是今天来做无痛胃镜吗?

患者(患者拿出预约单):是的。

分诊护士(核对无误后):王伯伯,您今早有没有进食、进水?

患者:没有,昨晚 8 点以后到现在都没有吃过东西,也没有喝水。

分诊护士:好的,王伯伯。请问您有没有假牙? 如果有的话,请取下交给家属。

患者:我有假牙,但是固定的拿不下来。

分诊护士:好的,固定假牙不用取。

分诊护士:王伯伯,因为您做的是无痛胃镜,请问麻醉师是否已让您签过麻醉知情同意书?

患者:刚才麻醉师已经和我及家属交代了相关事项,麻醉单我儿子已经签过字了。

分诊护士:好的,现在我给您贴上身份识别标签,请您跟我到输液区,我即将给您开通静脉通道。

患者:好的。

（分诊护士到输液区准备输液用物,携用物给患者开通静脉通道。）

分诊护士:王伯伯,我已经为您输上液了,请问您是否对利多卡因过敏?

患者:不过敏。

分诊护士:请您把这支盐酸利多卡因胶浆慢慢喝下去,这支胶浆是口咽麻醉剂,可以缓解胃镜检查过程中咽部的不适感。

患者:好的。

分诊护士:王伯伯,现在由××护士带您进入胃镜诊室准备无痛胃镜检查。

诊疗护士:王伯伯,您好,请将您的胃镜申请单给我,请告诉我您的姓名、年龄,我要核对一下。

患者:护士,您好,我叫王××,55 岁,今天是做无痛胃镜检查的。

诊疗护士:王伯伯,麻烦您让我再看一下您的身份标识。(核对患者身份标识)王伯伯,我已核对完毕,麻烦您跟我到胃镜 1 诊室吧。

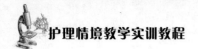

患者:护士,我已穿好鞋套直接可以上检查床吗?

诊疗护士:是的,再次问下,您今早有没有吃东西,有没有喝水?

患者:没有。

诊疗护士:王伯伯,那您有假牙吗?

患者:有的,不过是固定的。

诊疗护士:那没关系,麻烦您把眼镜取下来,待会儿我会交给您的家属。

患者:好的。

诊疗护士:现在先请您左侧卧位躺到检查床上(协助受检者屈膝左侧体位、垫以高低适宜的枕头)。

诊疗护士:王伯伯,请将您的衣领和裤带松开。

(诊疗护士将胃镜包打开,将一次性棉垫放置患者颌下。)

患者:好的,护士,我现在有些紧张害怕。

诊疗护士:王伯伯,不用紧张,请放松点。刚刚麻醉师已告诉您,无痛胃镜是很舒适的,没有痛苦。请相信我们的团队。

诊疗护士:王伯伯,现在请您把嘴张开,将口圈咬紧。

患者:好的。

诊疗护士:王伯伯,我先给您吸氧,上心电监护。请您别担心,等会麻醉师就要给您进行操作了。

表 7-1-3　检查中护理

检查中护理情境

护理过程

诊疗护士:××麻醉师,现在患者心率 100 次/分,血压 90/62 mmHg,指脉氧饱和度为 99%。

麻醉师:××医师,患者现在睫毛反射已消失,可以进镜了。

诊疗护士:××医师,胃镜已试过,注气、注水及吸引都是好的。

诊疗医师:好的,那我开始进镜了。

(诊疗过程中诊疗医师发现患者胃窦部有溃疡。)

诊疗医师:××护士,患者有溃疡,请做好取病理的准备。

诊疗护士:好的,活检钳我已经准备好,标本固定液也备好了。

诊疗医师:好的,请将活检钳递给我。

（诊疗护士以抛物线式将活检钳递与诊疗医师。）

诊疗医师：××护士，活检钳已对准溃疡部位，请张开活检钳取组织。

诊疗护士：××医师，活检钳已关闭，组织已取到。

诊疗医师：好的，请抽出活检钳，并备好冰生理盐水准备冲洗止血。

诊疗护士：好的，标本已固定，冰水已抽好，请问现在冲洗吗？

诊疗医师：好的，请对准出血部位冲洗冰水。

诊疗护士：冰水已冲完，出血部位出血已停止。

麻醉师：患者现在生命体征平稳，请问还需要继续加药吗？

诊疗医师：不需要，我已经准备退镜了，谢谢。

表 7-1-4　检查后护理

检查后护理情境

护理过程

（诊疗护士将患者安全送入苏醒室，与复苏护士交接，心电监护监测患者生命体征，患者苏醒。）

复苏护士：王××，现在检查已经结束了。您现在感觉如何？有没有什么不舒服的？

患者：没有，就是有点困。

复苏护士：没事，王伯伯，您刚打了麻醉，过一会儿感觉会好一点的，不用担心。

（家属来到苏醒室，复苏护士交代术后注意事项。）

复苏护士：请问，您是王××的家属吗？

家属：是的，我是他儿子。

复苏护士：王伯伯的无痛胃镜检查已经结束了，现在告诉您几点注意事项，请您认真听。①王伯伯 2 小时后无不适症状即可饮温水，进温凉的半流质饮食，禁止坚硬及辛辣刺激的食物；②请您陪王伯伯在候诊区观察半小时，无任何不适症状后才能离开；③今天王伯伯不可以开车、骑车，外出时必须有人陪同；④请在一周后到内镜中心取王伯伯的病理报告单。

复苏护士：王××家属，请问，我说的您都记住了吗？

家属：好的，我都记住了。

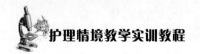

任务二 为无痛肠镜检查患者实施护理

一、任务导入

患者,王××,男,55岁,因主诉"左下腹痛1月余,大便难解,大便带血4日"于2019年3月13日09:00前往肛肠外科门诊就诊。为求进一步诊治,门诊拟"便血,腹痛"于内镜中心进行无痛肠镜检查。

二、任务目标

1. 分诊预约:患者获悉诊疗时间及检查流程。
2. 术前准备:患者知晓并完成术前检查准备。
3. 术中配合:配合医生进行无痛肠镜检查操作。
4. 术后护理:患者掌握复诊时间及健康宣教。

三、任务实施

工作过程包括:分诊预约;检查前准备;检查中护理;检查后护理。相应情境见表7-1-5~表7-1-8。

表7-1-5 分诊预约

分诊预约情境
预约护理
(患者在家属陪同下来到门诊。)
分诊护士:您好,请问有什么能帮助您的?
患者:护士,您好,我是来预约无痛肠镜检查的。
分诊护士:好的,请把肠镜申请单交给我。请说一下您的姓名和年龄?
患者:我叫王××,今年55岁。
分诊护士:请问您是什么原因要做肠镜检查?
患者:我最近一两个月大便干燥难解,最近一个月左下腹疼,这几天大便带血,所以今天上午我来看肛肠科,医生建议我做个无痛肠镜检查。
分诊护士:那您几天一次大便? 大便带血是鲜红色还是暗红色?
患者:我两到三天解一次,血是鲜红色的。
分诊护士:好的,今天是周三,我将安排您周五下午行无痛肠镜检查,您看可以吗?

患者:好的。

分诊护士:请问您有没有高血压、心脏病及糖尿病？有没有肠道疾病家族史？有没有肠息肉病史？

患者:护士,您说的这些病我没有,我家族中也没有听说有得肠癌的人。

分诊护士:那请问您有无输液过敏史？有没有对某种麻醉药过敏？

患者:没有。

分诊护士:请给我看下您的心电图检查报告。

患者:好的,这是我刚刚做的心电图。

分诊护士:您的心电图检查显示正常,您可以行无痛肠镜检查。

患者:护士,请问肠镜检查我需要做什么准备？

分诊护士:王伯伯,现在我详细告诉您无痛肠镜检查前须知,请您仔细听。①饮食准备、检查前2～3天进易消化的半流饮食,避免吃纤维素多的蔬菜,忌喝浓茶、咖啡及牛奶、豆浆。②检查当日早上禁食。③肠道准备,请您记住口服泻药的方法,周四晚8点开始将聚乙二醇电解质散两盒,溶于2千毫升的温开水里摇匀后服用,注意喝完泻药后多走动,增加肠蠕动。

患者:好的,我知道了。

分诊护士:肠道准备要求为最终排出清水样便,不含粪渣即可。另外,因为是无痛肠镜检查,所以检查当日中午12点后除了禁食,还需要禁水。

患者:好的,我知道了。

分诊护士:无痛肠镜检查当日需穿宽松的衣裤,另外请不要携带贵重物品到内镜中心。

患者:好的。

分诊护士:王伯伯,请留下您的电话号码。

患者:×××××××××××。

分诊护士:王伯伯,请拿好预约单及健康宣教单,请您回去后仔细看,上面有检查前须知内容及内镜中心电话号码,您有疑问可以拨打我们的电话。

患者:好的,谢谢!

表 7 - 1 - 6　检查前准备

检查前准备情境

护理过程

(患者在家属陪同下来到内镜中心行无痛肠镜检查。)

分诊护士:伯伯您好,请问您叫什么名字?

患者:我叫王××。

分诊护士:好的,您是今天来做无痛肠镜吗?请将预约单交给我。

患者:是的,我是预约今天下午的肠镜检查。

分诊护士(核对无误后):王伯伯,请问您是否有家属陪同?今天中午有没有吃东西,也没有有没有喝水?

患者:我儿子陪我来的,没有吃东西、喝水。

分诊护士:好的,王伯伯。请问您有没有假牙?如果有的话,请取下来交给家属。

患者:没有。

分诊护士:好的。

分诊护士:王伯伯,您大便解得如何?

患者:我按照你说的方法喝了药,一共解了七八次,最后一次像清水一样。

分诊护士:好的,王伯伯,您的肠道准备得不错。

分诊护士:王伯伯,因为您做的是无痛肠镜,麻醉师会告诉您及家属麻醉过程中可能出现的并发症,且需要您及家属在麻醉知情同意书上签字。

患者:刚才麻醉师已经和我及家属交代了相关事项,麻醉单我儿子已经签过字了,谢谢。

分诊护士:好的,现在我给您贴上身份识别标签,请您跟我到输液区准备给您开通静脉通道。

患者:好的。

(分诊护士到输液区准备输液用物,携用物给患者开通静脉通道。)

分诊护士:王伯伯,我已经替您输上液了,现在请您和×××护士一起进入诊室。

诊疗护士:您好,请将肠镜申请单交给我,麻烦告诉我您的姓名及年龄。

患者:我叫王××,今年55岁,来做无痛肠镜。

诊疗护士:好的,再让我看一下您的身份标识。(核对身份标识)王伯伯,我已核对完毕。

诊疗护士:麻烦您把眼镜取下来,待会儿我会交给您的家属。

患者:好的。

诊疗护士:王伯伯,您大便解得怎么样?

患者:解了七八次,解得都跟水一样了。

诊疗护士:那现在先请您左侧卧位躺到检查床上,按我们说的做(协助受检者屈膝左侧体位,后背抵住床板,大腿和背部弯曲呈90°)。

诊疗护士:王伯伯,请您双腿弯曲,头稍后仰,把裤子半退,暴露臀部。

(诊疗护士将毛巾被盖于患者暴露处,保护患者隐私,并将治疗单垫于患者臀部下面,避免污染。)

诊疗护士:王伯伯,请放松。我先给您吸氧、上心电监护。请您别担心,麻醉师马上就给您操作。

患者:好的。

表7-1-7 检查中护理

检查中护理情境

护理过程

诊疗护士:××麻醉师,现在患者心率90次/分,血压100/62 mmHg,指脉氧饱和度为99%。

麻醉师:××医师,患者现在睫毛反射已消失,现在可以进镜了。

(诊疗护士使用石蜡油依次润滑镜身、患者肛门。)

诊疗护士:××医生,肠镜我已试过,注气、注水及吸引都完好,现患者肛门已松弛,我准备进镜了。

诊疗医师:好的,开始。

(双人肠镜操作应循腔进镜,及时解襻,少注气,多吸气。)

(在医护双方配合下进镜顺利完成。)

麻醉师:患者现在生命体征平稳,请问还需要继续加药吗?

诊疗医师:不需要,已经做到回肠末端,准备退镜。

诊疗医生:××护士,退镜时慢一点,我再仔细看看。

诊疗护士:好的。

表7-1-8 检查后护理

检查后护理情境

护理过程

(诊疗护士将患者安全送入苏醒室,与复苏护士交接,心电监护监测患者生命体征,患者苏醒。)

复苏护士:王××,现在检查已经结束了。您现在感觉如何?有没有什么不舒服的?

患者:没有,就是有点困。

复苏护士:没事,王伯伯,您刚打了麻醉,过一会儿感觉会好一点的,不用担心。

(家属来到苏醒室,复苏护士交代术后注意事项。)

复苏护士:请问,您是王××的家属吗?

家属:是的,我是他儿子。

复苏护士:王伯伯的无痛肠镜检查已经结束了,现在告诉您几点注意事项,请您认真听。

复苏护士:①王伯伯2小时后无不适症状即可饮温水,进温凉的半流质饮食,禁止坚硬及辛辣刺激的食物;②请您陪王伯伯在候诊区观察半小时,无任何不适症状后才能离开;③无痛肠镜检查后腹部会有轻微腹胀或疼痛等不适,但是如果加重,一定及时告知我们;④今天王伯伯不可以开车、骑车,外出时必须有人陪同。

复苏护士:请问,我说的您都记住了吗?

家属:好的,我都记住了。

任务三　为支气管镜检查患者实施护理

一、任务导入

　　患者,王××,男,55岁,因"咳嗽咳痰2月余,加重1周"于2019年3月10日09:00由门诊拟"支气管炎"收住呼吸内科住院治疗。为求进一步诊治,于内镜中心行支气管镜检查。

二、任务目标

　　1. 分诊预约:患者获悉诊疗时间及检查流程。

　　2. 术前准备:患者知晓并完成术前检查准备。

　　3. 术中配合:配合医生进行支气管镜检查操作。

　　4. 术后护理:患者掌握复诊时间及健康宣教。

三、任务实施

　　工作过程包括:分诊预约;检查前准备;检查中护理;检查后护理。相应情境见表7-1-9~表7-1-12。

表 7-1-9　分诊预约

分诊预约情境

预约护理

(患者在家属陪同下来到内镜中心。)

分诊护士:您好,请问有什么能帮助您的?

患者:护士,您好,我是来预约支气管镜检查的。

分诊护士(接过内镜申请单):好的。麻烦告诉我您的姓名和年龄。

患者:好的,我叫王××,今年55岁。

分诊护士:请问您是什么原因要做支气管镜检查?

患者:我咳嗽、咳痰2个多月了,从上周开始加重。

分诊护士:好的,根据您的情况,我将安排您明日下午行支气管镜检查,您看可以吗?

患者:好的。

分诊护士:王伯伯,现在我将详细告诉您支气管镜的检查前须知,请您认真听。支气管镜检查前需至少禁食、禁水4小时。所以明日上午10点后请不要进食任何东西和饮水。明日下午1:30请您和家属,在住院部安排的陪检人员的陪同下,携带好您的胸片来内镜中心,好吗?

患者:好的,我知道了。

分诊护士:请问您有没有高血压、心脏病及糖尿病?

患者:没有。

分诊护士:那您有无药物、输液过敏史?有没有对麻醉药过敏?吃不吃抗凝血药物,如阿司匹林?

患者:没有,也不吃。

分诊护士:可以给我看下您的心电图检查报告吗?

患者:这是我刚做的心电图。

分诊护士:您的心电图显示心率为80次/分,窦性心律,是正常心电图,您可以行支气管镜检查。

分诊护士:请问您平时吸烟和饮酒吗?

患者:吸烟,但不喝酒。

分诊护士:因为吸烟会影响检查结果,所以请您今日开始不要吸烟。

患者:好的。

分诊护士:检查当日请您不要携带贵重物品到内镜中心。

患者:好的。

分诊护士:请您留下您的有效联系号码。

患者:好的,我的手机号码是××××××××××××。

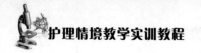
分诊护士:我们内镜中心的电话号码在预约单上,您有事或有疑问可以拨打我们的电话。

患者:好的,谢谢!

表7-1-10 检查前准备

检查前准备情境

护理过程

(患者和家属在陪检人员的陪同下来到内镜中心行支气管镜检查。)

分诊护士:您好,请问您叫什么名字?

患者:我叫王××。

分诊护士:好的,请将您的预约单交给我。

患者(拿出预约单):好的。

分诊护士(核对无误后):王伯伯,请问您今早几点后就没有进食、进水?

患者:我今早9点后没有吃过东西,10点就没有喝水了。

分诊护士:好的,王伯伯。请问您有没有假牙? 如果有的话,请取下交给家属。

患者:我没有假牙。

分诊护士:王伯伯,因为您做的是无痛支气管镜,请问医生及麻醉师是否已告知您检查注意事项? 是否已让您签了检查知情同意书及麻醉知情同意书?

患者:是的,都已经签过字了。

分诊护士:好的,现在我给您贴上身份识别标签。可以给我看一下病房护士为您穿刺的留置针么?

患者:好的。

(分诊护士检查并打开已开通好的静脉通道。)

分诊护士:王伯伯,现在由××护士带您进入诊室准备行无痛支气管镜检查。

患者:好的。

诊疗护士:您好,请把您的申请单给我,并告诉我您的姓名、年龄,我要核对一下。

患者:我叫王××,55岁,今天是做支气管镜检查的。

诊疗护士:王伯伯,麻烦您让我再看一下您的身份标识。(核对无误后)好的,我已核对完毕,现在给您进行无痛支气管镜。

患者:护士,我已穿好鞋套,直接可以上检查床吗?

诊疗护士:是的,再次问下,您今早有没有吃东西,有没有喝水?

患者:没有。

诊疗护士:那您有假牙吗?

患者:没有。

诊疗护士:好的。现在先请您平躺到检查床上(协助受检者取仰卧位,肩部垫以高低适宜的枕头)。请将您的衣领和裤带松开。

患者:好的。护士,我现在有些紧张害怕。

诊疗护士:王伯伯,不用紧张。请放松点,请相信我们的团队。

患者:好的,有您这句话我就放心了。

诊疗护士:王伯伯,我先给您连接心电监护,请您别担心,等会儿麻醉师就要给您操作了。

表 7 - 1 - 11 检查中护理

检查中护理情境

护理过程

诊疗护士:××麻醉师,现在患者心率 100 次/分,血压 90/62 mmHg,指脉氧饱和度为 99%。

麻醉师(上好麻醉机,并给予静脉麻醉):××医师,患者现在睫毛反射已消失,已上鼻咽通气管,可以进镜了。

诊疗护士:××医师,支气管镜已试过,光源及吸引都是好的,内镜外表及患者鼻腔已上好石蜡油。

诊疗医师:好的,那我开始进镜了。

(诊疗过程中诊疗医师发现患者右侧支气管有白色脓性分泌物。)

诊疗医师:××护士,患者右侧支气管有少量白色脓性分泌物,请做好灌洗准备。

诊疗护士:好的,灌洗器及无菌生理盐水已经准备好。

诊疗医师:请连接灌洗器。

(诊疗护士正确连接灌洗器。)

诊疗医师:××护士,内镜已对准需灌洗部位,请冲洗 20 毫升无菌生理盐水。

诊疗护士:生理盐水已冲洗,灌洗器回收 10 毫升分泌物。

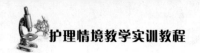

诊疗医师:好的,请取下灌洗器。

诊疗护士:好的,灌洗液标本已妥善留取。

麻醉师:患者现在生命体征平稳,请问还需要继续加药吗?

诊疗医师:不需要,我已经准备退镜了,谢谢。

表7-1-12 检查后护理

检查后护理情境

护理过程

(诊疗护士将患者安全送入苏醒室,与复苏护士交接,心电监护监测患者生命体征,患者苏醒。)

复苏护士:王××,现在检查已经结束了。您现在感觉如何?有没有什么不舒服的?

患者:没有,就是有点困。

复苏护士:没事,您刚打了麻醉,过一会儿感觉会好一点的,不用担心。

(家属来到苏醒室,复苏护士交代术后注意事项。)

复苏护士:请问,您是王××的家属吗?

家属:是的,我是他儿子。

复苏护士:无痛支气管镜检查已经结束了,现在告诉您几点注意事项,请您认真听。①请在检查3小时后,先给王伯伯喝一口水,在无不适症状下才可给他饮温水,进温凉的流质饮食,这几日禁止坚硬及辛辣刺激的食物;②患者回病房后请卧床休息,咳嗽咳痰不可过分用力;③检查后有可能出现鼻咽喉部不适、疼痛、声嘶、少量痰中带血的现象,请无需紧张,若大量出血请告知医生;④病理报告一周后会由内镜中心送至病房。

复苏护士:请问,我说的您都记住了吗?

家属:好的,我都记住了。

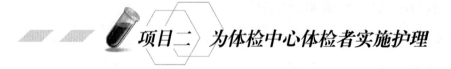

项目二 为体检中心体检者实施护理

一、任务导入

体检者,王××,男,65岁,健康体检。

二、任务目标

1. 为受体检者选择合适的体检套餐。
2. 科学安排体检流程,做好导诊。
3. 对体检者检查结果进行分析、健康指导,指导合理就医。

三、任务实施

体检流程包括:①受检者咨询;②选择和确认体检套餐;③体检导诊;④健康指导;⑤体检后的延续护理。相应情境见表7-2-1。

表7-2-1 体检流程

体检流程情境

受检者咨询

(体检者在家属陪同下来到体检中心。)

护士甲:您好,这里是体检中心,您是来体检的吗?

体检者:是的,您能给我安排吗?

护士甲:请您先坐。医生会根据您的年龄和身体情况给您选择合适的体检套餐,您看可以吗?

体检者:那太好了,我就是不知道该查哪些项目呢。

护士甲:那好,那您进行选择和确认体检套餐后,由我们的护士×××给您进行导检。

(此时,护士乙拿来体检单,递给护士甲。)

选择和确认体检套餐

护士甲:您好,王先生。医生根据您的情况给您选择了A套餐,您看可以吗?

体检者:好的。医生刚才帮我分析和讲解了体检项目和内容,我觉得挺适合我的。我就做这个体检套餐。

护士甲:那我就给您确认登记了。后面的体检将由护士×××给您进行导检(登记确认体检套餐,打印体检指引单、体检流程、体检注意事项递给体检者)。

体检导诊

护士乙:请您跟我去进行体检,在检查过程中有任何疑问您可以随时提出,我会给您解决和帮助。祝您健康!(个人:登记→交费→前台确认→餐前项目→就餐→餐后项目→返表;团体:前台确认→餐前项目→就餐→餐后项目→返表)

体检者:好的。

健康指导

护士乙:(相关检查的注意事项)(体检异常项目给予合理的就医指导)

体检后的延续护理

(1) 主动及时电话告知体检者领取体检报告单。

(2) 深化健康体检后续服务。

(3) 建立健康档案。

(4) 个性化的健康指导。

(5) 满意度反馈,不断提高服务质量。

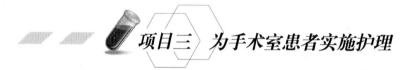

项目三 为手术室患者实施护理

一、任务导入

患者,王××,男,65 岁,因"发现胆囊结石十余日"于 2019 年 1 月 21 日 08:12 由门诊拟"胆囊结石伴慢性胆囊炎"(西医诊断:胆囊结石伴慢性胆囊炎;中医诊断:胆石胆胀,证属肝胆湿热)收入外科。术前各项检查符合手术指标,定于 2019 年 1 月 23 日 08:00 在全麻下行腹腔镜下胆囊切除术。

术前了解患者手术方式、部位、生命体征及一般情况。患者有无过敏史、手术史、慢性和遗传病史、各项检查及化验结果。2019 年 1 月 22 日 14:00 行术前访视,给予患者术前指导,解释说明手术室环境、麻醉方式及配合、手术步骤、术前准备等,缓解患者紧张情绪。

二、任务目标

1. 带领实习生了解整个手术过程。

2. 教会实习生七步洗手法、外科手消毒、穿脱无菌手术衣、建立无菌器械台的操作。

3. 掌握操作要点,牢记注意事项。

4. 操作熟练,全程无污染。

三、任务实施

根据教学情境,需要相继进行:①七步洗手法;②外科手消毒;③穿脱无菌手术衣;④建立无菌器械台。相应情境见表 7-3-1~表 7-3-4。

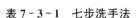

表7-3-1　七步洗手法

七步洗手法情境

操作评估

护士:同学们,大家好,我是你们今天的带教老师,我叫××,欢迎大家来到手术室学习。今天教大家的操作是七步洗手法。有哪位同学能告诉我七步洗手法目的是什么?

同学:老师,我知道。目的是去除手部皮肤污垢、碎屑和部分致病菌。

护士:这位同学回答得很好。操作前我们要对操作环境进行评估。需要在清洁、宽敞的环境中,同时确保操作过程中拥有足够的空间。那么洗手前我们有哪些物品准备呢?

同学:应该有洗手池、水龙头、洗手用水、清洁剂(如皂液)、干手物品、洗手流程及说明图示、计时装置。

护士:回答得很好,需要注意的是水龙头开关应采用非手触式,洗手用水的水质应符合GB5749《生活饮用水卫生标准》要求,不宜使用储箱水。皂液宜采用一次性包装,皂液有混浊变色时及时更换。大家明白了吗?

同学:老师,明白了。

护士:下面我来说一下洗手指征是什么。
(1) 接触患者黏膜、破损皮肤或伤口前后;接触患者的血液、体液、分泌物及伤口敷料之后。
(2) 直接接触患者前后;接触不同患者之间;穿脱隔离衣前后。
(3) 戴手套前、脱手套后进行卫生洗手(戴手套不能替代洗手)。
(4) 进行无菌操作前后;处理清洁、无菌物品之前;处理污染物品之后。
(5) 处理药物及配餐前。
(6) 手有可见的污染物或者被患者的血液、体液等蛋白性物质污染后。

同学:老师,我记住了。

操作过程

护士:下面我们开始讲具体操作方法,很多细节希望大家认真听讲,做好记录。
(1) 打湿。
(2) 涂抹。
(3) 揉搓:揉搓双手至少15秒,细分为七个步骤,如下:
第一步:流动水打湿双手,皂液涂抹双手所有皮肤。
第二步:手心对手背沿,指缝相互揉搓,交换进行。
第三步:掌心相对,双手交叉指缝相互揉搓。
第四步:一手握住另一只手大拇指旋转揉搓,交换进行。
第五步:弯曲手指使关节在另一手掌心旋转揉搓,交换进行。

第六步：将五个手指尖并拢放在另一手掌心旋转揉搓，交换进行。

第七步：必要时增加对手腕的清洗。

（4）冲洗：流动水彻底冲洗双手。

（5）干燥：一次性干手物品干燥双手。

（6）关水：如为手接触式水龙头，应用一次性干手物品关闭水龙头。

护士：洗手顺序需要大家牢记，具体操作时每一步都要做到位。

同学：知道了，老师。

注意事项

护士：最后我再强调一下注意事项。

（1）认真清洗指甲、指尖、指缝和指关节等易污染的部位。

（2）手部不佩戴戒指等装饰物。

（3）应当使用一次性纸巾或者干净的小毛巾擦干双手，毛巾应当一用一消毒。

（4）手未受到患者血液、体液等物质明显污染时，可以使用速干手消毒剂消毒双手替代洗手。

护理评价

（1）知晓七步洗手法的目的。

（2）掌握操作要点，牢记注意事项。

（3）操作熟练，全程无污染。

（4）操作程序正确。

表7-3-2 外科手消毒教学

外科手消毒教学情境

操作评估

护士：同学们，大家好！我是你们今天的带教老师，我叫××，欢迎大家来到手术室学习。今天教大家的操作是外科手消毒。有哪位同学能告诉我外科手消毒的目的是什么？

同学：老师，我知道。外科手消毒的目的是清除或者杀灭手表面暂居菌，减少常居菌，抑制手术过程中手表面微生物的生长，减少手部皮肤细菌的释放，防止病原微生物在医务人员和患者之间的传播，有效预防手术部位感染。

护士：这位同学回答得很好。外科手消毒原则是先洗手，后消毒。不同手术之间或手术过程中手被污染时，应重新外科手消毒。首先我们要对操作环境进行评估，需要在清洁、宽敞的环境中，同时确保操作过程中拥有足够的空间。那么操作前我们有哪些物品准备呢？

同学：外科手消毒的设施包括洗手池、水龙头、洗手用水、清洁剂（如皂液）、干手物品、消毒剂、计时设施、洗手流程及说明图示、镜子。

护士:回答得很好。外科手消毒前的准备包括着装符合手术室要求:摘除首饰(戒指、手表、手镯、耳环、珠状项链等);指甲长度不应超过指尖,不应佩戴人工指甲或涂指甲油;检查外科手消毒用物有效期;外科手消毒用物准备齐全呈备用状态。

同学:谢谢老师,我们都记下来了。

操作过程

护士:接下来关于洗手的方法我边讲解边进行操作。

(1)取适量的皂液清洗双手、前臂和上臂下 1/3,认真揉搓。按七步洗手法清洗双手。清洁双手时,应注意清洁指甲下的污垢和手部皮肤的皱褶处。

(2)流动水冲洗双手、前臂和上臂下 1/3。从手指到肘部,沿一个方向用流动水冲洗手和手臂,不要在水中来回移动手臂。

(3)使用干手物品擦干双手、前臂和上臂下 1/3。

手消毒方法包括免刷手消毒方法和刷手消毒方法,而后者在日常工作中我们已经不建议常规使用了。免刷手消毒方法中包含冲洗手消毒方法、免冲洗手消毒方法和涂抹外科手消毒液。今天主要教大家的涂抹外科手消毒液,也是我们工作中最常用的手消毒方法。希望大家认真看仔细听。首先,我们取免冲洗手消毒剂于一侧手心,揉搓一侧指尖、手背、手腕,将剩余手消毒液环转揉搓至前臂、上臂下 1/3。然后,取免冲洗手消毒剂于另一侧手心,步骤同上。最后取手消毒剂,按照七步洗手法揉搓双手至手腕部,揉搓至干燥。

同学:老师,我们在流动水下冲洗,为什么要沿一个方向用流动水冲洗手和手臂,在水中来回移动手臂不可以吗?

护士:不可以,如果在水中来回移动手臂会将洗好的清洁部分再次污染了。

同学:我知道了。

注意事项

护士:最后我再强调一下注意事项。准备的物品中有几点需要大家注意:

(1)洗手池应设置在手术间附近,2～4 个手术间宜配置 1 个洗手池。水池大小、高矮适宜,防喷溅,池面光滑无死角,每日需要清洁和消毒。

(2)水龙头数量与手术间数量匹配,应不少于手术间数量。水龙头开关应采用非手触式。

(3)洗手用水的水质应符合 GB5749《生活饮用水卫生标准》要求,水温建议控制在 32～38 ℃。不宜使用储箱水。

(4)术前外科洗手可用皂液。盛装皂液的容器应为一次性,如需重复使用应每次用完后清洁、消毒。皂液有混浊变色时及时更换,并清洁、消毒容器。

最后我再强调一下操作时的注意事项:

(1)在整个过程中双手应保持位于胸前并高于肘部,保持指尖朝上,使水由指尖流向肘部,避免倒流。

(2)手部皮肤应无破损。

（3）冲洗双手时避免溅湿衣裤。

（4）戴无菌手套前，避免污染双手。

（5）摘除外科手套后应清洁洗手。

（6）外科手消毒剂开启后应标明日期、时间，易挥发的醇类产品开瓶后的使用期不得超过 30 天，不易挥发的产品开瓶后使用期不得超过 60 天。

护理评价

（1）知晓外科手消毒的目的。

（2）掌握操作要点，牢记注意事项。

（3）操作熟练，全程无污染。

（4）操作程序正确。

表 7 - 3 - 3　穿脱无菌手术衣

穿脱无菌手术衣情境

操作评估

护士：同学们，大家好！我是你们今天的带教老师，我叫××，欢迎大家来到手术室学习。今天教大家的操作是穿脱无菌手术衣。有哪位同学能告诉我穿无菌手术衣的目的是什么？

同学：老师，我知道。目的是避免和预防手术过程中医护人员衣物上的细菌污染手术切口，同时保障手术人员安全，预防职业暴露。

护士：这位同学回答得很好。

护士：下面我边给大家讲解边示范给大家看，希望大家认真学习。

同学：好的，谢谢老师。

护士：首先，我们要对操作环境进行评估。需要在清洁、宽敞的环境中，操作前半小时停止清扫工作，同时确保操作过程中拥有足够的空间。

护士：接下来检查自己着装是否符合要求：帽子要遮住所有头发；口罩佩戴方法正确，松紧适宜，完全遮住口鼻。物品准备方面：器械车清洁干燥；无菌手术衣一件（长短合适、无破洞、不潮湿、系带齐全）；无菌手套一副；无菌持物钳；无菌生理盐水。刚刚所说的所有物品缺一不可，准备物品时要严格检查无菌物品包装名称、有效期、签名及指示胶带是否变色，包布有无潮湿、破损等。

同学：老师，在手术室可以佩戴系带的小花帽吗？

护士：我们建议使用一次性的手术帽，但如果对手术帽材质过敏的话，可以在小花帽外面加戴一次性手术帽。

同学：知道了，谢谢老师。

操作过程

护十:下面我们开始讲具体操作方法,很多细节希望大家认真听讲,做好记录。

护士:首先拿取无菌衣应选择较宽敞处站立,面向无菌台,手提衣领,抖开。使无菌衣的另一端下垂。接着两手提住衣领两角,衣袖向前位将手术衣展开,举至与肩同齐水平,使手术衣的内侧面面向自己,顺势将双手和前臂伸入衣袖内,并向前平行伸展。第三步巡回护士在穿衣者背后抓住衣领内面,协助将袖口后拉,并系好领口的一对系带。然后穿衣者戴上无菌手套解开腰间活结,将右叶腰带交于巡回护士用无菌持物钳夹取,旋转后与左叶腰带系于胸前,使手术衣右叶遮盖左叶。这样手术衣就穿好了。需要注意的是:穿好手术衣之后要明确无菌范围并严格遵守,防止术中发生污染。手术结束后脱无菌手术衣时由巡回护士协助解开衣领系带,穿衣者先脱手术衣,再脱手套,确保不污染刷手衣裤。

护士:有谁能告诉我无菌手术衣的无菌区范围?

同学:老师,我知道,无菌手术衣的无菌区范围为肩以下、腰以上及两侧腋前线之间。

护士:这位同学回答得很好,看来是课前预习了。

注意事项

护士:最后我再强调一下注意事项:

(1)穿无菌手术衣必须在相应手术间进行。

(2)无菌手术衣不可触及非无菌区域,如有质疑立即更换。

(3)有破损的无菌手术衣或可疑污染时立即更换。

(4)巡回护士向后拉衣领时,不可触及手术衣外面。

(5)穿无菌手术衣人员必须戴好手套,方可解开腰间活结或接取腰带,未戴手套的手不可拉衣袖或触及其他部位。

(6)无菌手术衣的无菌区范围为肩以下、腰以上及两侧腋前线之间。

整个穿脱无菌手术衣的过程就是这样,大家看明白了吗?下面是大家练习的环节。

护理评价

(1)知晓穿脱手术衣的目的。

(2)掌握操作要点,牢记注意事项。

(3)无菌观念强,操作熟练,全程无污染。

(4)操作程序正确。

表7-3-4 建立无菌器械台

建立无菌器械台情境

操作评估

护士:同学们,大家好!我是你们今天的带教老师,我叫××,欢迎大家来到手术室学习。今天教大家的操作是建立无菌器械台。有哪位同学能告诉我建立无菌器械台的目的是什么?

同学:老师,我知道,目的是使用无菌单建立无菌区域,建立无菌屏障,防止无菌手术器械及敷料再污染,最大限度地减少微生物由非无菌区域转移至无菌区域,同时可以加强手术器械管理。

护士:这位同学回答得很好。

护士:下面我一边给大家讲解一边示范给大家看,希望大家认真学习。

同学:好的,谢谢老师。

护士:首先,我们要对操作环境进行评估。需要在清洁、宽敞的环境中,操作前半小时停止清扫工作,同时确保操作过程中拥有足够的空间。

护士:接下来检查自己着装是否符合要求,帽子要遮住所有头发,口罩佩戴方法正确,松紧适宜,完全遮住口鼻。

同学:明白了。老师,我们需要准备哪些东西呢?

护士:物品准备方面:器械车清洁干燥,且规格适宜;按需要准备无菌辅料包、器械包、持物钳及一次性物品、手术护理记录单一张、笔;物品摆放合理。准备物品时要严格检查无菌物品包装名称、有效期、签名及指示胶带是否变色、包布有无潮湿、破损等。以上准备工作都是非常重要的,请大家牢记!

同学:谢谢老师,我们都记住了。

操作过程

护士:接下来我们讲具体操作方法,很多细节希望大家认真听讲,做好记录。首先,我们应该选择近手术区较宽敞区域铺置无菌器械台。将无菌包放置于器械车中央,再次检查无菌包名称、灭菌日期和包外化学指示物,包装是否完整、干燥,有无破损。接下来我们开始打开无菌包铺置无菌台。打开无菌包外层包布后,洗手护士进行外科手消毒,由巡回护士用无菌持物钳打开内层无菌单。顺序为:先打开近侧,检查包内灭菌化学指示物合格后,再走到对侧打开对侧,无菌器械台的铺巾保证4~6层,四周无菌单垂于车缘下30厘米以上,并保证无菌单下缘在回风口以上。巡回护士协助洗手护士穿无菌手术衣、戴无菌手套。再由巡回护士与洗手护士一对一打开无菌敷料、无菌物品。这种方法需要两人的配合。

同学:老师,如果巡回护士很忙,没有时间给洗手护士打开无菌敷料,这怎么办?

护士:如果巡回护士比较忙,没有时间给洗手护士打开无菌敷料,我们可以选择第二种方法:打开无菌包外层包布后,洗手护士用无菌持物钳打开内层无菌单,并自行使用无菌持物钳将无菌物品打至无菌器械台内,再将无菌器械台置于无人走动的位置后进行外科手消毒。巡回护士协助洗手护士穿无菌手术衣、戴无菌手套。最后洗手护士将无菌器械台台面按器械物品使用顺序、频率、分类进行摆放,方便拿取物品。以上大家都看明白了吗?

同学:明白了!

注意事项

护士:最后我再强调一下注意事项:

(1) 洗手护士穿无菌手术衣、戴无菌手套后,方可进行器械台整理。未穿无菌手术衣及未戴无菌手套者,手不可跨越无菌区及接触无菌台内的一切物品。

(2) 铺置好的无菌器械台原则上不应进行覆盖。

(3) 无菌器械台的台面为无菌区,无菌单应下垂台缘下30厘米以上,手术器械、物品不可超出台缘。

(4) 保持无菌器械台及手术区整洁、干燥。无菌巾如果浸湿,应及时更换或重新加盖无菌单。

(5) 移动无菌器械台时,洗手护士不能接触台缘平面以下区域。巡回护士不可触及下垂的手术布单。

(6) 洁净手术室建议使用一次性无菌敷料,防止污染洁净系统。

护理评价

(1) 知晓建立无菌器械台的目的。

(2) 掌握操作要点,牢记注意事项。

(3) 无菌观念强,操作熟练,全程无污染。

(4) 操作程序正确。

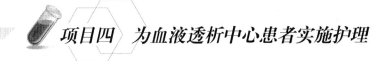

项目四 为血液透析中心患者实施护理

任务一 为临时血液透析患者实施护理

一、任务导入

患者,王××,男,35岁,既往有慢性肾功能衰竭病史,在血液透析中心规律性透析5年。近日,患者自诉在家中因饮食偏咸,透析间期体重增长较多,遵医嘱于2019年3月7日13:00来血液透析中心行临时血液透析。

患者测体重75 kg,干体重70 kg,血压168/87 mmHg,心率86次/分,左上肢动静脉内瘘颤音强,内瘘穿刺局部皮肤无异常,无发热、出血等情况,无胸闷、心慌症状。

二、任务目标

1. 患者安全下机。

2. 患者能够配合治疗及护理,生命体征平稳。

3. 患者情绪稳定,有效应对能力提高。

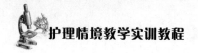

4. 患者能够得到优质的护理服务。

三、任务实施

根据医嘱,需要为患者实施血液透析治疗,护理情境详见表7-4-1。

表7-4-1 血液透析操作

血液透析操作情境
操作评估
护士:您好,请问您叫什么名字呀?
患者:王××。
护士(核对无误后):您好,我是您的责任护士××。今天遵医嘱给您进行血液透析治疗,请您配合。
患者:好的。
护士:首先让我评估一下您的内瘘情况(触、听、看)。
患者:好的。
护士(听诊器听诊):您的内瘘颤音强烈。您最近有什么地方出血吗?身体有其他不适吗?
患者:没有,都挺好的,没有出血。
护士:好的,等会儿给您行血液透析治疗,我先给您测量一下生命体征,今天您入室称的体重多少?我们需要计算您体重增长了多少。
患者:好的,体重75公斤。
护士:您的干体重70公斤,增长了5公斤。平时需要控制好体重,不能过量饮水,涨幅控制在3.5公斤。家里准备一个体重秤,增长多少做到心中有数,加强控制。
患者:好的,知道了。这两天家里菜有点咸,所以多喝了点水,下次一定注意,谢谢关心。
护士:王××,您的生命体征平稳,可以进行血液透析治疗。
(护士开机自检,安装血液透析器和管路,进行密闭式预冲。)
护士:机器准备就绪,现在给您穿刺内瘘,请您配合。您这样睡感觉舒适么?有什么不舒服及时告诉我。
操作过程
患者:好的,谢谢。

护士(再次核对病历)：您好，我需要再次核对一下，请问您叫什么名字？

患者：王××。

护士：现在给您引血上机了，治疗时长为4小时，遵医嘱脱水量定在5000毫升，治疗期间有任何不适告诉我，我就在您的旁边。

患者：好的，谢谢您。

护士：王××，透析已经开始了，请您注意一下，穿刺处的手臂不要随意移动，治疗过程中身体有不舒服的症状随时告知我。

患者：好的。

护士：王××，您好好休息吧，感谢您的配合！

健康教育

(护士按照体外循环管路走向顺序依次查对，透析期间加强巡视，测量生命体征，回答患者提出的问题。)

护士：王××，您好，4小时透析时间到了，给您回血下机，感觉怎样？

患者：感觉很好，谢谢。

护士：王××，您的内瘘处已用透析止血带包扎好，防止出血，按压20～30分钟再松开。内瘘震颤音很强烈，现在您先躺床上休息一会儿。

患者：好的，谢谢！

护士：止血时间到了，我给您松止血带，(听诊器听诊)内瘘声音很好。

患者：好的。

护士：我跟您交代一下注意事项：您在日常生活中，请注意保护您的动静脉内瘘，避免受压；内瘘侧肢体不可提重物及测量血压，睡觉时不可向内瘘侧侧卧；自己在家也可触摸内瘘，若发现震颤减弱或搏动减弱，请及时到医院就诊。

患者：好的。

护士：在日常的生活中请您注意合理饮食，控制饮水，密切注意体重的变化。您回家好好休息。

患者：谢谢！

护理评价

患者4小时安全回血下机，未诉不适，增长的5公斤体重已脱完，自我感觉良好，透析过程机器运行良好。

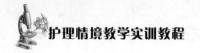

任务二　为无肝素透析患者实施护理

一、任务导入

患者,王××,男,38 岁,因"慢性肾功能衰竭致甲状旁腺激素亢进一月余"于 2019 年 3 月 11 日 08:00 由门诊拟"尿毒症、甲状旁腺激素亢进"收住甲乳外科。患者既往有慢性肾功能衰竭病史,透析 10 余年,每周行 3 次规律的血液透析。2019 年 3 月 15 日 09:00 患者在全麻下行甲状旁腺切除术,术程顺利,术后遵医嘱行无肝素透析治疗。

二、任务目标

1. 患者上机过程安全。
2. 患者安全下机。
3. 患者得到优质的护理服务。

三、任务实施

根据医嘱,需要为患者实施无肝素透析治疗,护理情境见表 7-4-2。

表 7-4-2　无肝素透析治疗

无肝素透析治疗情境

操作评估

护士(接过病历):您好! 请让我核对一下您的姓名。

患者:王××。

护士:王××,您好! 我是您的责任护士××,由于您昨天进行了甲状旁腺切除术,为了避免您在透析过程中伤口出现渗血现象,我们将遵医嘱给您进行无肝素透析治疗,时间约为 2 小时。术前医生已经和您沟通过了,希望您能够配合我们治疗。

患者:好的,医生已经和我说过。

护士:简单和您解释一下,这次我们进行的是无肝素透析,因此在透析治疗期间不能给您使用任何抗凝剂。所以,可能存在透析器和管路凝血的风险。因此,在透析过程中,我们会每隔 15~30 分钟用生理盐水冲洗管路及透析器,尽可能降低凝血的发生,希望您能配合。

患者:好的。

操作过程

护士:首先让我评估一下您的内瘘情况(触、听、看),(听诊器听诊)您的内瘘颤音强烈。您最近有什么地方出血的吗? 身体有其他不适吗?

患者:没有,都挺好的,没有出血。

护士:那我先给您预冲管路,请您稍等。

患者:好的,谢谢!

(生理盐水预冲量达到后,护士用注射器将肝素 2 500 U 注入动脉壶内密闭循环,保留灌注20 分钟。上机前再给予生理盐水 500 毫升冲洗管路,肝素盐水直接流入废液收集袋中。)

护士(再次核对病历):您好,我需要再次核对一下,请问您叫什么名字?

患者:王××。

护士:王××,一切准备就绪,现在开始给您穿刺,请您配合!您这样睡感觉舒适么? 有什么不舒服及时告诉我。

患者:好的。

护士:现在开始给您引血上机了,您的生命体征均在正常范围内,不用担心。在透析过程中不要移动或压迫穿刺侧手臂,避免穿刺针脱落及肿胀。治疗过程中感觉有不舒服请及时与我沟通,我就在您的旁边。

患者:好的,谢谢!

(上机后在患者可耐受的情况下,护士尽可能设置高血流量,血流量应达到 250～300 毫升/分以上。)

(每 30 分钟用生理盐水 100～200 毫升冲洗管路和透析器,冲洗时将动脉端阻断,此时生理盐水随血泵快速将管路及透析器进行冲洗。同时观察透析器及管路是否有血凝块,是否有纤维素堵塞中空纤维或黏附在透析器膜的表面,中空纤维的堵塞及大量纤维素附着于透析膜会影响溶质清除效果。)

护士:王××,您好,透析 30 分钟时间到了,我需要用生理盐水冲洗管路及透析器,目前您的管路和透析器未见明显凝血块。

患者:好的。

护士:王××,您好,现已透析 1 小时,需要再次冲洗。您的透析管路未见明显凝血块,透析器可见少量束状纤维凝结,请您放心,可继续透析。现在感觉怎么样?

患者:我没什么不舒服的感觉。

护士:王××,您好,透析时间已经到了,我需要给您回血下机了。您感觉如何?

患者:感觉很好,谢谢。

护士:王××,您的内瘘处已用透析止血带包扎好,为防止出血,请按压 20～30 分钟再松开,内瘘震颤音很强烈,现在您先躺床上休息一会儿。

患者:好的。

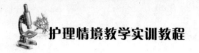

护士:止血时间到了,我给您松止血带,(听诊器听诊)内瘘声音很好。今天的透析过程很顺利,等会儿我们会请医辅工作人员陪同您回病房,您回去好好休息。

患者:好的,谢谢护士!

健康教育

护士:我和您交待一下注意事项。您在日常生活中,请注意保护您的动静脉内瘘,避免受压;内瘘侧肢体不可提重物及测量血压,睡觉时不可向内瘘侧侧卧;自己在家也可触摸内瘘,若发现震颤减弱或搏动减弱,请及时和我们联系。

患者:好的。

护理评价

患者透析过程中,未发生透析器及管路凝血,透析过程顺利,生命体征平稳。

任务三 为血液灌流患者实施护理

一、任务导入

患者,王××,男,41岁,诊断为尿毒症,2006年开始行血液透析治疗。目前,在血液透析中心每周行3次规律血液透析。患者时有乏力、纳差、不适,无明显咳嗽、咳痰,无恶心呕吐,无反酸嗳气,食欲、睡眠一般,近日诉无小便,大便不规律,皮肤瘙痒严重。医嘱予以血液灌流治疗。

二、任务目标

1. 患者安全上下机。
2. 血液灌流治疗达到理想的预期效果。
3. 患者得到优质的健康指导及护理。

三、任务实施

根据医嘱,需要为患者实施血液灌流治疗,护理情境见表7-4-3。

表 7 - 4 - 3　血液灌流治疗

血液灌流治疗情境

操作评估

　　护士(接过门诊病历):王××,您好,我是您的责任护士××,由于您透析时间较长,中大分子毒素在体内蓄积,导致皮肤瘙痒严重,今日遵医嘱给您进行血液灌流治疗,减轻您的症状,希望您能配合!

　　患者:好的,谢谢!

　　护士:首先让我评估一下您的内瘘情况(触、听、看)。

　　患者:好的。

　　护士(听诊器听诊):您的内瘘颤音强烈。您最近有什么地方出血的吗? 身体有其他不适吗?

　　患者:没有,都挺好的,没有出血。

　　护士:那我先给您预冲管路,请您稍等。

　　患者:好的。

　　(血液灌流器用1支肝素钠浸泡30分钟后用2 000毫升生理盐水冲洗,护士将冲洗好的灌流器与冲洗好的透析器相连接,再用肝素生理盐水1 000毫升预充,密闭循环管路。预冲量3 000毫升达到后,排气备用。)

　　护士(再次核对病历):您好,我需要再次核对一下,请问您叫什么名字?

　　患者:王××。

操作过程

　　护士:王××您好,物品准备就绪,先给您进行穿刺,注射抗凝剂,30分钟全身肝素化后才能给您引血上机。您能配合吗?

　　患者:可以,谢谢!

　　护士:王××,您好! 30分钟时间到了,现在给您引血上机做灌流治疗,治疗时间是2小时,您这样睡感觉舒适吗?

　　患者:舒适,谢谢!

　　护士:王××,您好! 血液灌流连接后有不舒服的感觉吗?

　　患者:没有。

　　护士:王××,和您交代一下注意事项:在治疗期间,请您注意不要移动或压迫穿刺侧手臂,避免穿刺针脱落及肿胀。在治疗期间有任何不适请及时告诉我,我就在您的身边。

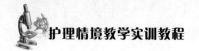
患者:好的,谢谢。

(护士加强巡视,监测患者生命体征,密切观察病情变化。)

健康教育

(血流量应达到 200 毫升/分。护士观察血液灌流器,透析器及管路是否有血凝块,是否有纤维素堵塞中空纤维或黏附在透析器膜的表面,中空纤维的堵塞及大量纤维素附着于血灌树脂表面及透析膜会影响溶质清除效果。)

护士:王××,您好,您的血液灌流时间到了,现在给您回血下血液灌流,然后继续行 2 小时的血液透析治疗,您现在有不适感吗?

患者:没有不舒服,谢谢。

护士:王××,您好,透析时间已经到了,我需要给您回血下机了。现在感觉怎么样?

患者:感觉很好,谢谢!

护士:王××,您的内瘘处已用透析止血带包扎好,为防止出血,请按压 20~30 分钟再松开,内瘘震颤音很强烈,现在您先躺床上休息一会。

患者:好的,谢谢!

护士:止血时间到了,我给您松止血带,(听诊器听诊)内瘘声音很好。

患者:好的。

护士:我和您交代一下注意事项。您在日常生活中,请注意保护您的动静脉内瘘,避免受压;内瘘侧肢体不可提重物及测量血压,睡觉时不可向内瘘侧侧卧;自己在家也可定时触摸内瘘,若发现震颤减弱或搏动减弱,请及时到医院就诊。

患者:好的。

护士:在日常的生活中请您注意合理饮食,控制饮水,密切注意体重的变化。您回家好好休息。

患者:好的,谢谢!

护理评价

患者灌流过程中,未发生血液灌流器、透析器及管路凝血,透析过程顺利,生命体征平稳。

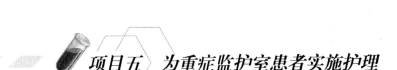

项目五 为重症监护室患者实施护理

一、任务导入

患者,王××,男,86 岁,因"反复咳痰咳喘 20 余年,再发加重一天"于 2019 年 2 月 18 日 9：30 由急诊拟"慢性阻塞性肺疾病急性加重期"(中医诊断:肺胀,证属痰浊壅肺;西医诊断:(1) 慢性阻塞性肺疾病;(2) 慢性呼吸衰竭)平车送入我科。

患者神志清楚,双侧瞳孔等大等圆,直径约 3 mm,对光反射灵敏,入科后立即给予心电监护、指脉氧监测、卧气垫床。测血压 146/82 mmHg,脉搏 105 次/分,呼吸 31 次/分,指脉氧饱和度 80％,遵医嘱立即给予文丘里面罩吸氧 50％,并急查动脉血气分析。结果示:pH 7.25,$PaCO_2$ 92 cmH_2O,PaO_2 54 cmH_2O,听诊双侧肺部痰鸣音明显。给予经口鼻腔吸痰,吸出黏稠白痰,量约 10 ml,并告知医师。

10：00 患者指脉氧无改善,医生根据病情,电话通知麻醉科紧急气管插管,同时使用简易呼吸气囊辅助呼吸,准备插管物品。

10：20 麻醉师气管插管成功,气管插管距门齿 23 cm,气囊压力 25 cmH_2O,接呼吸机辅助通气,模式 A/C,VT 500 ml,f 12 次/分,FiO_2 60％,ps 12 cmH_2O,心电监护示血压 123/78 mmHg,心率 98 次/分,呼吸 25 次/分,指脉氧饱和度 90％。给予气管插管内吸痰,清除气道内分泌物,密切监测病情变化。

11：10 患者呕吐出淡黄色胃内容物约 20 ml,汇报医师后予置胃管术,胃管置入 55 cm,接胃肠减压。

2019 年 2 月 19 日 09：00 患者胃肠减压未引出胃内容物,遵医嘱停胃肠减压,给予少量温开水鼻饲后,予肠内营养液 250 ml 分次鼻饲注入。

2019 年 2 月 23 日 10：00 复查血气分析,结果示正常。拍摄胸片示肺膨胀良好,医生予拔出气管插管,双鼻式吸氧 2 L/min。

2019 年 2 月 25 日 09：00 患者生命体征平稳,能自行咳嗽咳痰,转入普通病房。

二、任务目标

1. 正确及时完成动脉血标本采集任务。
2. 及时清除气道内痰液,保持气道通畅。
3. 通过营养支持能够摄取足够的营养、水分。
4. 机械通气治疗时人机协调,顺利脱机。
5. 患者能够自主咳嗽咳痰。
6. 为患者提供优质的护理。

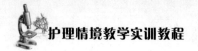

三、任务实施

工作过程包括:患者入住;住院评估;入科介绍;分级护理;转科指导;延续护理。相应护理情境见表7-5-1~表7-5-6。

表7-5-1　患者入住

患者入住情境

转运交接

(患者在家属、医辅部人员陪同下平车推入我科。)

护士甲:您好,患者是刚刚 ICU 医生会诊的王××吗?

患者家属(递交住院证):是的。

护士甲(接过住院证):好的,请您配合我们,(家属、医辅与医护人员)将患者从平车搬运至 ICU 病床。

护士甲:家属请在我们的谈话间等候,谈话间位于……,我们将患者安置好,会有医生、护士给您做入院宣教。

入室接待

护士甲、护士乙、医生甲将患者推入病房。护士丙已将心电监护打开,吸痰、吸氧装置已备好。护士甲将住院证交给主班护士,主班护士接过入院证,给予办理入科手续,处理医嘱。

护士甲(轻拍患者肩膀):王××,王××,醒一醒,能听到我说话吗?您叫什么名字?

患者:王××。

[护士甲用手电筒观察瞳孔。患者双侧瞳孔等大等圆,直径约 3 mm,对光反射灵敏。护士随即检查确认静脉通道情况。

护士乙连接心电监护,患者血氧饱和度 78%,遵医嘱使用文丘里面罩吸氧,吸氧浓度 50%。

护士丙采集动脉血标本。

护士甲、乙、丙将患者翻身,更换病员服,检查全身皮肤情况(注意保护隐私)。

主班护士给患者戴上手腕带,贴好床头卡。

护士甲填写入院评估单眉栏,前往谈话间为家属做入院评估与介绍。]

表7-5-2 住院评估

住院评估情境

住院评估

（护士甲来到谈话间。）

护士：叔叔您好，是王××家属吗？

家属：是的，我父亲现在怎么样了？

护士：您父亲的病情，医生仔细检查后会详细地告诉您并跟您解释的，请您别着急。我可以跟您了解一下王老的基本情况吗？

家属：好的。

护士：王老文化程度、婚姻状况是什么？

家属：小学，他现在一个人，跟我生活在一起。

护士：他有没有基础疾病，如高血压、心脏病？有手术史吗？

家属：他肺一直不好，已经十几年了，经常因为这个来住院，一受凉就犯，高血压也有十来年了，其他方面都挺好的，没做过手术。

护士：他对什么药物、食物过敏吗？视力、听力怎么样呢？有假牙吗？

家属：没有过敏的，右眼白内障，说话声音要大，不然耳朵听不见。有假牙。

护士：嗯，好的。平时饮食习惯、睡眠怎么样？抽烟喝酒吗？

家属：饮食比较清淡，夜里总是咳嗽，烟酒已经戒了。

护士：最后请您在这里写下联系电话和家庭住址。请您保持电话畅通，以便能及时联系到您。

表7-5-3 入科介绍

入科介绍情境

环境介绍

（入院评估后护士甲给家属做入科宣教。）

护士：目前患者入住的床位是6床。因为病情限制，需要绝对卧床休息。不用担心，我们会给予协助床上大小便的，另外我们也会给予床上擦浴等基础护理的，请不用担心。科室有微波炉，不用担心饭菜凉了。

家属：好的。

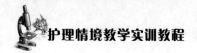

医护人员介绍

护士:我们的科主任是××,护士长是××,王老的床位医生是×××,每天都有责任护士专门分管各项护理工作。探视时间内,责任护士会跟你介绍当天基本情况的,如每天的饮食、大小便、夜间睡眠情况,当天治疗用药。

家属:知道了。

制度介绍

护士:我们 ICU 为无陪护病房,每天的探视时间是下午 14:30—15:30,每次限制一人,请家人轮流进入病室,探视时为了避免交叉感染,请按工作人员指导穿隔离衣,戴口罩、帽子,套鞋套以及做好手卫生,免洗手消毒剂就在门口的探视区域。探视期间,护士站会有医生负责接待询问病情,护理上有特殊嘱咐的请跟责任护士说,合理需求我们会记录交班的,请放心。探视结束后请把一次性的帽子、鞋套、口罩扔在探视区域黄色垃圾桶里,再次做好手卫生,隔离衣放置在对应床号的储物柜内即可。

家属:好的。

安全介绍

护士:王老如果随身携带了贵重物品,为避免遗失,请家属带回保管。

家属:好的。

护士:王老跌倒坠床评分为 55 分,属于高风险患者,目前我们会给予床栏保护措施。请您知晓并配合我们。

家属:好的。

护士:请您在风险评估单上签字。

家属:好的。

表 7 - 5 - 4　分级护理

分级护理情境

辨证分型

护士:王老,您的苔白腻,脉弦滑,痰多,心胸憋闷,气短,不得平卧,医生给您中医辨证分型为痰浊壅肺证。

饮食调护

护士:饮食上可以食清肺化痰、理气止咳的食物,如雪梨银耳百合汤等。

情志护理

护士:平时保持情绪稳定,不要着急。

患者:好的。

起居护理

护士:在寒冷季节或气候转变时,及时增减衣物,勿汗出当风。在呼吸道传染病流行期间,尽量避免去人群密集的公共场所,避免感受外邪诱发或加重病情。

患者:好的。

专科指导

护士:王老,您现在成功拔管了,为了能早日恢复,您每日可以进行咳嗽、咳痰的锻炼。我来示范,您跟我一起做可以吗?

患者:好的。

护士:我先帮您将床头抬高,您坐起来,王老,我们先用腹部呼吸三次(示范)。

(护士观察患者能腹式呼吸。)

护士:然后做一次深呼吸,屏住气,嘴巴缩起来慢慢吐气(示范)。

(患者能够完成缩唇呼吸动作。)

护士:第三步,把双手按在上腹部,深吸气—屏气—短促咳嗽。(示范2次)会了吗? 我们来试试。

(患者能掌握咳嗽、咳痰方法。)

表 7-5-5 转科指导

转科指导情境

转科通知

护士:王老,经过这段时间治疗,您的各方面指标都有所好转,我们已经帮您联系好了病房,等您家人过来,我们一起帮您转到普通病房去。

患者:好的。我儿子来了吗?

护士:已经打电话通知您儿子了,您儿子说还有半小时到,您先休息会儿,不着急。

转科指导

护士:王老家属,您好,王老转到普通病房以后可以经常帮助翻身,避免发生压疮。每日鼓励王老做缩唇呼吸、有效咳嗽的锻炼。感谢您这段时间对我们工作的支持。

家属:好的,谢谢。

表 7-5-6　延续护理

延续护理情境

转科回访

（ICU 护士来到转科病房。）

护士：王老，您好，我是 ICU 病房护士，今天来看您，这几天感觉怎么样？

患者：好多了，谢谢你。

护士：现在咳痰怎么样？

家属：痰自己能咳出来，每天在做雾化，咳嗽、咳痰好多了。

护士：那就好，每天的缩唇呼吸还在做吗？

家属：我每天都监督他做 3 次，每次 10 分钟。

护士：非常好，出院回家之后也要坚持，王老如果能耐受的话可以适当延长时间，比如从 10 分钟增加到 15 分钟，只要不觉得累就行，这个对肺功能改善是非常有好处的。

家属：好的。

2. 操作流程

根据医嘱，需要相继为患者实施：①经口鼻腔吸痰；②经气管插管吸痰；③胃肠减压；④鼻饲；⑤动脉血气分析标本采集；⑥氧气吸入（鼻导管）。相应情境如表 7-5-7～表 7-5-12。

表 7-5-7　经口鼻腔吸痰操作

经口鼻腔吸痰操作情境

操作评估

（患者神志清楚，护士备齐吸痰用物来到患者床前。）

护士（核对床头卡及腕带）：您肺部痰鸣音明显，遵医嘱给您吸痰，可能有一些不适感觉，请您配合！

（护士检查口腔有无义齿，检查鼻腔有无息肉、有无鼻中隔扭曲，鼻腔有无分泌物。）

操作过程

护士：请将头转向我这侧（撕开吸痰管外包装前端，一只手戴无菌手套，将吸痰管抽出并盘绕在手中，与吸引管连接，试吸生理盐水），王老，请把头往后仰，嘴巴张开（将吸痰管不带负压插入口咽部），咳嗽。（按住负压，将吸痰管左右旋转，向上提拉，边吸痰边观察患者面色及心电监护生命体征变化）王老，还好吗？痰已经吸出来了，痰白比较黏稠，现在感觉好些了吗？再咳一下，看看有没有痰了？（抽吸生理盐水冲管）

护士:我现在帮您把鼻腔吸一下,放轻松。(冲洗更换吸痰管,试吸生理盐水,插入鼻腔,吸出分泌物)王老,感觉还好吗?

(患者点头。)

护理评价

操作规范,患者无不适主诉。

表7-5-8 经气管插管吸痰

经气管插管吸痰情境

操作评估

(护士气管插管连接密闭式吸痰管接呼吸机辅助呼吸。吸痰用物已备至床旁。)

护士(核对床头卡及腕带):王老,知道您现在说话不方便,我核对下您的信息,请用点头或摇头来回应我,可以吗? 是叫王××吗?

(患者点头。)

护士:王老,心电监护显示,您的血氧饱和度只有90%,我来听听您双侧肺部情况,您的双肺有明显痰鸣音,一会儿我帮您用吸痰管吸痰。吸痰的时候,会有一点不舒服,我会动作轻柔,很快就好,可以吗?

操作过程

(气管插管在位,固定松紧适宜,气囊压力适宜,打开呼吸机2分钟纯氧按钮)。

(护士使用免洗手消毒剂清洁双手,将吸引管与密闭式吸痰管连接,调节负压,成人40.0~53.3 kPa,左手拇指抬起,放松负压阀,右手将吸痰管缓慢送入气管套管至所需深度遇到阻力后回提0.5 cm,左手按住负压,右手边旋转边吸引向上提拉吸痰管。吸痰过程中,动作轻柔、敏捷,每次吸痰时间<15 s,连续吸痰不超过3次。)

护士:王老,咳嗽一下,很好(边吸引边观察患者的心率、呼吸、血氧饱和度及面色)。

护士:王老,痰已经吸出来了,痰色淡黄,质黏稠。感觉还有痰液吗?

(患者摇头。)

护士:我再来帮您听诊一下肺部情况。王老,您的双肺没有痰鸣音了,从心电监护上看,血氧饱和度也上来了。您感觉嘴巴里还有痰液吗?

(患者摇头。)

(护士擦净患者面部。)

护士:好的,您先休息。

护理评价

患者呼吸道通畅,感觉舒适。

表 7-5-9　胃肠减压

胃肠减压情境

操作评估

护士(核对床头卡及腕带):王老,您现在说话不方便,我需要核对下您的信息,请用点头或摇头回应我,好吗?您是叫王××吗?

(患者点头。)

护士:王老,刚刚您吐了,医生查体发现您腹部有些膨隆,根据医嘱我会给您从鼻子这里插一根胃管到胃部,接个吸引器,来减轻您的腹胀,插胃管时会有一些不舒服,我会动作轻柔,可以吗?

(患者点头。)

操作过程

(护士检查鼻腔。)

护士:王老,我帮您把床头摇高一点。湿棉签清洁鼻孔。(打开胃管包装,戴无菌手套,拿出胃管测出耳垂至鼻尖,再到剑突的长度,将石蜡油倒入无菌纱布内,纱布润滑胃管前端)王老,做深呼吸,放轻松。(将胃管从一侧鼻腔插入至 15 cm)王老,请做咽口水动作,对,很好。(将胃管插入 55 cm 处)爷爷,胃管插好了,感觉还好吗?

(患者点头。)

护士:我帮您检查下胃管是否在位(①将胃管前端放入水碗里,无气泡溢出;②从胃管内注入10 ml 空气,同时听诊胃部有气过水声;③用注射器抽吸胃管,有胃液吸出)。

健康教育

护士:王老,胃管给您固定好了,现在给您接上胃肠减压器,胃肠减压期间,您需要暂禁食,鼻子上固定胃管的胶布,请您不要抓挠。为您翻身的时候我们会注意不牵拉到胃管,防止胃管脱出。

(患者点头。)

护士:那您先休息。

护理评价

患者呕吐、腹胀状况较前好转。

表 7-5-10 鼻饲

鼻饲情境

操作评估

护士(核对床头卡及腕带):王老,知道您现在说话不方便,我核对下您的信息,请用点头或摇头来回应我,可以吗? 您是叫王××吗?

(患者点头。)

护士:王老,由于您现在气管插管不能经口进食,医生给您开了肠内营养液,通过注射器从胃管注入的,它可以提供您每天的营养需要。我先检查下您的胃管情况。(回抽胃管,未见胃内容物,用注射器注入 10 ml 空气,听气过水声,确定胃管在位,置入刻度 55 cm)您的胃管在位,可以鼻饲,我先给您鼻饲温开水。(注入 20 ml 温开水)感觉还好吗?

(患者点头。)

操作过程

护士:(铺餐巾纸于患者颌下)王老,现在开始给您鼻饲肠内营养液,您放心,营养液用微波炉加热了,测试温度适宜,40℃。(缓慢注入肠内营养,总量不超过 200 ml,结束后注入温开水 20 ml 冲洗管道)王老,有没有哪里不舒适?

(患者摇头。)

健康教育

护士:好的,胃管已经固定好了,注入营养液后需要抬高床头半小时,尽量不要翻身,防止食物反流。您好好休息。

(护士将胃管末端反折用纱布包好,胶布固定。)

护理评价

患者感觉舒适,无呛咳。

表 7-5-11 动脉血气分析标本采集

动脉血气分析标本采集情境

操作评估

(患者需复查血气,护士备血气分析条形码、肝素钠注射器等消毒物品来到患者床前,核对床头卡。)

护士耳边轻声呼喊:王老,王老,听见的话请您点点头。

(患者点头。)

护士:好的,我看下您的腕带。(核对无误后)王老,您使用呼吸机辅助呼吸顺应性很好,我现在要给您采集动脉血进行血气分析,抽血的部位是在您的手腕部桡动脉,会有些疼,我会尽量动作轻柔的,可以配合我一下吗?

(患者点头。)

操作过程

护士:好的,王老,先帮您测量体温。请将右手伸出,在抽血之前我们先做个侧支循环实验(护士用双手同时按住患者桡动脉和尺动脉),王老,右手用力握拳再张开手指,反复做几次,我喊停您就停好吗? 1、2、…、6,停(护士松开尺动脉,继续压迫桡动脉,观察手掌颜色变化,5 s 内手掌变红)王老,这个小实验证明您右手动脉循环是正常的,可以进行动脉血采集了,(摸到动脉搏动最强的点)我来给您消毒(消毒穿刺点皮肤,直径>5 cm,消毒护士中指、食指)。您是叫王××吧?

(患者点头。)

护士:王老,别紧张,马上就好。

(护士左手食指和中指触及动脉,右手持血气针从食指侧面 45°进针,见回血后,待血自动流入血气针 2 ml。)

护士:王老,血抽好了,您还好吧? 我帮您这样按压 5 分钟以上,直至不出血为止,请您放心。

(患者点头。)

(护士将标本递予检验护士,检验护士迅速将针尖斜面全部插入橡胶塞内,手动搓匀。)

护士:王老,体温测量好了,我帮您取出体温表,36.8 ℃,体温是正常的(查看呼吸机给氧浓度)。

(护士将体温、吸氧浓度输入血气分析仪,测得结果后,护士知晓数据结果并将化验单打印提供给医生。)

健康教育

护士:王老,您的血气分析结果医生已经查看过了,指标比之前明显改善,请您放心。

护理评价

操作方法正确,穿刺点无出血和血肿发生。

表 7-5-12 氧气吸入(鼻导管)

氧气吸入(鼻导管)情境

操作评估

护士(核对床头卡):爷爷您好,请问您叫什么名字?

患者:王××。

护士(核对腕带):王老,刚才医生给您拔除气管插管,现在用双腔鼻导管给您吸氧,您会感到舒服些。

患者:好的。

操作过程

(护士用手电筒检查患者鼻腔。)

(护士检查中心供氧装置,湿化瓶内加入 1/2 或 2/3 灭菌注射用水,将湿化瓶安装在氧气装置上,连接鼻导管。)

护士:王老,我现在用湿棉签帮您清洁一下鼻腔,有点凉,请稍微忍耐一下。

患者:好的。

护士:王老,给您调节的氧气流量为 2 升/分,自己跟家里人千万不要私自调节。

患者:好的。

护士:(将鼻导管前端放入治疗碗内确定通畅)王老,氧气给您吸上,如果有哪里不舒服请您告诉我,我就在您旁边。

患者:好的。

(护士记录用氧时间与氧流量,同时观察患者生命体征情况。)

(停氧。)

护士:王老,现在感觉怎么样?

患者:感觉很好。

护士:刚才给您做的血气分析报告出来了,您现在的指标都很正常,医生嘱咐暂停吸氧,观察一下。

患者:好的。

健康教育

护士(先取下鼻导管,再关流量开关,用纱布擦净患者鼻面部):王老,如果觉得胸闷不舒适请及时告诉我,我就在您的身旁。

患者:好的。

(护士记录停氧时间,分类处置用物。)

护理评价

操作规范,流程合理,有效吸氧,患者缺氧状况改善。

索引

参考文献

［1］徐桂华,刘虹. 中医护理学基础. 9 版. 北京:中国中医药出版社,2015.

［2］杨辉. 新编 ICU 常用护理操作指南. 北京:人民卫生出版社,2015.

［3］罗艳丽,马玉奎. 血管外科护理手册. 北京:科学出版社,2016.

［4］李小寒,尚少梅. 基础护理学. 6 版. 北京:人民卫生出版社,2017.

［5］尤黎明,吴瑛. 内科护理学. 6 版. 北京:人民卫生出版社,2017.

［6］李乐之,路潜. 外科护理学. 6 版. 北京:人民卫生出版社,2017.

［7］安力彬,陆虹. 妇产科护理学. 6 版. 北京:人民卫生出版社,2017.

［8］崔焱,仰曙芳. 儿科护理学. 6 版. 北京:人民卫生出版社,2017.

［9］张素秋. 中医科护士规范操作指南. 北京:中国医药科技出版社,2017.

［10］张少强. 中医入门祛病养生宝典. 北京:中医古籍出版社,2017 .

［11］李乐之,陆潜. 外科护理学. 6 版. 北京:人民卫生出版社,2018.

［12］李海燕,陆清声,冯睿. 血管护理核心教程. 上海:上海科学技术出版社,2018.

［13］李正姐,陈燕. 护理心理学. 2 版. 北京:中国医药科技出版社,2018.